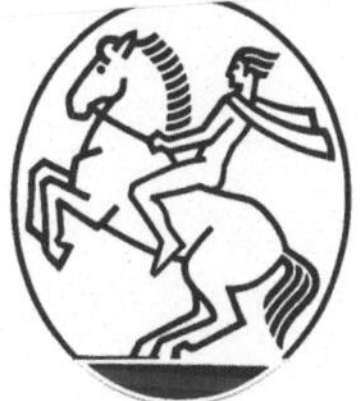

Wolfgang Grisold

Neuromuskuläre Läsionen bei Malignomen

Springer-Verlag Wien New York

Dr. Wolfgang Grisold
Neurologische Abteilung Ludwig Boltzmann-Institut für Klinische Neurobiologie, Wien,
und Krankenhaus der Stadt Wien-Lainz

CIP-Titelaufnahme der Deutschen Bibliothek

Grisold, Wolfgang:
Neuromuskuläre Läsionen bei Malignomen / Wolfgang Grisold.
– Wien ; New York : Springer, 1989
ISBN-13: 978-3-211-82104-6

ISBN-13: 978-3-211-82104-6   e-ISBN-13: 978-3-7091-9018-0
DOI: 10.1007/978-3-7091-9018-0

Kurt Jellinger (ed.)

Therapy of Malignant Brain Tumors

1987. 111 figures. XIV, 503 pages.
Cloth DM 238,—, öS 1670,—. ISBN 3-211-81946-0

Prices are subject to change without notice

Contents: K. Jellinger: Pathology of Human Intracranial Neoplasia — D. Voth: Neurosurgery of Malignant Brain Tumors — D. Voth: Neurosurgical Interventions for Intracranial Metastases — F. Mundinger: Stereotactic Biopsy and Technique of Implantation (Instillation) of Radionuclids — R. Sauer: Radiation Therapy of Brain Tumors — M. K. Gumerlock and E. A. Neuwelt: Principles of Chemotherapy in Brain Neoplasia — P. Krauseneck and H. G. Mertens: Results of Chemotherapy of Malignant Brain Tumors in Adults — G. Jacobi and B. Kornhuber: Malignant Brain Tumors in Children

This book is devoted to a review of the current status of the pathology and treatment of malignant brain tumors based on existing knowledge derived from basic neuro-oncologic research and clinical experience. The volume comprises 8 chapters offering information on update neuropathology and classification of brain neoplasia, modern neurosurgical approaches, the application of radiation therapy and brachytherapy (radionuclide implantation) in the local treatment of brain tumors, basic principles and novel models of chemotherapy, current experience with multimodality approaches, and special problems of pediatric neuro-oncology. It also includes information on the side effects of currently available treatment modalities. In this way, the volume serves as a practical guide for presently available strategies in brain tumor therapy, and provides an impetus for future brain tumor research and its therapy. The expertise of the authors provides essential reference material on the substance of modern treatment of brain neoplasia for neurosurgeons, neurologists, neuro-oncologists, radiotherapists, and researchers in related fields.

Springer-Verlag Wien New York

Mölkerbastei 5, Postfach 367, A-1011 Wien
Heidelberger Platz 3, D-1000 Berlin 33
175 Fifth Avenue, New York, NY 10010, USA
37-3 Hongo 3-chome, Bunkyo-ku, Tokyo 113, Japan

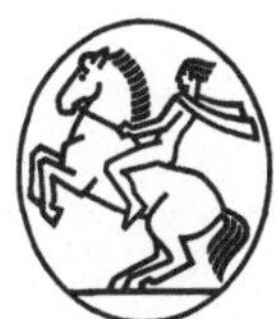

Für MSAD

Geleitwort

Bei Symptomen von seiten des peripheren Nervensystems und der Muskulatur muß in der neurologischen Praxis immer auch an die Auswirkung eines Tumors gedacht werden. Malignome können in mannigfaltiger Weise auf das Nervensystem sich auswirken: Direkter Befall, Fernwirkungen im Sinne paraneoplastischer Erscheinungen und Therapiefolgen. Im vorliegenden Band gelingt es dem Autor, die klinischen Symptome am neuromuskulären Apparat systematisch darzustellen. Er tut dies gestützt auf ein ungewöhnlich großes Krankengut von 1123 Tumorpatienten unterschiedlicher Provenienz, welche in neurologischer Hinsicht exakt analysiert wurden. Anhand dieses Kollektives werden Häufigkeit, klinische Charakteristika, Nachweismöglichkeiten und auch Therapie der Auswirkungen auf das periphere Nervensystem und den Muskel studiert und dargelegt. Die Auswertung von über 700 Publikationen bereichert das Werk und macht es zu einer Fundgrube von Informationen zu diesem praktisch wichtigen Gebiete. Möge es dem Neurologen, aber auch dem Neurochirurgen, dem Onkologen und Internisten ein nützliches Nachschlagewerk sein.

Bern, im Januar 1989   **Marco Mumenthaler**

Vorwort

Das vorliegende Buch beschäftigt sich mit den Auswirkungen von Malignomen (soliden Tumoren und hämatologischen Systemerkrankungen) auf die einzelnen Abschnitte des peripheren Nervensystems (PNS), wobei primäre Geschwülste des Nervensystems nicht behandelt werden. Obwohl in der Literatur eine Vielzahl von Publikationen dieses Thema behandeln und auch die Monographie von Henson und Urich (1982) die Auswirkungen von Malignomen auf das zentrale Nervensystem und das PNS beschreibt, war es notwendig, eine speziell auf die neuromuskuläre Peripherie konzentrierte Zusammenfassung zu erarbeiten.

Das hat zwei Gründe: einerseits ist in den letzten Jahren durch neuroimmunologische Erkenntnisse, insbesondere den Nachweis von antineuronalen Antikörpern, neues Interesse an der Phänomenologie paraneoplastischer neurologischer Syndrome entstanden; andererseits stellen sich in den aktuellen Hand- und Lehrbüchern der peripheren Neurologie die Typen von neuromuskulären Syndromen bei Malignomen uneinheitlich und teilweise kontroversiell dar; eine Neuordnung war daher notwendig.

Das Buch ist entsprechend den einzelnen Abschnitten des PNS gegliedert und versucht anhand der Literatur einen Überblick über die einzelnen Läsionsmöglichkeiten und klinischen Syndrome zu geben.

Aus einer in einem Zeitraum von 10 Jahren entstandenen klinisch-neuroonkologischen Erfahrung wurden die Angaben in der Literatur mit eigenen Befunden an etwa 1100 Patienten verglichen. Das Hauptanliegen des Buches ist es, neben einer praktischen und übersichtlichen Einteilung Angaben über die Häufigkeit und den Stellenwert von peripher-nervösen Syndromen im Krankheitsverlauf von Malignompatienten zu machen. Daneben werden auch eigene Labor- und morphologische Untersuchungen vorgelegt, die sich mit Pathophysiologie und Genese dieser Krankheitsbilder beschäftigen. Es sei aber betont, daß dieses Buch nicht eine Einzelleistung darstellt, sondern aus jahrelanger Zusammenarbeit mit Patienten und Kollegen entstanden ist, denen ich viele Anregungen und Stimulationen verdanke; diese haben mich letztlich dazu veranlaßt, meine Erfahrungen zusammenzufassen.

Dankbar erwähnen möchte ich die gute Zusammenarbeit mit den Kollegen im Krankenhaus Wien-Lainz, der hämatologischen Abteilung des Hanusch-Krankenhauses und den zahlreichen Mitautoren meiner Publikationen. Besonderer Dank gebührt Herrn Dr. M. Drlicek für die gemeinsame Arbeit und die sorgfältige Durchsicht meines Manuskriptes.

Gedankt sei an dieser Stelle auch meinen Lehrern, besonders Herrn Prof. Dr. K. Jellinger, der zusammen mit der Ludwig Boltzmann-Gesellschaft den Rahmen schuf, in dem mir die Abfassung meines Buches möglich wurde, und der durch seine wissenschaftliche Vorarbeit und Mitarbeit substantiell an der Entstehung des Buches beteiligt ist.

Wien, im Januar 1989   **Wolfgang Grisold**

Inhaltsverzeichnis

Einleitung

Störungen des neuromuskulären Systems stellen eine Komplikation im Krankheitsverlauf von Patienten mit Malignomen (soliden Tumoren und hämatologischen Systemerkrankungen) dar. Entsprechend der anatomischen Gliederung des peripheren Nervensystems und der Muskulatur werden die Störungen in den einzelnen Abschnitten beschrieben und zwischen Hirnnervenausfällen, meningoradikulären Symptomen, Läsionen der Nervengeflechte und Rumpfnerven, peripheren Nervenläsionen und Polyneuropathien, Störungen des neuromuskulären Überganges und der Muskulatur unterschieden.

Die Klinik und Morphologie der PNS-Läsionen bei Malignomen wurde bereits mehrfach zusammenfassend [74, 109, 234, 281, 328, 361] dargestellt. Die Ursache von neuromuskulären Störungen bei Malignomen wird vereinfacht in direkte Tumoreinwirkung (Infiltration, Kompression, Metastasen), Therapieeffekte (Operationsfolgen, Strahlen- und Chemotherapie), paraneoplastische und verschiedene andere Ursachen (Begleitkrankheiten, Bettruhe, opportunistische Infektionen und Multimorbidität) eingeteilt. Besondere Berücksichtigung wird dem Begriff „paraneoplastischer Prozeß" entgegengebracht. Diese Bezeichnung stellt einen unbefriedigenden Sammeltopf für ungeklärte neurologische Symptome bei Malignompatienten dar, der einer exakteren Definition und Präzisierung bedarf. Andererseits wird den paraneoplastischen Syndromen aufgrund ihrer biologischen Eigenschaften (Hormonsekretion, Wachstumsfaktoren, immunologischen Reaktionen) aber große Bedeutung für das Verständnis von Tumoreigenschaften zugedacht. Abeloff [1] bezeichnet paraneoplastische Phänomene sogar als „a window on the biology of cancer".

Die eigene Studie umfaßt ein Krankengut von fast 1100 Patienten, die in mehreren voneinander unabhängigen Untersuchungsserien ausgewertet wurden und über Art und Häufigkeit von PNS Läsionen bei Malignomen Auskunft geben. Jedem Abschnitt wird ein Auszug aus der Literatur vorangestellt und die verschiedenen Läsionsmöglichkeiten des PNS erörtert. Zusammenfassend ist das Buch als Nachschlagwerk über neuromuskuläre Störungen bei Tumorpatienten gedacht, wobei auf verschiedene Läsionsmöglichkeiten und deren Ursachen, therapeutische Möglichkeiten und differentialdiagnostischen Erwägungen aufmerksam gemacht wird. Ein besonderes Anliegen war es, anhand des eigenen Patientenkollektives, auf die Bedeutung neuromuskulärer Symptome bei Malignomen einzugehen und praxisbezogene Aussagen über ihre Häufigkeit zu machen.

Das *periphere Nervensystem* besteht aus den Vorderhornzellen, Spinalganglien, Vorder- und Hinterwurzeln, Cauda equina, proximalen Nervenabschnitten, Nervengeflechten oder Plexus, peripheren Nerven, neuromuskulärem Übergang und Muskulatur. Weiters aus den vegetativen Anteilen des Nervensystems mit sympathischen und parasympathischen Anteilen. Die Hirnnerven werden wegen ihres peripheren Verlaufes in der Schädelkapsel, -basis und Weichteilschädel dem peripheren Nervensystem hinzugerechnet.

Bei Malignomen wird das periphere Nervensystem (PNS) und die Skelettmuskulatur auf verschiedene Weise betroffen:

Einwirkung von Tumoren auf das PNS

Die Möglichkeiten der Einwirkungen von Tumoren auf das PNS zeigt Tabelle 1.

Direkte Tumoreinwirkung

Solide Tumoren und hämatologische Systemerkrankungen können das PNS direkt, durch Metastasen, Kompression oder Infiltration befallen. Bei soliden Tumoren sind die Nervengeflechte am häufigsten betroffen. Bei den hämatologischen Systemerkrankungen kommen infiltrierende PNS-Läsionen selten vor.

Tabelle 1. Schematische Darstellung der Tumoreinwirkung auf das PNS

Direkte Tumor-Einwirkung
a) metastatisch
b) infiltrativ
c) Kompression

Therapieeffekt
a) chirurgisch
b) Chemotherapie
c) Strahlentherapie
d) (lagerungsbedingt)

„Paraneoplastisch"
a) humoral/endokrin
b) neuroimmunologisch
c) toxisch
d) unbekannte Faktoren

Andere Faktoren
Alter
Bettlägerigkeit
Gewichtsabnahme
Intensivpflege („multiple organ failure")
Multimorbidität
opportunistische Infektionen

Lediglich im Wurzel- und Kaudaabschnitt werden bei beiden Formen infiltrative Prozesse im Rahmen von meningealen Beteiligungen beobachtet. Die Muskulatur, obwohl reichlich vaskularisiert, ist selten der Absiedelungsort für Metastasen, lediglich beim Mammakarzinom kommt es gelegentlich zur Muskelinfiltration der tumornahen Skelettmuskulatur.

Bei Leukosen und Lymphomen [321] steht der ZNS-Befall im Vordergrund, wobei Meningeosen die Hauptkomplikation darstellen. Ein Befall des neuromuskulären Systems (Infiltration von peripheren Nerven und Skelettmuskulatur) wird von Jellinger und Slovik [321] autoptisch mit 40% angegeben, doch ist deren klinische Bedeutung geringer. Häufiger erfolgt eine Kompression peripherer Nerven und Wurzeln durch den Primärtumor oder Metastasen.

Therapieeffekte

Läsionen des PNS können im Rahmen chirurgischer Eingriffe bei Malignompatienten infolge Schäden bei der Operation und durch Lagerung bei Narkose auftreten.

Die antineoplastische Chemotherapie besteht aus einer Vielzahl unterschiedlich wirkender Substanzen. Einige haben, meist dosisabhängig, neurotoxische Eigenschaften am PNS. Am besten dokumentiert sind die Wirkungen der Vinkaalkaloide auf PNS und Skelettmuskel, aber auch Cis-Platinol, Doxorubicin zeigen neurotoxische Wirkungen. Steroide, fast immer eine Begleitmedikation, führen bei längerer Anwendung zu Myopathien.

Die Bestrahlung kann je nach Dosis, Bestrahlungsort und Feldkonstellation zu Schäden am PNS führen. Diese treten gewöhnlich nicht sofort, sondern erst nach Latenzen von Monaten bis Jahren auf und sind schwer von Tumorrezidiven abzugrenzen. Die Differentialdiagnose zwischen neoplastischer und radiogener Läsion besonders in den Plexus brachiales und lumbosakrales wird gesondert erörtert.

„Paraneoplastische Syndrome"

Paraneoplastische Syndrome wurden bereits zu Beginn des Jahrhunderts [499, 500] beschrieben und erlangten um 1950 die Aufmerksamkeit verschiedener Autoren, wobei auch Klassifikationen getroffen wurden [75, 131, 132, 153].

Definitionsgemäß handelt es sich um Erscheinungen, die nicht durch direkte Tumorwirkung, sondern durch Fernwirkung des Tumors bedingt sind. Die in der angelsächsischen Literatur übliche Bezeichnung „Remote effects" ist zutreffend. Die Ursachen sind großteils unbekannt. Es werden verschiedene Möglichkeiten angegeben: Ernährungsstörungen, Vitaminmangelsyndrome, toxische, metabolische und humorale Faktoren. Paraneoplastische Syndrome sind nicht auf das PNS beschränkt, sondern betreffen auch das ZNS und andere nicht nervöse Organsysteme. Im klinischen Sprachgebrauch ist die „Paraneoplasie" ein fester Bestandteil der Diagnostik geworden, womit auch Gefahren verbunden sind, weil ungeklärte klinische Phänomene zusammengefaßt werden. Besonders für

das periphere Nervensystem, wo viele Phänomene, insbesondere Polyneuropathieformen, ätiologisch unklar sind, gibt es derzeit wenige Angaben über die Art
und Häufigkeit der zu erwartenden PNS-Syndrome.

Manche Autoren stellen die Existenz paraneoplastischer Syndrome in Frage,
vor allem, weil „typische" Syndrome auch bei Patienten ohne Malignome
auftreten, wie etwa die sensorische Neuronopathie [34] und das Lambert Eaton
myasthene Syndrom (LEMS). Besonders das LEMS hat dazu beigetragen,
Einblick in neuroimmunologische Mechanismen dieser Syndrome zu bringen
[472]. Waren zunächst unbekannte Toxine, humorale Phänomene als Ursachen
paraneoplastischer Phänomene vermutet worden, werden nunmehr, wie am
Beispiel des LEMS zu erkennen ist, neuroimmunologische Mechanismen angenommen und sind auch teilweise nachgewiesen worden.

Der Nachweis der bereits von Wilkinson [703] vermuteten antineuralen
Antikörper, vorwiegend bei kleinzelligen Bronchuskarzinomen, Ovarialkarzinomen und M. Hodgkin durch Greenlee [238] und die Arbeitsgruppe von Posner
[84, 85, 230, 231] haben in den letzten Jahren die Diskussion der neurologisch-
paraneoplastischen Phänomene belebt. Die subakute zerebellare Degeneration,
die sensorische Neuronopathie, paraneoplastische visuelle Syndrome, paraneoplastischer Opsoklonus wurden mit dem Auftreten dieser AK assoziiert und hohe
Spezifität vermutet. Letztlich blieb die genaue Definition des oder der Antikörper und seine Wirkungsweise, insbesondere die Fähigkeit, ZNS- oder PNS-
Strukturen zu erreichen, bisher ungeklärt. Es ist daher nicht verwunderlich, daß
diese Hypothesen nicht unwidersprochen blieben [252, 257].

Lediglich bei einigen Formen von Paraproteinämien (IgM) haben sich durch
die Charakterisierung des myelin-assoziierten Glykoproteins (MAG), anderer
Glykoproteine und Glykolipide, Erklärungen für die Ätiologie und den Ablauf
von Polyneuropathiesyndromen ergeben. Allerdings auch hier nicht ohne Ein-
schränkungen, weil bisher unklar ist, welche Faktoren bei gleichen Paraproteinämien bei manchen Patienten zu Polyneuropathien führen und bei anderen nicht.
Dabei handelt es sich bei Paraproteinämien keineswegs um eine homogene Form
der Neuropathie, sondern sie reichen von subklinischen sensomotorischen bis zu
schweren demyelinisierenden oder multifokalen Neuropathien. Inzidenzangaben für die PNP bei Paraproteinämien sind unterschiedlich.

Bei den hämatologischen Systemerkrankungen (Leukosen und Lymphome)
liegen bei fast allen Patienten Neuropathien vor, die als Folge der Therapie
anzusehen sind. Selten werden infiltrative Läsionen peripherer Nerven beschrieben [7, 36, 184, 454, 462, 665], häufiger sind meningoradikuläre Symptome bei
assoziierter Meningeose [315, 320–323], während paraneoplastische oder immunologisch erklärbare Läsionen extrem selten sind.

Andere Faktoren

Andere Faktoren für die Genese von PNS-Syndromen bei Malignompatienten
werden diskutiert. Gewichtsabnahme von mehr als 10% des eigenen Körpergewichts führt bei Malignompatienten wie bei Hungerzuständen anderer Ursache
(„Starvation neuropathy") zu Polyneuropathien. Periphere Nervenveränderun-

gen im Alter mit physiologischen Veränderungen und axonale Neuropathien, wie sie bei Schwerkranken und Intensivpatienten beobachtet wurden [730], stellen die wichtigsten Komponenten dar.

Neuromuskuläre Syndrome bei opportunistischen Infektionen sind in der Genese paraneoplastischer Prozesse vermutet worden. Die Assoziation von neuromuskulären Störungen bei HIV-Infektionen [140] und das dort gefundene Spektrum von Neuropathien, insbesondere CMV-Infektionen und Myopathien, lassen Parallelen zu den tumorassoziierten neuromuskulären Störungen vermuten.

Mit steigendem Lebensalter nimmt die Multimorbidität zu. Diabetes mellitus, chronischer Alkoholabusus, chronische Medikamenteneinnahme, Exposition mit Toxinen führen zu schwer kalkulierbaren Begleiteinflüssen, die die Abgrenzung zu tumorbedingten Einwirkungen auf das PNS erschweren.

Zeitpunkt des Auftretens der PNS-Beschwerden – Relevanz für den Nachweis eines Malignoms

Der zeitliche Zusammenhang zwischen Malignom und dem Auftreten oder Bestehen von PNS-Beschwerden ist ein wichtiger klinischer Parameter. Wir halten 3 Abschnitte der Betrachtungsweise für bedeutsam:

1. PNS-Symptome zum Zeitpunkt Tumordiagnose – mögliche Tumorerkennung durch paraneoplastische Syndrome?
2. PNS-Syndrome während des Tumorleidens – Tumoreinwirkung, Fernwirkung, Behandlungsfolgen.
3. Neuropathologisch erfaßbare PNS-Veränderungen.

PNS-Symptome zum Tumordiagnosezeitpunkt

Der Tumordiagnosezeitpunkt wird allgemein als Beginn des Tumorleidens angesehen, obwohl er wenig über die tatsächliche Dauer der Tumorerkrankung aussagt.

Dazu ergeben sich 2 Aspekte:

Inwieweit sind PNS-Symptome oder -Beschwerden maßgeblich für die Entdeckung eines Malignoms? Beispielsweise sind die lokalen Schmerzsyndrome und Ausfälle beim Pancoast-Syndrom oder bei Kaudasyndromen bei Malignomen im kleinen Becken ein Hinweis für die Tumorlokalisation. Inwieweit paraneoplastische Symptome das Erstsymptom eines Tumorleidens darstellen, ist ungeklärt.

Gibt es paraneoplastische Syndrome, die so charakteristisch sind, daß man durch sie auf die Art des Primärtumors rückschließen könnte?

Neurologische Symptome während des Tumorleidens

Diese stellen eine heterogene Gruppe dar. Die Ursache ist der Tumor oder seine Metastasen, Behandlungseffekte, individuelle Faktoren wie Begleitkrankheiten, Gewichtsabnahme oder bisher unbekannte und paraneoplastische Prozesse.

In diesem unscharf abgegrenzten Zeitraum, der zwischen Monaten und Jahren variieren kann, sind die PNS-Symptome weniger wichtig zum Nachweis oder zur Entdeckung des Tumors. Wesentlich ist die Kenntnis der Auswirkungen von Neoplasmen auf PNS-Strukturen, zumal tumorabhängig unterschiedliche Auswirkungen zu erwarten sind.

PNS-Veränderungen und Neuropathologie

Neuropathologische Untersuchungen des PNS ergeben Hinweise auf die strukturelle Läsion und auf mögliche pathogenetische Faktoren. Im peripheren Nerven treten axonale und demyelinisierende Neuropathien auf, während infiltrative Prozesse selten sind [582].

Außer bei einigen Formen der Paraproteinämien sind die Veränderungen am peripheren Nerven uncharakteristisch, so daß bioptische Untersuchungen bei der Zuordnung oder dem Nachweis diese Polyneuropathieform fast nie (bis auf wenige Ausnahmen) weiterführen.

Die Muskulatur kann entzündliche Myopathien oder Muskelnekrosen ohne reaktive entzündliche Veränderungen aufweisen, was idente klinische Bilder produziert, aber unterschiedliche therapeutische Ergebnisse erwarten läßt.

Eigenes Krankengut

Aus dem Krankengut eines Schwerpunktkrankenhauses und einer neuroonkologischen Ambulanz wurden in den Jahren 1979–1987 die Läsionen des PNS ausgewertet. Das heterogene Krankengut umfaßt folgende Patientengruppen und Autopsieserien:

Die Untersuchungsgruppen wurden nicht einheitlich ausgewertet; sie sind nur teilweise miteinander vergleichbar.

Solide Tumoren

Für die Auswertung über Art und Häufigkeit von PNS-Symptomen bei Malignompatienten ist die Untersuchungsreihe von 461 Patienten mit soliden Tumoren am besten geeignet, weil es sich um ein fortlaufendes unselektiertes Patientenkollektiv handelt und sich die Angaben auf den Tumorverlauf beziehen. Diese Gruppe besteht aus verschiedenen Primärtumoren, am häufigsten Lungen- (N = 223) und Mammakarzinome (N = 119), gefolgt von Karzinomen

Tabelle 2. Übersicht über die untersuchten Patientengruppen

	N
a) Neuroonkologische Ambulanz (1980–1987)	461
b) Leukosen und Lymphome (fortlaufende Serie)	102
c) Paraproteinämien	27
d) Akute lymphatische Leukämie (ALL)	80
e) Myelomonozytäre Leukosen (FAB M4/5)	50
f) Meningealkarzinosen bei soliden Tumoren	102
h) Autopsieserie von 105 Patienten mit Lungenkarzinomen	105
i) Neuroimmunologische Untersuchungen Lungenkarzinom- und andere Malignompatienten	150
j) Elektrophysiologische Untersuchungen bei Bronchuskarzinomen zum Diagnosezeitpunkt	46
Gesamt:	1123

des Genitaltrakts (N = 14), Melanomen (N = 7) und aus anderen Primärtumoren (N = 98).

Die Zuweisung der Patienten erfolgte nicht nur wegen PNS-Beschwerden. Der erhobene PNS-Befund stellt vielfach nur einen Zufallsbefund dar und ist für die Patienten unwesentlich.

Dadurch erscheint dieses Kollektiv für Angaben über Art und Häufigkeit von PNS-Symptomen bei Malignompatienten geeignet.

Tabelle 3 zeigt die Altersverteilung der Tumorpatienten sowie die Art und Häufigkeit von PNS-Symptomen. Mammakarzinome sind gleichmäßig über alle Altersgruppen verteilt; Lungenkarzinome haben zwischen 50 und 70 Jahren ihr Maximum.

Ohne subjektive PNS-Beschwerden sind in der Altersgruppe von 20–40 Jahren 41%, zwischen 40 und 50 Jahren 53%, zwischen 50 und 60 Jahren 52%, zwischen 60 und 70 Jahren 30% und zwischen 70 und 80 Jahren 48% (Durchschnitt alle Altersgruppen: 43%).

Zählt man zu den Patienten ohne subjektive oder objektivierbare Symptome noch klinische („subklinische") Befunde hinzu, die für den Patienten subjektiv keine Beschwerden machen (beispielsweise: Areflexie, trophische Störungen, Muskelatrophie), so steigt der Anteil der beschwerdefreien Patienten weiter an.

Elektrophysiologisch lassen sich zwar keine spezifischen Befunde, aber besonders zum Tumordiagnosezeitpunkt vermehrt subklinische Neuropathien feststellen (siehe Lungenkarzinome). Eine eigene Serie von Patienten mit Paraproteinämien (siehe Kapitel 4.3) wurde initial untersucht, wobei keine charakteristischen Befunde erhoben werden konnten.

Tabelle 3. Altersverteilung der verschiedenen Primärtumoren, Häufigkeit der PNS-Symptome

a) Altersverteilung

Primärtumoren	N	Neurologische Syndrome	N
Alter 20–40a (N = 31)			
Mammakarzinom	13	Ohne	13
Lungenkarzinom	11	Areflexie	8
Genitaltrakt	4	Plexus brachialis	5
Melanom	1	Dysästhesien	2
Andere	2	Myopathie	1
Alter 40–49a (N = 49)			
Lungenkarzinom	22	Ohne	26
Mammakarzinom	20	Areflexie	16
Andere	6	Atrophie/Trophie	8
Genitaltrakt	1	Dysästhesien	3
		Hirnnerven	1
		Plexus lumbalis	1
		Einzelnerven	1
Alter 50–59a (N = 126)			
Lungenkarzinom	72	Ohne	65
Mammakarzinom	33	Areflexie	36
Andere	16	Dysästhesien	10
Genitaltrakt	3	Plexus brachialis	9
Melanom	2	Einzelnerven	7
		Atrophie/Trophie	3
		Hirnnerven	2
		LEMS	2
		Plexus lumbalis	1
		Myopathie	1
Alter 60–69a (N = 159)			
Lungenkarzinom	84	Areflexie	59
Andere	39	Ohne	48
Mammakarzinom	26	Dysästhesien	10
Genitaltrakt	6	Atrophie/Trophie	10
Melanom	4	Plexus brachialis	9
		Einzelnerven	6
		Hirnnerven	2
		Multifokale Neuropathie	1

Alter 70–79a (N = 96)

Tabelle 3 (Fortsetzung)

---

b) Häufigkeit der PNS-Symptome

Lungenkarzinom	45	Ohne	46
Mammakarzinom	31	Areflexie	42
Andere	19	Atrophie/Trophie	8
Melanom	1	Dysästhesien	3
		Plexus brachialis	3
		Einzelnerven	3
		Hirnnerven	2
		Sensorische Neuronopathie	1

Tabelle 4. Neurologische Symptome im Gesamtkollektiv (N = 461)

	N	%
Ohne manifeste oder subklinische PNS-Syndrome	198	
Areflexie	161	
Atrophie/trophische Störungen	29	
Sensibilitätsstörungen	28	6
Plexus brachialis-Läsionen	26	6
Einzelnerven	17	4
Hirnnerven	7	2
Plexus lumbalis	2	0,5
LEMS	2	0,5
Myopathien	2	0,5
Sensorische Neuronopathie	1	0,2
Multifokale Neuropathie	1	0,2

Tabelle 5. PNS-Befunde bei Malignompatienten [subjektive Symptomfreiheit, objektivierbare subklinische Störungen (subklinische Befunde)]

Alter	N	Ohne PNS-Befund	%	Ohne subjektive Beschwerden, aber pathologischer Status	%
20–40a	31	13	41	21	68
40–50a	49	26	53	42	85
50–60a	126	65	52	104	82
60–70a	159	48	30	117	74
70–80a	96	46	48	88	91

Aus Tabelle 5 läßt sich zur PNS-Beteiligung folgendes ableiten: für alle Altersgruppen ist der Status bei 30–53% normal, subjektive Beschwerdefreiheit seitens des PNS besteht bei 68–91%.

Mit zunehmendem Alter nimmt der Anteil an subklinischen Neuropathien (Reflexstörungen, vegetative Störungen, trophische Störungen) zu und ist in unserer Gruppe zwischen dem 60. und 70. Lebensjahr am größten, wobei Alter und Multimorbidität, möglicherweise auch erhöhte Vulnerabilität, eine Rolle spielen dürften.

In der Gesamtgruppe bestehen bei 198/461 Patienten keine faßbaren peripher-neurologischen Ausfälle (43%). Rechnet man Zufallsbefunde wie Areflexie, trophische Störungen und Atrophien hinzu, sind es 372/461 Patienten und somit 80%. Peripher neurologische Ausfälle, die mit Beschwerden einhergehen, liegen somit nur bei 20% der untersuchten Patienten mit soliden Tumoren vor.

Leukosen und Lymphome

Es handelt sich um eine inhomogene Gruppe von Malignomen, wobei histologische Unterschiede und biologische Aktivität entscheidend für das Schicksal des Patienten ist. Es wird über eine fortlaufende Serie von 102 Patienten berichtet, die innerhalb mehrerer Jahre wegen unterschiedlicher neurologischer Probleme, vorwiegend Läsionen des ZNS, untersucht wurden. Unabhängig davon wurde die PNS-Symptomatologie ausgewertet.

Weiters wurden 2 homogene Patientengruppen mit Meningeose bei ALL- und FAB-M4/M5- (myelomonozytäre und myelomonoblastische) Leukosen und mit den Meningeosen sowie den PNS-Läsionen solider Tumoren verglichen. Diese beiden Gruppen sind von der ersten fortlaufenden Untersuchungsserie abzugrenzen.

Bei 31 Patienten wurden pathologische Befunde am PNS erhoben, die Zufallsbefunde waren und für Patienten keinen Beschwerdewert hatten.

28 dieser Patienten wurden initial, d. h. zum Tumordiagnosezeitpunkt, ohne tumorspezifische Therapie untersucht. Von diesen Patienten lagen bei 8 Patienten (30%) PNS-Symptome mit Krankheitswert vor. Bei 6 Patienten wurden pathologische Befunde im Status ohne subjektive Beschwerden erhoben.

Tabelle 6. Altersverteilung der eigenen Patienten mit hämatologischen Systemerkrankungen (fortlaufende Serie)

Leukosen und Lymphome (N = 102)		Geschlecht: 49 F/53 M	
10–20 a	3	Artdiagnose:	
20–30 a	11		
30–40 a	13	Akute Leukose	42
40–50 a	18	Lymphome	45
50–60 a	25	M. Hodgkin	8
60–70 a	15	Chronische Leukosen	7
70–80 a	15		
80–90 a	2		102
102			

Tabelle 7. Symptome bei Leukosen und Lymphomen

Leukosen und Lymphome/PNS-Befunde Symptome	N	%
Ohne	30	30
Hirnnerven	20	20
Areflexie OE/UE	32	32
Areflexie UE	15	15
Multifokale Neuropathie	8	8
Dysästhesie und Schmerz	5	5
Polyradikulitis	2	2
Dysästhesie	2	2
Plexus brachialis	1	1
Plexus lumbosacralis	1	1
Atrophie	—	—
Vegetative Symptome	—	—

OE Obere Extremitäten,   *UE* Untere Extremitäten

Der Befall des PNS ist unterschiedlich, wobei bei dieser Gruppe eine relativ hohe Beteiligung der Hirnnerven im Rahmen der meningealen Aussaat der Hämoblastosen zurückzuführen ist. Im Abschnitt der großen Nervengeflechte liegen bei Lymphomen gelegentlich Kompressionssyndrome vor. Die peripheren Nerven können neben axonalen und demyelinisierenden Läsionen insbesondere bei Leukosen auch infiltrativ geschädigt werden [132, 243, 244, 247, 686]. Der Stellenwert von infiltrativen Nervenläsionen und die klinische Relevanz dürfte aufgrund von Autopsieergebnissen [321] überschätzt werden.

Die Muskulatur ist bei Leukosen und Lymphomen selten betroffen [86, 323], der neuromuskuläre Übergang wird bei knochenmarkstransplantierten Patienten im Rahmen einer chronischen Abstoßungsreaktion befallen (cGVH), wobei sich das Bild einer Myasthenia gravis entwickeln kann [60].

Die Ergebnisse der Analyse von Patienten mit ALL- und M4/M5-Leukosen wird im Kapitel Polyneuropathien dargestellt.

1 Hirnnervenausfälle bei Malignomen

HN-(Hirnnerven-)ausfälle bei Patienten mit Malignomen können bei ZNS- und PNS-Läsionen vorkommen, wobei gelegentlich die Abgrenzung schwierig sein kann. Die anatomischen Verhältnisse der einzelnen Nerven sind im peripheren Abschnitt eng miteinander verflochten und lassen dadurch eine genaue topische Läsion zu [130, 562].

Die Hirnnervenausfälle bei Patienten mit Malignomen werden im Rahmen lokaler Kompressionssyndrome, infiltrativer Prozesse, bei Meningealkarzinosen und als Folge chirurgischer Eingriffe oder als Strahlenspätschäden beobachtet. Im Rahmen meningealer Absiedelungen sind Hirnnervenausfälle ein häufiges Begleitsymptom (siehe Meningealkarzinosen).

Entsprechend den Läsionsorten lassen sich HN-Ausfälle durch Metastasen an der Schädelbasis, durch Tumoren im Weichteilschädel und Halsbereich und Einzel- oder multiple HN-Läsionen unterscheiden.

1.1 Metastasen an der Schädelbasis

Nach Greenberg [235] lassen sich bei metastatischen Prozessen an der Schädelbasis 5 verschiedene Hauptsyndrome festlegen:

1.1.1 Metastasen am okzipitalen Kondylus

Metastasen am okzipitalen Kondylus („Occiptial condyle syndrome") des Schädels verursachen Kopfschmerzen mit okzipitaler oder temporaler Projektion, die bei Nackenbeugung zunehmen. Dysarthrie, Dysphagie können ein Begleitsymptom sein. Alle Patienten in der Serie von Greenberg [235] boten zusätzlich eine periphere Hypoglossusparese mit Zungenatrophie.

1.1.2 Foramen jugulare-Metastasen

Foramen jugulare-Metastasen („Jugular foramen syndrome", „Vernets Syndrome") verursachen Kopfschmerzen mit Punktum maximum hinter dem Ohr, Heiserkeit, Dysphagie und fakultativ Paresen im Versorgungsgebiet des HN XI und XII.

1.1.3 Metastasen in der mittleren Schädelgrube

Metastasen in der mittleren Schädelgrube („Middle fossa syndrome") führen zu Läsionen des Ganglion semilunare Gasseri mit sensiblen Ausfällen in der mittleren und unteren Gesichtshälfte, Gesichtsschmerz, zum Teil mit neuralgischem Charakter. Gelegentlich tritt auch ein unbestimmtes, unangenehmes Gefühl um das Auge auf. Die Kaumuskulatur bleibt ausgespart. Läsionen des HN III, IV und VI können hinzukommen.

1.1.4 Metastasen im Sinus cavernosus

Metastasen im Sinus cavernosus („Parasellar syndrome") führen zu Orbitaschmerzen, frontalen Kopfschmerzen, Sensibilitätsstörungen der Cornea und der Stirn und einer progressiven Lähmung der HN III, IV, VI ohne Proptose. Einige Patienten verzeichnen Gefühllosigkeit über der Stirn, die schwer zu objektivieren ist.

Differentialdiagnostisch muß an ein A. carotis-Aneurysma und Tolosa-Hunt-Syndrom gedacht werden.

1.1.5 Orbitametastasen

Orbitametastasen („Orbital syndrome") führen zu Exophthalmus und variabler Lähmung der äußeren Augenmuskel und Nerven. Proptose besteht fast immer. Schmerzen sind über Orbita oder Stirn lokalisiert. Die Metastasen liegen entweder im Bindegewebe oder in der Muskulatur [697]. Auch isolierte Umscheidungen des N. opticus im Orbitabereich kommen vor [13]. Über die Häufigkeit dieser Komplikation gibt es wenige Angaben [10, 235], gelegentlich kann dieses Syndrom auch das Erstsymptom des Tumorleidens sein [190].

Als Primärtumor lagen bei der Untersuchung von Greenberg [235] in 40% Mammakarzinome, gefolgt von Lungenkarzinomen, Prostatatumoren, Lymphomen und regionalen Tumoren vor. Henson und Urich [287] nennen das Mammakarzinom, gefolgt von Lungentumoren, Nieren- und Schilddrüsenkarzinomen als Primärtumoren. Im Vergleich zur Calvaria sind Schädelbasismetastasen seltener [287].

Diagnostisch zeigen sich in 30% der Fälle im Röntgen osteolytische Prozesse an der Schädelbasis. Die Computertomographie läßt in der Hälfte der Fälle die Läsionen erkennen. Differentialdiagnostisch ist bei multiplen HN-Ausfällen immer eine Meningealkarzinose auszuschließen; neuromuskuläre Störungen sind in diesem Zusammenhang selten.

Therapeutisch ist die Bestrahlung der nachgewiesenen Metastase sowie, je nach Primärtumor, eine systemische Chemotherapie angezeigt.

1.2 Hirnnervenausfälle bei Tumoren im Kopf- und Halsbereich

Die mechanische Kompression durch die Tumormasse oder lymphatische Propagation können zu HN-Läsionen führen.

Karzinome und Lymphome, von den paranasalen Sinus ausgehend, die im Bereich der Sella turcica liegen, oder Tumoren im Bereich des Clivus erreichen bei rostraler Ausdehnung die Dura und komprimieren oder invadieren Hirnnerven. Als bevorzugt anzusehen sind die Nerven, die durch den Sinus cavernosus ziehen [386, 695]. Die Ausfälle sind fast immer unilateral und gehen mit heftigen Kopfschmerzen einher, die den objektivierbaren Ausfällen vorausgehen können.

Nasopharyngeale Karzinome sind die häufigste Ursache dieser Läsionen und haben in der Hälfte der Fälle HN-Beteiligung [664] zur Folge. Die Tumoren sind schwer nachzuweisen, weil sie im lateralen nasopharyngealen Abschnitt liegen und direkt nach rostral zur Schädelbasis vorwachsen, wo sie ungehindert durch das Foramen lacerum in die mittlere Schädelgrube und Sinus cavernosus vordringen können [386]. Hier kommt es zu Läsionen des HN V und HN VI, gelegentlich auch des HN III und HN IV. Die kaudalen Hirnnervenausfälle hingegen werden extrakraniell durch direkte Tumorausdehnung oder metastatische Lymphknotenabsiedelungen verursacht. Lymphknotenmetastasen hinter der Parotis können zu Läsionen des HN VII und der HN IX–XII führen [653]. Die Läsionen sind fast immer unilateral.

Lymphknotenmetastasen im Bereich der Karotiden lädieren die HN IX–XII, bei Affektion des Blutgefäßes tritt unilateral ein Hornersyndrom auf. Begleitende Projektionsschmerzen liegen hinter dem Kieferwinkel. Bei Verabreichung von Vincristin treten gelegentlich Schmerzen im Kieferwinkel auf, was zu Schwierigkeiten bei der ätiologischen Abgrenzung führt.

Liegen die befallenen Lymphknoten neben dem Foramen stylomastoideum, tritt eine periphere Fazialisparese auf. Infraorbitale oder supraorbitale sensible Äste des N. trigeminus werden bei Tumoren der Nasennebenhöhlen betroffen. Plattenepithelkarzinome des Gesichts oder der oralen Mukosa betreffen gelegentlich Äste des N. trigeminus und des N. facialis. Speicheldrüsentumoren führen zu Läsionen des lingualen Astes des N. trigeminus und des N. hypoglossus.

Der N. laryngeus recurrens wird nicht nur im Rahmen von Lungentumoren oder anderen mediastinalen Tumoren, sondern auch durch Schilddrüsentumoren affiziert. Lymphknoten im vorderen Halsbereich können eine N. accessorius-Läsion verursachen. Die Funktion der Mm. sternocleidomastoidei kann aufgrund der inkonstanten spinalen Mitversorgung erhalten bleiben.

Lymphome mit Knochenmarksbefall können zu HN-Läsionen durch HN-Kompression in den Austrittsstellen der HN aus dem knöchernen Schädel führen [92].

Diagnostisch lassen sich im CT die Weichteiltumoren und knöchernen Läsionen nachweisen, obwohl zu Beginn der Erkrankung manchmal falsch negative Resultate erzielt werden. Die Liquoruntersuchung ist bei multiplen HN-Ausfällen fast immer unumgänglich, weil Meningeosen ähnliche Bilder verursachen können.

1.3 Einzelnervenläsionen

1.3.1 N. olfactorius (HN I)

Bei metastatischer Absiedelung solider Tumoren und Osteolyse können Destruktionen des Siebbeins, der Lamina cribrosa und der medialen Orbita und Kieferhöhlenwand auftreten. Tumoren der Nasenhaupt- und -nebenhöhlen invadieren Siebbeinzellen und Lamina cribrosa. Geruchsstörungen stehen aber wegen der anderen Begleitsymptome wie blutig-eitriger Ausfluß und Schmerzen im Hintergrund [579].

Bei Nasen- oder Nasennebenhöhlentumoren oder extensiven Tumoren der Orbita wird der N. olfactorius mitreseziert [124]. Strahlenläsionen oder paraneoplastische Läsionen sind nicht bekannt. Differentialdiagnostisch sind auch primäre Tumoren des Riechnerven bei unbekanntem Primärtumor zu überlegen (Esthesioneuroblastom).

1.3.2 N. opticus (HN II)

1.3.2.1 Neoplastisch

Die Läsion bei soliden Tumoren kann intrakraniell, im Canalis nervi optici oder intraorbital [200] erfolgen. Bei Läsionen im Canalis opticus oder in der Orbita tritt gewöhnlich ein begleitendes Papillenödem auf [579]. Druckläsionen sind häufiger als infiltrative Prozesse, die fast nur im Rahmen von Meningealkarzinosen auftreten. Interstitielle Infiltration des Nerven bei malignem Lymphom wurde beschrieben [649]. Der Nervus opticus wird bei soliden Tumoren häufiger beeinträchtigt als bei Leukosen und Lymphomen (siehe 2.1.2.2).

Lymphome führen gelegentlich zu einer Infiltration des Sehnerven. Im CT-Bild findet sich eine entsprechende Auftreibung [579].

Diagnostisch führen Röntgen der köchernen Strukturen und kranieller CT zum Nachweis der ossären Läsionen. Bei gleichzeitigem Vorkommen von anderen neurologischen Symptomen ist die Liquoruntersuchung angezeigt.

Chirurgische Läsionen des Opticus und der Orbita sind bei Operationen ausgedehnter Tumoren der Nasensinus möglich [124].

1.3.2.2 Strahlenschäden

Strahlenläsionen des N. opticus sind selten [572, 622], wobei in erster Linie das Chiasma betroffen ist. Hypophysen-, paraselläre Tumoren, Nasennebenhöhlentumoren oder Kraniopharyngeome [467] sind die bestrahlten Primärtumoren. Auch die Implantation von Betastrahlern (Ytrium 90) kann radiogene Opticusläsionen bedingen [289, 572, 622].

Extrem hohe Strahlendosen, mangelhafte Fraktionierung und kurze Bestrahlungszeit [91, 517, 622] sind die häufigste Ursache. Allerdings sind auch bei niederen Dosen (45–54 Gy) Läsionen beschrieben worden [133, 572]. Ein möglicher Potenzierungseffekt durch gleichzeitige Chemotherapie wird vermutet [191].

Die Symptome bestehen aus Sehverschlechterung in Form von homo- oder heteronymer Hemianopsie und Skotomen, die nach einer Latenz von einem Monat bis fünf Jahren auftreten. Nach progredientem Verlauf tritt Erblindung ein [622]. Pathogenetisch sind Fibrosen der Arachnoidea, möglicherweise auch Ischämieschäden durch strahlenbedingte Vaskulopathien anzunehmen.

1.3.2.3 Toxische Opticusläsionen

Toxische Opticusläsionen durch Verabreichung von Zytostatika, wie CCNU, MTX und Vincristin, treten fast immer in Kombination mit Strahlenschäden auf [54, 102, 363, 564, 707].

1.3.2.4 Paraneoplastische Opticusläsionen

Paraneoplastische Opticusläsionen werden beschrieben [636] und müssen klinisch von immunologisch mediierten Läsionen der Retina unterschieden werden [258, 343, 357, 569]. Es handelt sich um zirkulierende Antikörper, die gegen Subsets von Retinaganglienzellen gerichtet sind, die ein ähnliches oder identes Antigen wie die Tumorzelle besitzen [258, 357]. Klinisch tritt ein rapider binokulärer Visusverlust bis zur Erblindung auf. Experimentell läßt sich durch intraokukläre Injektion eines polyklonalen Antikörpers, der von einem Patienten mit diesem Syndrom gewonnen wurde, Zellverlust von großen Retinazellen beim Versuchstier nachweisen. Auch die tumorinduzierte Überproduktion von Melanin in den bipolaren Retinazellen und deren sekundäre Degeneration wird als Ursache von paraneoplastischen Sehstörungen erwogen [82]. Bei Lymphomen werden selten unilaterale Opticusneuropathien beschrieben [377].

1.3.3 N. oculomotorius, trochlearis, abducens (HN III, IV, VI)

1.3.3.1 Neoplastische Läsion

Nach Rucker [557] sind 25% von Augenmuskellähmungen auf Neoplasmen zurückzuführen. Der N. VI wurde in dieser Serie von ca. 2000 Fällen 241mal, der N. III in 85 Fällen und der N. IV in 10 Fällen betroffen. Andere Autoren finden eine bevorzugte Läsion des VI. Hirnnerven und eine Kombination von Hirnnervenläsionen III, IV, VI in 12% [729].

Rostrale Mittelhirnläsionen [618] mit Störungen im Sinne eines Parinaud-Syndroms sind sehr selten und können durch charakteristische Begleitsymptome rasch identifiziert werden. Häufiger sind die Läsionen im intrakraniellen Abschnitt. Dabei liegt entweder eine Nervenkompression im intrakraniellen Verlauf oder beim Sinus cavernosus vor. Die wichtigste Ursache von HN-Läsionen III, IV, VI sind primäre Tumoren des Nasopharynx, gefolgt von metastatischen Absiedelungen anderer Tumoren (Mamma, Schilddrüse, Lungenkarzinom). 20% von Sinus cavernosus-Syndromen sind durch maligne Nasopharyngealtumoren bedingt [318]. Metastatische Läsionen im Orbitaspitzenbereich gehen fast immer mit einer gleichzeitigen Läsion des N. trigeminus und N. opticus einher.

Bei hämatologischen Systemerkrankungen wird eine Läsion des N. III beim multiplen Myelom [631], Leukosen [215, 579] und M. Hodgkin beschrieben [557]. Chlorome können intraorbital das Bild einer Ophthalmoplegie verursachen [144]. Bei Lymphomen und M. Hodgkin treten gelegentlich Orbitatumoren mit Proptosis und Ophthalmoplegie auf [285].

Kombinierte Ausfälle sämtlicher optomotorischer HN-„Ophthalmoplegie", auch das Fissura orbitalis superior-Syndrom, sind seltener als monosymptomatische Ausfälle [559]. Die Kombination einer N. VI-Parese mit Schmerzen und Parästhesien im 2. Trigeminusast wird als Behr-Syndrom [42, 579] bezeichnet und ist meist durch maligne Tumoren in der Fossa sphenopalatina bedingt. Tumoren der hinteren Schädelgrube, Metastasen und Nasopharyngealkarzinome müssen von der Meningeose abgegrenzt werden. Ein Sinus cavernosus-Syndrom kann durch selläre oder paraselläre Tumoren bedingt werden.

Differentialdiagnostisch müssen auch nichtneoplastische „idiopathische Hirnnervenpolyneuropathien" [331] berücksichtigt werden. Metastatische Absiedelung in den Augenmuskeln können zu differentialdiagnostischen Schwierigkeiten führen [697].

1.3.3.2 Strahlenläsionen

Strahlenläsionen der HN III, IV und VI sind Raritäten, dokumentierte Fallberichte sind nicht bekannt [622].

1.3.3.3 Paraneoplastische Läsionen

Paraneoplastische Läsionen treten als Koordinationsstörung im Sinne einer internukleären Ophthalmoplegie [521] auf, sind aber nur ungenügend dokumentiert.

1.3.3.4 Toxische Läsionen

Augenmuskelparesen können auf toxischer Basis entstehen [9, 10, 564], wobei eine isolierte Ptose mit Rückbildungstendenz das Hauptsymptom darstellt. Die Ausfälle können bis zur Ophthalmoplegie reichen [293]. Toxische Abducensparesen wurden nach Vincristintherapie beschrieben [579].

1.3.3.5 Neuromuskuläre Übertragungsstörung

Neuromuskuläre Übertragungsstörungen vom Typ des LEMS gehen fast nie mit Augenmuskellähmungen einher, obwohl Einzelfälle beschrieben sind [551]. Der

Befall des Levator palpebrae soll beim Lambert-Eaton-Syndrom allerdings relativ oft [503] vorkommen, obwohl die Symptome nur mild und transient sein sollen. Die Myasthenia gravis ist nur bei Thymomen von Bedeutung.

1.3.4 N. trigeminus (HN V)

1.3.4.1 Neoplastische Läsion

Der N. trigeminus kann bei Tumoren des Gesichts, des Mundes, der Zunge, der paranasalen Sinus und der Schädelbasis betroffen sein. Nasopharynxtumoren haben infolge der Trigeminusläsion oft Schmerzen, Gefühllosigkeit oder andere sensible Störungen im Versorgungsgebiet des N. mandibularis zur Folge. Die Lähmung der motorischen Anteile ist selten und fast immer eine Spätkomplikation. Die symptomatische Trigeminusneuralgie ist eine Seltenheit [586].

Bei Sinus cavernosus-Syndromen ist der erste Ast des Nerven frühzeitig befallen, was zu charakteristischen Schmerzsymptomen im Versorgungsgebiet des N. ophthalmicus führt, die erst später von Ophthalmoplegie gefolgt werden. Operationen von Malignomen im Gesichtsbereich, Mundhöhle, Sinus, Area pterygoidea und Mandibel können zu unilateralen Gefühlsstörungen oder, bei Läsionen der motorischen Äste, zu Störungen der Mastikation führen. Die Läsion des Ganglion Gasseri durch Tumoren ist selten. Die Wurzel des Nerven kann selten durch Metastasen komprimiert werden. Bei Meningeosen sind Umscheidung oder Infiltration des Nerven möglich.

1.3.4.2 Strahlenläsion

Selten treten nach Zungenbestrahlung sensible Symptome im Versorgungsgebiet des N. lingualis auf [87]. Motorische Ausfälle im Rahmen der Strahlentherapie werden nicht erwähnt.

1.3.4.3 Paraneoplastische und ungeklärte Ursachen

Periorale Gefühlsstörungen treten zusammen mit der sensiblen Neuronopathie (sensorische Neuronopathie – „Denny Brown-Typ") oder in terminalen Stadien maligner Erkrankungen auf. Dieses Phänomen der „Mental neuropathy" ist bisher ungeklärt [218, 428, 681]. Ähnliche Phänomene sind auch bei Kollagenosen Sjögren-Syndrom beziehungsweise „systemischen Sklerosen" bekannt [188, 388, 431].

Ein Taubheitsgefühl an der Kinnspitze („Numb chin-Syndrom") gilt als hinweisendes Zeichen einer Infiltration des HN oder des Gehirns [95, 296]. Bei beiden Formen der perioralen sensiblen Läsionen des N. trigeminus ist bei den bisherigen morphologischen Untersuchungen kein befriedigendes Substrat gefunden worden [428]. Metastatische Absiedelungen in der Mandibel [105, 679] oder im Verlauf des N. mandibularis sind selten und bedingen einseitige

Läsionen. Auch bei der Makroglobulinämie Waldenström [17] und malignen Lymphomen [483] wurden diese Symptome beschrieben.

Wir registrierten periorale Gefühlsstörungen bei Patienten mit Bronchuskarzinomen im Terminalstadium und bei rekurrierenden Meningeosen im Rahmen von Leukämien. Gefühlsstörungen der Zungenspitze sind bei Malignompatienten nicht typisch und wurden als Erstsymptom von Polyradikulitiden beobachtet [122].

1.3.4.4 Toxische Läsionen

Toxische Läsionen des N. trigeminus können bei zytostatischer Therapie mit Vinca-Alkaloiden und Adriamycin vorkommen.

1.3.5 N. facialis (HN VII)

1.3.5.1 Neoplastische Läsionen

Der N. VII wird bei Karzinomen des Mittelohrs intratemporal und außerhalb des Os temporale betroffen. Diese Läsionen sind bei osteolytisch-destruierenden Läsionen des Mittelohrs, der Pyramidenspitze und des knöchernen Labyrinths zu erwarten. Tumoren der Parotis gehen mit peripheren VIII-Läsionen einher, die sich entlang der Nervenscheide bis in die hintere Schädelgrube ausbreiten können [335].

Myokymien der vom N. facialis versorgten Muskulatur können ein erster Hinweis für Metastasen im Hirnstamm sein [186, 535, 579]. Bei akuten lymphatischen und myeloischen Leukosen ist die ein- oder beidseitige periphere N. VII-Läsion der häufigste Hirnnervenausfall bei meningealer Beteiligung [419]. Selten wird in der Literatur über Beteiligung des VII. HN bei Paraproteinämien berichtet [340, 342, 684], wobei ein- oder zweiseitige Läsionen möglich sind. Der Läsionsmechanismus ist nicht bekannt.

1.3.5.2 Strahlenschäden

Äste des N. VII werden selten als Folge von Bestrahlung betroffen [622], womit diese Ursache für differentialdiagnostische Überlegungen vernachlässigt werden kann.

1.3.5.3 Paraneoplastische und toxische Läsionen

Die Läsion des N. VII im Rahmen paraneoplastischer Prozesse ist eine Seltenheit, wobei immer eine idiopathische Parese im Rahmen der Tumorerkrankung möglich ist. Im eigenen Patientengut lagen Einzelfälle von peripheren Fazialisparesen vor, wobei keine eindeutige Ursache gefunden werden konnte. Im Rahmen von Vincristinbehandlungen sind periphere VII-Paresen beschrieben [566].

1.3.5.4   Kombination mit anderen HN

Periphere VII-Läsionen im Zusammenhang mit anderen HN-Läsionen deuten bei Tumorpatienten (solide Tumoren und hämatologische Systemerkrankungen) fast immer auf eine Meningeose hin. Die Symptomkombinationen liegen häufig in Zusammenhang mit N. trigeminus und Läsionen der Nerven für die Versorgung der äußeren Augenmuskeln.

1.3.6   N. vestibulocochlearis (HN VIII)

Läsionen des VIII. HN gliedern sich in Läsionen des N. acusticus und N. vestibularis. Prinzipiell sind einseitige N. vestibularis-Läsionen mit Schwindel und vestibulären Symptomen verknüpft, die bei komplettem einseitigem Ausfall von der kontralateralen Seite nach 10 Tagen bis 4 Wochen kompensiert werden können [124]. Ausfälle des N. acusticus gehen mit Dauerschäden einher, das Defizit bleibt lateralisiert und ist irreversibel.

1.3.6.1   Neoplastische Läsionen

Läsionen des Nerven durch metastatische Läsionen sind selten. An erster Stelle stehen Tumoren der Mamma, Niere, Lunge und des Magens [583]. Beidseitige metastatische Absiedelungen von Mammakarzinomen sind beschrieben und führen zur Ertaubung [279]. Die Nervenkompression erfolgt im Meatus acusticus internus. Bei Patienten mit Leukosen werden Infiltrationen des Nerven selten gefunden [506].

1.3.6.2   Strahlenschäden

Bei Bestrahlungen des äußeren Ohrs und des Felsenbeins treten mit einer Latenz von Monaten bis Jahren Innenohrschwerhörigkeit auf [66, 358]. Pathologisch anatomisch sollen strahleninduzierte Osteonekrosen des Felsenbeins vorliegen.

1.3.6.3   Paraneoplastische Läsionen

Ältere Berichte beschrieben eine paraneoplastische Ursache für Hörstörungen [279, 414], wobei aber anatomische Angaben und spezifische Charakteristika fehlen. Rezente oder eigene Beobachtungen liegen nicht vor. Isolierte Läsionen des vestibulären Apparates sind extrem selten und wurden im Rahmen einer Enzephalomyelitis bei Lungenkarzinom beschrieben [435].

1.3.6.4   Zytostatisch bedingte Läsionen

Platin (Cis-Platinum) führt neben peripheren Polyneuropathien (siehe Polyneuropathie: 4.1.8.16) auch zu Ototoxizität [280, 284], die durch gleichzeitige Bestrahlung verstärkt wird [302].

1.3.7 N. glossopharyngeus (HN IX)

1.3.7.1 Neoplastische Läsionen

Der Nervus IX kann im intrakraniellen Abschnitt durch metastatische Absiedelungen oder Meningealkarzinosen lädiert werden. Bei letzteren ist der N. IX fast nie allein, sondern immer zusammen mit anderen kaudalen HN betroffen. Kombination mit Vagus- und Akzessoriusläsion läßt auf eine Lokalisation des Prozesses beim Foramen jugulare schließen (Vernets-Syndrom [473]).

Tumorinfiltrierte Lymphknoten im Bereich der A. carotis und des Processus stylomastoideus lassen eine Läsion des Nerven erwarten. Bei Befall mehrerer kaudaler Hirnnerven ist in erster Linie ein Prozeß an der Schädelbasis zu vermuten. Isolierte N. IX-Läsionen weisen auf einen Prozeß im Karotisscheidenbereich und isolierte N. XII-Ausfälle auf den Submandibularraum hin [622]. Der Nachweis einer solchen Läsion mit den gängigen Hilfsbefunden ist schwierig.

1.3.7.2 Strahlenschäden

Bei Bestrahlung von Karzinomen und Lymphomen des Larynx, Pharynx, der Tonsillen und der Zunge sind nach entsprechender Latenz Schäden an den kaudalen HN möglich. Fast immer ist dabei der Befall mehrerer kaudaler HN zu erwarten. Differentialdiagnostisch sind bei ausgedehnten Bestrahlungen des Hirnstammes auch nukleäre Symptome durch Strahlenmyelopathie möglich [290, 609, 622].

1.3.7.3 Paraneoplastische und toxische Läsionen

Die paraneoplastische Läsion des N. glossopharyngeus ist klinisch nicht erwähnt.

1.3.8 N. vagus (HN X)

Der N. vagus als längster HN gliedert sich in einen intrakraniellen und einen extrakraniellen Abschnitt. Letzterer verläßt den Schädel durch das Foramen jugulare. Er begleitet in der äußeren Gefäßscheide das Gefäßbündel der A. carotis interna und Vena jugularis. In Höhe des Ganglion inferius zweigen 2 Rami pharyngei ab, die zur Innervation der Uvula und des weichen Gaumens dienen. Oberhalb des Zungenbeins geht der N. laryngeus ab, der sich in einen R. internus und externus teilt (teilweise Stimmbänder und Mesopharynx). Der rückläufige N. laryngeus recurrens wandert vom Hals in die Brust und versorgt mit rückläufigen Fasern einen Teil der Halsorgane. Der rechte N. recurrens umschlingt die A. subclavia, während der linke um den Aortenbogen biegt. Bei Schilddrüsenoperationen wird der rechte N. recurrens wegen seiner ungeschützten paratrachealen Lage häufiger lädiert als der linke. Die gesamte Kehlkopfmuskulatur, mit Ausnahme des N. cricothyroideus (N. laryngeus sup.), werden vom N. recurrens versorgt.

Im Brustraum versorgt der N. vagus die glatten Muskeln der Speiseröhre, die Muskeln der Bronchien, einen Teil der Eingeweidemuskulatur. Weiter besorgt er die parasympathischen Innervation des Herzens.

Testbatterien für die Abgrenzung und Objektivierung von parasympathischen Dysfunktionen im Rahmen vegetativer Störungen orientieren sich fast ausschließlich an N. vagus-Funktionen [579].

1.3.8.1 Neoplastische/chirurgische Läsionen

Tumorbedingte Läsionen des Nerven können intrakraniell oder extrakraniell vorkommen. Für die intrakraniellen Störungen gelten die gleichen Aussagen wie beim N. IX.

Extrakranielle Läsionen des Nerven an der Schädelbasis werden durch metastatische Absiedelungen und Lymphknotenmetastasen bedingt. Die extrakraniellen Läsionen gliedern sich in intrathorakale Läsionen, bedingt durch neoplastische Absiedelung im Mediastinum, wobei Lungentumoren, Ösophagus- und Schilddrüsenkarzinome in erster Linie zu nennen sind. Einseitige Rekurrensläsion führt zu Parese aller Kehlkopfmuskeln mit Ausnahme des M. cricothyroideus. Eine bilaterale Rekurrensparese tritt gelegentlich nach Thyroidektomie auf [473]. Auch bei Neck dissection sind N. vagus-Läsionen bekannt [622], wobei aber vorwiegend der Hauptstamm getroffen wird. Läsionen des N. X in Kombination mit anderen kaudalen HN kommen auch bei radikalen chirurgischen Operationen im Halsbereich („Neck dissection") vor [640, 691]. Selten kann eine N. recurrens-Parese ohne erklärbaren Grund auftreten [473] und zu differentialdiagnostischen Schwierigkeiten führen. Bei operativen Eingriffen ist vorwiegend der linke N. recurrens wegen seiner größeren Länge betroffen [579]. Eine postoperative idiopathische Parese bei thorakalen Eingriffen ist beschrieben [473].

1.3.8.2 Strahlenschäden

Treten fast immer gemeinsam mit Läsionen des HN IX und eventuell HN XI auf und werden beim HN IX behandelt.

1.3.8.3 Paraneoplastische und toxische Läsionen

Eine paraneoplastische Läsion des N. vagus ist nicht als Einzelsymptom bekannt. Eine HN-Beteiligung bei Malignomen ist entweder im Rahmen von Meningeosen denkbar oder ein isolierter Ausfall von vegetativen Vagusfunktionen im Rahmen einer autonomen Neuropathie (siehe Polyneuropathie). Einbeziehung von Vagusfunktionen ist beim Syndrom der akuten Pandysautonomie möglich (s. Polyneuropathien). Beidseitige N. recurrens-Paresen bei Vincristintherapie wurden beschrieben [293].

Vagusläsionen können auch im Rahmen von undefinierten fokalen entzündlichen Neuropathien („Brachial plexus neuritis" [563]) vorkommen und möglicherweise immunologisch mediiert sein.

1.3.9 N. accessorius (HN XI)

1.3.9.1 Neoplastische/chirurgische Läsionen

N. accessorius-Lähmungen entstehen vorwiegend bei operativen Eingriffen im seitlichen Halsdreieck [457]. Zur Läsion im Abschnitt des M. sternocleidomastoideus kommt es vorwiegend durch Resektion von Halslymphknoten, meist zu bioptischen Zwecken [622]. Im kaudalen Abschnitt zwischen Hinterrand des M. sternocleidomastoideus und Vorderrand des M. trapezius ist die Nervenläsion sogar häufiger. Außer nach bioptischen Untersuchungen sahen wir diese Läsionen auch nach „Neck dissection" und einmal nach Shunt-Einsatz bei einem Patienten mit Hydrozephalus.

Klinisch muß zwischen der hochsitzenden (Befall von M. sternocleidomastoideus und M. trapezius) und der tiefliegenden Läsion unterschieden werden. Homolateral kommt es zu Schultertiefstand durch die Trapeziusparese und etwas lateral stehendem Schulterblatt. Fälschlicherweise werden diese Lähmungen oft mit einer oberen Plexus brachialis-Läsion verwechselt [622]. Klinisch klagen die Patienten über Schmerzen im Schultergelenk, die vermutlich aufgrund der abnormen funktionellen Belastung auftreten.

Elektromyographisch kann durch EMG-Ableitung und Nervenstimulation der genaue Läsionsort ermittelt werden und therapeutisch Nervennaht, Transplantation oder orthopädische Ersatzoperationen veranlaßt werden [156, 195, 622].

1.3.9.2 Radiogene Läsionen

Radiogene Läsionen erfolgen nach Bestrahlung der Schädelbasis und in Kombination mit anderen kaudalen Hirnnerven [46].

1.3.9.3 Paraneoplastische Läsion

Eine paraneoplastische Läsion ist nicht bekannt, eine idiopathische Mononeuropathie kommt selten vor [473].

1.3.10 N. hypoglossus (HN XII)

1.3.10.1 Neoplastische Läsionen

Selektive Nervenläsion im Rahmen eines extrakraniellen Prozesses kommt bei Lungenkarzinom, Lymphomen und Leukosen vor. Osteoplastische Metastasen an der Schädelbasis [579] können den Nerven im Canalis nervi hypoglossi lädieren oder Lymphknotenmetastasen den Nerven in seinem Verlauf schädigen. Läsionen im Nervenverlauf führen zu Schmerzen im Halswirbelsäulen-, Zungen- und Halsbereich, die sich durch die Verbindungen des Nerven mit der Ansa cervicalis zum Ganglion cervicale superius und dem dritten Trigeminusast ergeben. Projektion der Schmerzen ist der Hinterkopf und Nacken, so daß uncharakteristische Schmerzsyndrome und Zervikalsyndrome eine primär falsche Lokalisation des pathologischen Prozesses verursachen. Sogenannte idiopathische periphere N. XII-Läsionen sind selten und weisen nicht unbedingt auf ein Malignom hin.

Klinisch führt einseitiger Befall zu dysarthrischen Beschwerden und Schwierigkeiten beim Essen. Bei beidseitiger Läsion (z. B. M. Hodgkin) treten neben Dysarthrie auch Schwierigkeiten bei Transport des Speisebreis auf, was zu hochgradiger Behinderung der Patienten führt. Selten können metastatische Absiedelungen in der Zunge auftreten (siehe 6.4.1).

Bei Läsionen im Rahmen von Meningeosen kommt es fast immer zu einer gleichzeitigen Beteiligung anderer Hirnnerven bzw. zentralnervösen oder spinalen Symptome. Selten kann im Rahmen einer Mononeuritis multiplex bei Makroglobulinämie eine HN XII-Parese auftreten [197].

Chirurgisch ist der Nerv bei Neck dissection [622] und Lymphknotenexstirpation gefährdet.

1.3.10.2 *Strahlenläsionen*

Strahlenläsion führt lediglich bei Bestrahlung in der Submandibularregion zu einer isolierten N. XII-Parese [111].

1.3.10.3 *Paraneoplastische Läsionen*

Eine isolierte paraneoplastische Läsion des Nerven ist nicht bekannt. Hypoglossusparesen sollten immer Anlaß zur Untersuchung zum Ausschluß von lokalen Lymphknotenmetastasen oder anderen lokalen tumorösen Prozessen an der Schädelbasis oder im extrakraniellen Verlauf geben.

Die kaudale Hirnnervengruppe gibt aber auch Anlaß zu schwierigen differentialdiagnostischen Überlegungen, wenn multiple HN-Läsionen dieser Gruppe vorliegen.

Multiple kaudale HN-Läsionen können bei Meningeose oder Absiedelung an der Schädelbasis – Foramen jugulare-Syndrom – [579] vorliegen, andererseits kann differentialdiagnostisch eine neuromuskuläre Übertragungsstörung bestehen.

Besondere Erwähnung verdienen die sogenannten „Motor neuron diseases" sowie „bulbäre Enzephalomyelitiden", die als paraneoplastisches Syndrom [75, 486, 487] eingestuft wurden, wobei rezentere Analysen einen statistischen Zusammenhang zwischen Karzinom und motorischer Systemerkrankung unwahrscheinlich erscheinen lassen [35, 109].

Sensibel wird das Gesicht neben dem N. trigeminus an der lateralen und rostrokaudalen Begrenzung durch Zervikalnerven (C2, 4, 5) versorgt. Die schwierigen anastomotischen Verhältnisse und Überschneidungen können zu Abgrenzungsschwierigkeiten bei der Ursache von sensiblen und Schmerzsyndromen im Gesicht und Halsbereich führen.

1.4 Eigenes Krankengut

Die Hirnnervenausfälle wurden in einer Serie von 223 Patienten mit Lungenkarzinomen ausgewertet, die während ihres Krankheitsverlaufs untersucht wurden. Neben der Bestimmung der Gesamtzahl von Hirnnervensymptomen wurde eine Gruppe von Patienten getrennt angeführt („Initial"), bei denen zum Tumordiagnosezeitpunkt Hirnnervensymptome vorlagen.

Hirnnervensymptome lagen bei 32/223 Patienten (14%) vor, wobei das führende Symptom, der Hornersche Symptomenkomplex, nicht als Hirnnervensymptom im eigentlichen Sinne, sondern eine Symptomatologie im Versorgungsgebiet der Hirnnerven, mit vorwiegend extrakranieller Sympathikusläsion, darstellt. Bei insgesamt 9 von 223 Patienten (4%) lagen die HN-Symptome als Initialsymptom vor, d. h. diese Ausfälle wiesen auf das Tumorleiden hin oder trugen zur Diagnose bei. Ein charakteristischer Typ einer HN-Läsion ist nicht zu erkennen. Multiple Hirnnervenausfälle in Verbindung mit zerebralen oder spinalen Symptomen weisen auf eine Meningeose hin.

Im eigenen Krankengut fanden sich nur Einzelfälle mit metastatischen Absiedelungen an der Schädelbasis, die häufigsten Ausfälle traten gemeinsam mit Meningeosen auf.

Tabelle 8. Hirnnervensymptome bei Patienten mit Lungenkarzinomen (N = 223)

	Verlauf (N = 32)	Initial (N = 9)
I	0	–
II	1	1
Horner-Syndrom	9	1
III	2	1
IV	2	–
VI	1	1
V/mental	3	1
V/gemischt	1	–
V/motorisch	1	–
VII peripher	3	1
VIII	1	–
Kaudale HN	5	2
Rekurrens	5	1

Diagnostische Überlegungen

Hirnnervenausfälle sollten primär zu einer exakten klinischen Analyse unter Berücksichtigung der anatomischen Verhältnisse Anlaß geben.

Bei multiplen Ausfällen ist der Liquor zu untersuchen, wobei auch primär falsch negative zytologische Ergebnisse eine Meningeose nicht ausschließen.

Die Untersuchung der knöchernen Strukturen des Schädels und der Basis werden mit konventionellen Röntgenuntersuchungen ausgeführt. Szintigraphische Untersuchungen der Schädelbasis führen fast nie weiter. Essentiell sind CT und MRT. Hierbei müssen die Halsweichteile in die untersuchten Strukturen einbezogen werden. Durch elektrophysiologische Methoden sind nur sekundäre Aussagen möglich, obwohl evozierte Potentiale, insbesondere VEP, wichtige Anhaltspunkte für etwaige Schädigungen geben können.

Zusammenfassung

Hirnnervenläsionen bei Malignompatienten treten im Rahmen von ZNS- und PNS-Läsionen auf. Die peripheren Ausfälle können im Nervenwurzelbereich, im intrakraniellen Verlauf und im extrakraniellen Verlauf auftreten.

Neben neoplastischen Läsionen sind Therapieeffekte (Strahlen- und Chemotherapie) zu erwähnen, während die Genese von paraneoplastischen Ausfällen unsicher ist.

Multiple HN-Ausfälle wiesen auf einen meningealen Befall, multiple uncharakteristische Ausfälle der okulären oder bulbären Muskeln auf eine neuromuskuläre Übertragungsstörung hin.

2 Hirnnervenausfälle und radikuläre Symptome bei Meningealkarzinosen

Die Ausbreitung von Malignomzellen im Liquorraum ist bei Leukosen, Lymphomen und bei soliden Tumoren möglich. Im zeitlichen Bezug zum Krankheitsverlauf, in den Symptomen und in der potentiellen Behandelbarkeit bestehen Unterschiede, so daß die beiden Gruppen getrennt besprochen werden müssen.

2.1 Solide Tumoren

Die Inzidenz der Meningealkarzinose (MC) bei Malignompatienten wird bei klinischen Serien zwischen 5 und 11% angegeben (Mammakarzinom 6%, Lungenkarzinom 9%) [6, 513, 547a]. Angaben über 90% [513] bei Melanomen dürften zu hoch angenommen sein. In Autopsieserien [326, 342, 642] werden 7,1% angegeben. Die Inzidenz in unserer Tumorambulanz betrug 7,5% in einem

Tabelle 9. Verteilung von Primärtumoren in verschiedenen klinischen und autoptischen Serien

Primärtumoren und Meningealkarzinose:

	Eigene	Olson [496]	Little [404]	Henson [282]	Wasser-strom [692]	Jellinger (1988) [326]
	K	K	K	K	K	AU
Primärtumor:	Zahl	Zahl	Zahl	Zahl	Zahl	Zahl
Lunge	37	8	7	10	23	15
Mamma	28	18	9	3	46	18
Melanom	14				11	3
Magen	—	—	4	2	—	5
Andere	23	10	9	5	10	14
Gesamt:	102	36	29	20	90	55

K klinische Serie, *AU* Autopsieserie

Zeitraum von 2 Jahren [246]. Als *Primärtumoren* lagen Lungen- und Mammakarzinome sowie Melanome am häufigsten vor. Bei anderen Autoren [496] hat das Mammakarzinom mit 36% die führende Rolle, vor Lymphomen (28%), Lungenkarzinom (16%) und Melanom (10%).

In der eigenen Serie betrug die Geschlechtsverteilung 58 Männer und 44 Frauen. Das Alter der Patienten, bei denen die MC auftrat, lag zwischen 40 und 70 Jahren. In unserer Serie, bestehend aus 102 Patienten mit MC, lag der Altersgipfel zwischen dem 50. und 70. Lebensjahr (R 16– bis 88 a).

Im *Altersverteilungstyp* haben Mammakarzinome eine relativ konstante Verteilung vom 35. bis zum 80. Lebensjahr, während Lungenkarzinome zwischen 55 und 70 Jahren kumulieren.

Unsere Angaben beziehen sich auf ein eigenes Patientengut, das klinisch, liquorzytologisch und teilweise autopisch untersucht wurde. Unter „andere" Tumoren werden Malignome bei Einzelfällen angeführt. Diese waren Kolon- und Rektumkarzinom, Epipharynxkarzinom, Fibroliposarkom, Gallenblasenkarzinom, Ovarialtumoren, Pankreaskarzinom, Prostatakarzinom, Rhabdomyosarkom und unbekannt Primärtumoren. Selten traten in unserer Serie und in der Literatur Primärtumoren der Schädel- und Halsweichteile [538] oder gynäkologische Tumoren [26, 228] auf.

Gegenüber älteren Literaturangaben [59] fällt auf, daß Magenkarzinome kaum mehr oder selten als Ursache der MC genannt werden. Die Analyse von 6 Serien ergibt eine Inzidenz von 3%. Henson führt dieses Phänomen auf einen Behandlungserfolg bei Frühdiagnose und Therapie des Magenkarzinoms zurück. Die Daten in Literaturangaben [571, 642, 720] sind schwer miteinander vergleich-

Tabelle 10. Analyse der 5 klinischen Serien (N = 277)

	N	%
Mamma	104	38
Lungenkarzinom	85	31
Andere	57	21
Melanom	25	9
Magen	6	2

Tabelle 11. Primärtumoren und Altersverteilung in der eigenen Serie (N = 102)

Alter	Lunge	Mamma	Melanom	Andere
20–40	1	5	1	3
40–50	5	7	2	5
50–60	17	7	5	4
60–70	12	7	3	5
70–80	2	4	2	6

Alter: 16–85 a (57 a)

bar, weil die Untersuchungsmethoden unterschiedlich sind. Einzelne Studien beschränken sich auf eine einzelne Tumorart [6, 27, 489, 571] oder sind autoptische Untersuchungen [325, 326, 642].

Die Mechanismen, die zur Ausbildung einer MC führen, sind leicht vorstellbar, wenn eine solide, oberflächliche, zerebrale Metastase, Wirbelkörper- oder andere ZNS-nahe Knochenmetastasen vorliegen. Fehlen diese onkologischen Zusammenhänge, ist bisher keine befriedigende Erklärung für das Eindringen der Tumorzellen in den Liquorraum gefunden worden [324, 353]. Lediglich bei Tumoren im Schädelbereich ist kontinuierliche Tumorinvasion vorstellbar [538].

Pathologisch-anatomisch (modifiziert nach Young [724]) lassen sich 5 Hauptformen von MC unterscheiden:

a) reine Meningealkarzinose ohne ZNS-Parenchyminvasion („Pure leptomeningeal carcinomatosis"),
b) Meningealkarzinose mit ZNS-Parenchyminvasion,
c) Meningealkarzinose mit genereller Aussaat in äußere und innere Liquorräume,
d) meningeale Beteiligung bei soliden ZNS-Absiedelungen,
e) diffuse Hirnkarzinose.

Die diffuse Hirnkarzinose ist als eigenständiges Krankheitsbild zu betrachten. Jellinger [326] fand in einer autoptischen Untersuchung folgende Tumorausbreitung bei diffuser Hirnkarzinose:

Tabelle 12. Tumorausbreitung bei diffuser Hirnkarzinose

Primärtumor	Gesamtzahl	Multiple Hirn-metastasen	Meningeal-karzinose	Plexus/Ependym	Kauda-karzinose
Lungenkarzinom	28	24	28	22	10/11[a]
Mammakarzinom	7	7	5	6	5/6[a]
Melanom	5	4	5	4	3/4[a]
Andere	2	2	2	2	2
Gesamt	42	37	40	34	20/23[a]

[a] Zahl der Sektionen der Kauda

Klinisch neurologisch ist eine Trennung der einzelnen Typen von MC schwer möglich. In der initialen Beurteilung von Patienten mit Meningeosen ist daher eine Erfassung der ZNS-Strukturen mittels CT oder MRT notwendig. Liegen lokale Symptome des ZNS oder der Wirbelsäule vor und findet sich neuroradiologisch eine entsprechende Läsion, ist eine Begleitmeningeose anzunehmen, die klinisch aber nicht unbedingt andere Manifestationen als reine MC machen muß und nicht immer klinisch abgrenzbar ist. Klinisch neurologisch ist die Diagnose der „Hirnkarzinose" nicht möglich.

2.1.1 Diagnostische Kriterien

Der Beweis einer MC besteht im Nachweis von Tumorzellen im Liquor cerebro-spinalis [246, 325, 354, 700]. Falsch negative Liquorbefunde können gelegentlich erhoben werden, sollten aber bei feststehendem klinischen Verdacht auf das Vorliegen einer MC zu einer Wiederholungspunktion Anlaß geben. Die Treffsicherheit wird in der Literatur zwischen 45 und 92% angegeben [28, 226, 404, 496, 650, 692]. Auch bei konstant negativem Liquorbefund werden in der Literatur Fälle mit gesicherter MC berichtet [226, 496, 692].

Bei unbekanntem Primärtumor ist die Identifizierung des Primärtumors aus den Malignomzellen im Liquor aufgrund von Entdifferenzierung fast nie möglich [49, 172, 226, 496, 529, 612, 613]. Zunehmend werden Tumormarker, die, ähnlich wie bei soliden Tumoren, diagnostische Hilfestellung leisten [49, 674, 716], verwendet. Die quantitative Bestimmung des karzinoembryonalen Antigens (CEA) aus dem Liquor und der Errechnung der Liquor-Serum-Quotienten wird Bedeutung bei Meningealkarzinosen und dem Ansprechen auf Chemotherapie beigemessen [311]. Die vermehrte intrathekale IgG-Produktion wird bei Meningealkarzinosen beschrieben [571, 575] und in Zusammenhang mit perivaskulären und tumorösen Rundzellinfilten gebracht. Über die Aussage von oligoklonalen Banden [702] und H3-Thymidin-Zellmarkierung [701] in der Diagnostik liegen noch keine Studien vor. Andere Liquorbefunde (Eiweiß, Zucker, Zellzahl) erweisen sich als zur Diagnose einer MC unspezifisch. Die Absenkung des Liquorzuckergehalts liegt nicht immer vor [149].

Die Tabelle zeigt den Aussagewert der Liquorbefunde Eiweiß, Zucker und Zellzahl in unserem Patientengut:

Tabelle 13. Charakteristische Liquorbefunde (in %) von Zellzahl, Liquoreiweiß und Zucker bei Meningealkarzinosen im eigenen Krankengut

Eiweiß mg%	Normal	20
	55–80	20
	80–150	34
	150–250	16
	> 250	9
Zucker mg%	Normal	69
	40–50	9
	30–40	9
	20–30	8
	1–20	9
	0	4
Zellzahl (Drittelzellen)	Normal	65
	12–20	12
	20–50	15
	50–100	6

2.1.2 Klinische Symptomatik

Die klinische Symptomatik der MC ist eine Symptomkombination von zentral-nervösen Störungen, Hirnnervenausfällen und spinalen neurologischen Symptomen, wobei letztere vorwiegend vom radikulären Typ sind. Das Charakteristische ist die Kombination von mehreren Störungen, die nicht mit einem Fokus der Neuraxis in Einklang zu bringen sind.

Die Auswertung unserer eigenen Patientengruppe ergab, die tabellarisch zusammengefaßte Tendenz zu Symptomkombinationen mehrerer nervöser Strukturen. Praktisch bedeutet das, daß isolierte HN-Läsionen, isolierte spinale oder radikuläre Läsionen deutlich seltener vorkommen als ZNS-Symptome und daß die Symptomkombination aus Hirnnervenläsion und gleichzeitiger ZNS-Symptomatik die häufigste und richtungsweisende Kombination ist.

Der Zeitpunkt des Auftretens von MC stellt bei soliden Tumoren fast immer eine späte Komplikation des Tumorleidens dar. Initiale Fälle mit MC, d. h. die mit MC als Erstsymptom und Hinweis auf ein Tumorleiden, sind selten. In unserer Untersuchungsserie [169, 246, 253] trat die MC als Initialsymptom oder gleichzeitig mit der Entdeckung des Tumorleidens in 22 Fällen auf. Am häufigsten waren es Lungenkarzinome (N = 14), gefolgt von anderen, unterschiedlichen Tumoren [N = 8]). Die MC als Erstsymptom eines Mammakarzinoms trat nie auf.

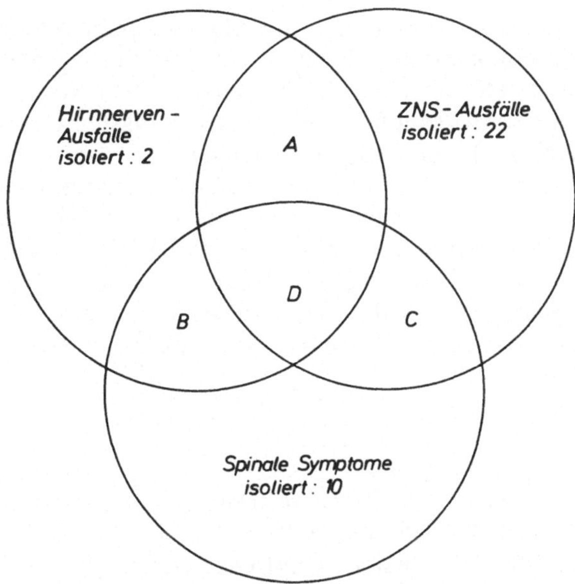

Tabelle 14. Symptomkombination bei Meningealkarzinosen (N = 102)

A Kombination Hirnnervenausfälle/ZNS-Ausfälle   29
B Kombination Hirnnervenausfälle/spinale Ausfälle   8
C Kombination spinale Ausfälle/ZNS-Symptome   13
D Kombination alle Achsensymptome   13
5 Patienten waren symptomfrei (Autopsiebefund)

Dieser Unterschied im zeitlichen Auftreten der MC bei Mamma und Lungenkarzinom spiegelt auch den unterschiedlichen, onkologischen, zeitlichen Ablauf dieser Krankheitsbilder wider; Patienten mit Lungenkarzinomen mit zentralnervösen Komplikationen versterben fast zur Gänze innerhalb eines Jahres nach Tumordiagnose; Mammakarzinome können einen jahrelangen Verlauf nehmen, Remissionen zeigen und auch nach mehr als 10 Jahren rezidivieren.

2.1.2.1   Zentralnervöse Symptome

Zentralnervöse Symptome bestehen aus organischem Psychosyndrom, Zephalea, Bewußtseinsstörungen, Halbseitenzeichen, Ataxie, Vertigo, zerebralen Anfällen, Sprachstörungen, unspezifischen Hirndruckzeichen und Hirnstammsyndromen.

Die Symptome waren durchwegs als Einzelsymptom unspezifisch, in Kombination mit Hirnnervenausfall oder spinaler bzw. radikulärer Symptomatik hinweisend für eine MC [692].

2.1.2.2   Hirnnervenausfälle

Hirnnervensymptome, in Kombination mit ZNS-Symptomen oder in multipler Lokalisation, sind ein klinischer Hinweis für das Vorliegen einer MC. Im Unterschied zu den HN-Ausfällen bei hämatologischen Systemerkrankungen (siehe dort) liegen bei MC solider Tumoren am häufigsten Doppelbilder, d. h. eine Läsion der HN III, IV und VI vor [246, 692].

Andere Befunde der Optomotorik, die nicht mit metastatischen Absiedelungen zu erklären sind, waren vertikale Blickparesen, internukleäre Ophthalmoplegien und Sehstörungen durch Aderhautmetastasen [710 a]. Bei 2 Patientinnen mit ophthalmoneurologischen Ausfällen lagen neben einer liquorzytologisch gesicherten MC noch zusätzlich Metastasen in den äußeren Augenmuskeln [697] vor, wobei die Proptose neben der Diplopie das richtungsweisende diagnostische Symptom darstellte.

Symptome

Die *HN III, IV, VI* sind am häufigsten im Rahmen von Meningeosen befallen. Die Patienten beklagen Doppelbilder. Selten ist die HN-Läsion isoliert, sondern geht mit anderen ZNS oder spinalen Symptomen einher. Bei der HN III-Läsion sind vorwiegend die motorischen Fasern betroffen. Isolierte Läsionen der parasympathischen Fasern konnten wir nie beobachten. Eine bevorzugte Beteiligung der Fasern für den Levator palpebrae lag in unserem Patientengut vor. Die Läsion kann ein- oder beidseitig vorkommen.

Kaudale Hirnnerven sind am zweithäufigsten befallen. Symptomatisch liegen Dysarthrie und Schluckbeschwerden vor, wobei die Lähmungen aber fast immer unilateral sind und eine Restinnervation möglich ist. Differentialdiagnostisch

Tabelle 15. Hirnnervenausfälle bei soliden Tumoren

Hirnnerven	Gesamtzahl	Lunge	Mamma	Melanom	Andere
III, IV, VI	24	8	8	3	5
IX, X	13	7	3	1	2
II	12	3	3	2	4
VII einseitig	8	1	4	1	2
V sensibel	7	1	3	–	3
VIII	7	1	–	1	5
V motorisch	4	1	3	–	–
VII beidseitig	3	–	2	–	1
XII	2	1	1	–	–
XI	–	–	–	–	–

ergeben sich Probleme bei lokalen tumorösen Prozessen, schlechtem Allgemeinzustand und Soor-Infektion der Mundhöhle nach Chemotherapie.

An dritter Stelle stehen Läsionen des *N. opticus*. Pathologisch anatomisch wird der Sehnerv entweder im Chiasmabereich, intrazerebral, im Canalis nervi optici oder intraorbital durch die Meningeose [13, 16] geschädigt. Umscheidung des Nerven („Cuffing") kann zu Kompression und Funktionsausfall führen. Auch invasives Tumorwachstum zwischen den Nervenfaszikeln kann auftreten („Tumor strands"). Klinisch sind konzentrische Gesichtsfeldeinengungen bis zur Erblindung möglich. Bei 2 unserer Patienten (Lungenkarzinom, Pankreaskarzinom) war die Erblindung durch die MC das Erstsymptom des Tumorleidens.

Periphere Läsionen des N. facialis kamen 7mal einseitig, 3mal doppelseitig vor und nehmen zusammengenommen die 4. Position ein. Klinisch wird der bei peripheren N. VII-Paresen oft auftretende retroauriculäre Schmerz zu Beginn der Erkrankung vermißt.

Läsionen des N. statoacusticus sind selten, wurden aber als Erstsymptom einer MC beschrieben [11, 284]. In der eigenen Serie lag eine Läsion des Hörnerven in 7 Fällen vor.

N. trigeminus-Läsionen waren überwiegend sensibel. Neben neuralgischen Schmerzen, die jeweils in einem Ast auftreten, sind Gefühlsstörungen im perioralen Gebiet (N. mentalis) typisch bei Tumorpatienten. Diese Störung wird in der Literatur auch als „Mental neuropathy" [428] oder „Numb chin syndrome" [95] bezeichnet und kommt auch ohne Meningeose bei Tumorpatienten vor. Ätiologisch findet sich fast nie eine Erklärung für dieses Phänomen. Motorische Trigeminusläsionen mit M. massetertrophie liegen selten bei Meningeosen vor und wurden in unserer Serie bei 4 Patienten gesehen.

Hypoglossusparesen wurden in unserer Serie nur zweimal und dabei in Kombination mit anderen Hirnnerven beobachtet. Der Befund der isolierten XII-Parese muß zuerst eine Schädelbasisläsion bzw. Läsion des Nerven im extrakraniellen Verlauf denken lassen (siehe HN).

Akzessoriusparesen wurden in unserer Serie im Rahmen einer Meningeose nicht festgestellt.

Differentialdiagnostisch sind bei Störungen der Optomotorik und kaudalen Hirnnervenausfällen neuromuskuläre Übertragungsstörungen zu erwägen. Eine Assoziation von Malignomen mit der Myasthenia gravis ist nicht bekannt, beim LEMS sind Hirnnerven fast nie betroffen (5/2).

Im Unterschied zu soliden Tumoren ist bei akuten Leukämien der HN-Ausfall in der Regel wesentlich höher (ZNS-Befall: ALL 20%, AML 10%). Der Verteilungstyp der Hirnnervenausfälle bei Leukosen ist unterschiedlich [419].

Bei Leukosen ist der N. facialis, gefolgt von den HN III, IV, VI am häufigsten betroffen. Läsionen des N. opticus sind bei Leukosen sehr selten.

2.1.2.3 Spinale und radikuläre Symptome

Spinale Symptome wie Querschnittsläsionen, Kaudasymptome und radikuläre Läsionen traten in unserer Gruppe in 10 Fällen isoliert, in 13 Fällen in Kombination mit ZNS-Symptomen, in 8 Fällen mit HN-Ausfällen und in 13 Fällen in Kombination mit ZNS- und spinalen Symptomen auf.

Entsprechend der Gesamtverteilung der Tumorarten waren in unserer Gruppe Lungen- vor Mammakarzinom und Melanom die häufigsten Primärtumoren.

Autoptisch wurden bei 51 Fällen eine Obduktion des Rückenmarks vorgenommen. Dabei zeigte sich folgende Verteilung:

Tabelle 16. Spinale und radikuläre Symptome bei Meningealkarzinose (N = 102)

Symptom	Gesamtzahl	Lunge	Mamma	Melanom	Andere
Querschnitt	10	3	4	1	2
Meningeale Symptome	8	2	4	1	1
Zervikalsyndrom	6	3	1	1	1
Radikuläre Symptome					
C6/C7	3	–	3	–	–
C8/T1	1	–	1	–	–
L5/S1	5	2	–	1	2
Interkostalschmerz	3	1	1	1	–
Kaudaläsion	2	–	–	–	2
Polyradikuläre Ausfälle	4	–	2	1	1
Polyradikuläre Schmerzen	3	–	2	–	1
Wirbelsäulenschmerzen	3	1	–	1	1
Atemlähmung	1	–	1	–	–

Eine Bevorzugung eines Tumortyps zu spinalen Absiedelungen lag nicht vor. Bei insgesamt 10 Patienten bestanden Querschnittsläsionen, die mit MC kombiniert waren.

Tabelle 17. Spinale Absiedelungen/Autopsiefälle

	N	%
Lungenkarzinom	8/18	44
Mamma	8/15	63
Melanom	4/8	50
Andere	4/10	40

Ein Patient (Lungenkarzinom) wies eine intraspinale Metastase im Lumbalmark auf. Autoptisch konnte bei 11 Patienten eine Kaudakarzinose festgestellt werden.

2.1.2.3.1 Meningeale Reizsyndrome

Klinisch kann ein unteres wie ein oberes Zervikalsyndrom auftreten. Letzteres zeigt die entsprechende helmartige Projektion in die Stirn und Augenhöhlen. Bei unbekanntem Tumorleiden läßt sich aus dem klinischen Verlauf des Zervikalsyndroms kein spezifischer Hinweis für ein bestimmtes Malignom finden. In unserer Serie lagen Zervikalsyndrome bei 14 Patienten vor.

2.1.2.3.2 Meningoradikuläre Symptome

Meningoradikuläre Symptome können auch klar umschriebene Wurzelsyndrome vortäuschen [282, 404] und bei unbekanntem Primärtumor zunächst eine bandscheibenbedingte radikuläre Läsion annehmen lassen.
Drei Symptomformen können abgegrenzt werden:

2.1.2.3.2.1 Radikuläre Symptome im HWS-Bereich.

Radikuläre Schmerzen und Ausfälle entsprechen den Nervenwurzeln und werden für Bandscheibenläsionen gehalten. In unserer Serie lagen 3mal Läsionen von C6/7 und einmal von C7/8 vor. Bei allen Patienten lag ein Mammakarzinom vor. Schwierigkeiten bei der diagnostischen Zuordnung von Beschwerden bei Patientinnen mit Mammakarzinom bestehen auch deshalb, weil durch axilläre Lymphknotenexstirpation und oder als Bestrahlungsfolge bereits bei vielen Patientinnen ein neurologisches Defizit im Schultergürtel besteht. Tumoröse Plexus brachialis-Infiltrationen können zur Propagation von Tumorformationen entlang der Nervenscheiden führen und epidurale Absiedelungen oder meningeale Aussaat bewirken [356].
Wurzelläsionen mit Ausfällen von C4/5-versorgten Muskel- oder Phrenicusparesen traten in unserer Serie nicht auf und sind bei onkologischen Patienten selten. Eine radikuläre Läsion von C4/5 weist fast immer auf eine lokale Osteolyse hin. Die infiltrative Läsion der oberen Anteile des Plexus brachialis ohne gleichzeitigen Befall der kaudalen Plexusregionen ist unwahrscheinlich.

2.1.2.3.2.2 Rumpfnervenläsionen.

Rumpfnervenläsionen zeigen einen streng segmentalen Ausbreitungstyp und werden oft als „Interkostalneuralgie" bezeichnet. Der typischen Beschreibung fehlen die Kennzeichen der Neuralgie, so daß diese Bezeichnung abzulehnen ist. Die Patienten klagen über einseitige oder beidseitige gürtelförmige Schmerzen, die im mittleren BWS-Bereich akzentuiert sind. Der Schmerzcharakter ist unterschiedlich und entspricht manchmal einem diffusen Oberflächenschmerz oder nimmt das Ausmaß von heftigen ausstrahlenden Schmerzen an. Abnormalitäten der paraspinalen Muskulatur im EMG sind beschrieben [693].

Rumpfnervenläsion fanden wir bei je einem Patienten mit Lungen-, Mammakarzinom und Melanom.

2.1.2.3.2.3 Lumbosakrale Wurzelsymptome.

Little et al. [404] sahen Läsionen der lumbosakralen Wurzeln als häufigstes Erstsymptom von MC. Dabei wurden Befunde im Sinne einer Ischialgie erhoben. Selten lagen auch Sphinkterstörungen vor [509]. In unserer Serie trat dieser Befund bei 5 Patienten auf und wurde zuerst mit einer Wirbelsäulenmetastase, dann mit einem Bandscheibenleiden in Zusammenhang gebracht. Erst assoziierte Symptome führten zu einer Lumbalpunktion, die die Diagnose der MC erbrachte.

Bei ausgedehnten Tumoren des Beckens ist die Unterscheidung zwischen Kaudaläsion, intramedullärer Metastase des Lumbalmarks, ausgedehntem Befall der Plexus sakrales und Meningeose nicht immer möglich zu treffen.

2.1.2.3.3 Kaudasymptomatik

Kaudasymptomatik wurde klinisch nur bei 2 von 11 Patienten mit autoptisch nachgewiesener Kaudakarzinose festgestellt. Trotz makroskopisch ausgedehnten Befalls der Kauda haben die Patienten gelegentlich relativ wenige radikuläre Ausfälle und insbesondere keine Beeinträchtigung der Sphinkterfunktion. Myelographische Befunde mit knötchenförmigen Aussparungen des KM über den Kaudawurzeln konnten wir in dieser Serie nicht beobachten. Einzig bei einem Patienten mit einem Medulloblastom mit meningealer Aussaat kamen die knötchenförmigen Absiedelungen der Kauda im Myelogramm und MRI zur Darstellung. Außer uncharakteristischen Schmerzen bestanden auch bei ihm keine segmentalen motorischen Ausfälle oder Sphinkterstörungen.

2.1.2.3.4 Polyradikuläre Symptome

Der polyradikuläre Typ der Meningeose ist klinisch der eindrucksvollste und schwerste. Es gibt im Krankheitsverlauf keine prädisponierenden Faktoren, die eine derartige Komplikation voraussehen lassen. In unserer Serie trat diese Form insgesamt bei 2 Patientinnen in foudroyanter Form auf, wobei beide Patientinnen an einem Mammakarzinom litten. Initial war bei beiden Patientinnen die Liquorzytologie falsch negativ (d. h. nur starke Eiweißerhöhung ohne pathologische Zytologie), so daß differentialdiagnostisch bei beiden eine Polyradikulitis vom Typ Guillain Barree wahrscheinlicher als eine Meningeose schien.

Klinisch zeigten beide Patienten initial ausgedehnte proximal betonte, mit radikulären Schmerzen verbundene, annähernd symmetrische Ausfälle mit nur geringer sensibler Beteiligung. Die Schmerzsymptomatik war mit konventionellen Analgetika kaum zu beeinflussen.

Einer der Patientinnen konnte nach wiederholter Punktion eine intrathekale, wirksame Therapie verabreicht werden und eine Überlebenszeit von 28 Monaten, mit insgesamt zwei ZNS-Rezidiven, erzielt werden. Klinisch kam es infolge der rezidivierenden Meningeosen neben den polyradikulären Ausfällen zu Hirnnervenbeteiligungen (beidseitiger N. VII, einseitige motorische N. trigeminus-Parese) und an den Extremitäten zu asymmetrischen distal betonten Atrophien, die aspektmäßig einer Mononeuritis multiplex [248] ähnelten. Schmerzen teilweise radikulär, teilweise neuralgisch, bestanden fast während des gesamten Krankheitsverlaufs.

Bei der anderen Patientin entwickelten sich die Paresen trotz intrathekaler Therapie innerhalb weniger Tage zu einer Quadruplegie mit Atemlähmung, an der die Patientin verstarb. Autoptisch wurde die Infiltration multipler Spinalnerven und Hirnnerven nachgewiesen.

Differentialdiagnostisch sind neben der Polyradikulitis auch Polyradikulopathien bei opportunistischen Virusinfektionen in Erwägung zu ziehen. In der Literatur wird dieser Typ nur wenig beachtet, möglicherweise entspricht er der „Neuritis carcinomatosa" [613]. In einer Serie von kleinzelligen Bronchuskarzinomen, die von Balducci [27] untersucht wurden, wurde als häufigstes klinisches und richtungsweisendes Symptom die asymmetrische Neuropathie und Sphinkterstörungen angegeben, was möglicherweise der geschilderten polyradikulären Verteilung entspricht. Wir konnten bei kleinzelligen Lungenkarzinomen keine derartige Verteilung finden.

2.1.2.3.5　Polyradikuläre Schmerzsymptome

Polyradikuläre Schmerzsymptome traten im Rahmen einer diffusen Meningeose beziehungsweise auch nach Liquorsanierung auf und konnten mit Analgetika kaum beeinflußt, jedoch mit thymoleptisch-neuroleptischer Therapie gebessert werden. Ein markanter Verteilungstyp bestand nicht.

2.1.2.4　*Meningealkarzinosen/Symptomkombinationen*

Bei 13 Patienten lagen Symptomkombinationen aus *zerebralen, Hirnnerven- und spinalen Symptomen* vor.

Diese Patientengruppe wurde auch zum Teil autoptisch untersucht und wird anhand Tabelle 18 besprochen.

Erwähnenswert ist, daß nur 1 Patient dieser Gruppe an einem Lungenkarzinom litt.

2.1.3　Autopsie

Autoptisch erfolgte die Großhirnsektion in 10 Fällen, wobei 7mal eine reine LC, ohne nachweisbare solitäre oder multiple Hirnmetastasen vorlag. In mehreren Arbeiten wird zwischen einer LC und einer Kombination von LC mit Hirnmetastasen streng unterschieden. Dieser Standpunkt ist kontroversiell, weil trotz

Tabelle 18. MC mit zerebralen, HN- und spinalen Symptomen

A. Tumorarten:	Mamma	4
	Melanom	3
	Lungen	1
	Andere	5

B. Symptome			C. Autopsie	
HN	Spinal	Zerebral	ZNS	Spinal
MUHN	S1	HP	Mult.	Kauda
MUHN	Polyradikulär	Cephalea	LC	*
Bds. N. VII	Cervikalsymptom	OPS	LC	*
Blickparesen	Meningismus	Cephalea	LC	*
N VI	Meningismus	OPS, Cephalea	LC	*
MUHN	Ischialgie	Ataxie	LC	Kauda
N II	Polyradikulär	Aphasie, HP	*	*
N V	C6/7	Vertigo	Mult.	*
MUHN	Polyrad.	OPS	LC	Kauda
MUHN	C7/8	OPS	LC	Kauda
N VIII	L5/S1	Cephalea	LC	*
MUHN	Cervikalsymptom	OPS	Solitär	Kauda
INO	Cervikalsymptom	Cephalea	*	*

* Nicht untersucht. *LC* leptomeningeale Karzinose, d.h. bei der Obduktion keine fokale Hirnmetastase; *MUHN* multiple Hirnnervenausfälle; *Mult.* multiple zerebrale Metastasen; *OPS* organisches Psychosyndrom; *Solitär* solitäre zerebrale Metastase; *INO* intermuskuläre Ophthalmoplegie

einer lokalen Hirnmetastase, die ein lokalisiertes neurologisches Defizit produziert, die Meningeose die typische multifokale Symptomatik machen kann [324, 326]. Auch die Hirnkarzinose [326] ist klinisch nicht von anderen Formen der MC abzugrenzen. CT-Untersuchungen sind bei der Diagnose der Meningeose nicht immer weiterführend, obwohl Kriterien für die Meningeose beschrieben wurden [313].

Viermal konnte autoptisch eine Kaudakarzinose festgestellt werden, wobei aber aufgrund der wenigen spinalen Obduktionen eine Feststellung der tatsächlichen Häufigkeit nicht möglich ist.

2.1.4 Therapie

2.1.4.1 Chemo- und Strahlentherapie

Therapeutisch wird neben Bestrahlung der Neuraxis, intrathekale Chemotherapie mit Methotrexat, Cytosin-Arabinosid, und Thio-Thepa durchgeführt [227, 351, 496, 571, 585, 662, 692, 721]. Hochdosierte systemische zytostatische

Therapien, wie bei akuten Leukosen, ist bei soliden Tumoren bisher nicht erfolgversprechend. Fluouracil oder Goldkolloid wurden erprobt [110, 447], sind aber für die Meningeosetherapie solider Malignome bisher nicht in Verwendung.

Die chemotherapeutische Behandlung erfolgt meist intrathekal, wobei wir bei unseren Patienten immer das Zytostatikum mittels Lumbalpunktion einbrachten. Im angloamerikanischen Sprachraum wird bei chronischer Therapie ein Omaya-Shunt gesetzt [491].

Bei soliden Tumoren scheint übereinstimmend im Schrifttum aber lediglich die Behandlung einer MC im Rahmen eines Mammakarzinoms erfolgversprechend, hängt aber letztlich von der onkologischen Gesamtsituation ab.

Die Bestrahlung des Schädels mit 24–30 Gy [585, 692, 720] wird mit der zytostatischen Therapie gleichzeitig durchgeführt. Prophylaktische intrathekale Chemotherapie ist bei soliden Tumoren derzeit im Unterschied zu manchen Formen von hämatologischen Systemerkrankungen nicht üblich [585].

2.1.4.2 Eigene Erfahrungen

In unserer Untersuchungsserie führten wir eine intrathekale Therapie bei insgesamt 17 Patienten durch und konnten bei 7 Patienten eine Remission (d. h. eine Sanierung des Liquors) erzielen. Die Patientinnen litten durchweg an Mammakarzinomen und waren zwischen 35 und 70 a alt. Die kürzeste Remissionsdauer lag bei 2 Monaten, die längste bei 28 Monaten. Bei Lungenkarzinomen hingegen konnte in keinem Fall eine Remission oder ein kurzfristiges Ansprechen der Therapie verzeichnet werden. *Nebenwirkungen* nach intrathekaler MTX-Gabe bestanden in passagärer Bewußtseinsstörung und heftigen multiradikulären Schmerzen und traten nur bei Lungenkarzinomen auf.

2.1.5 Prognose

Prognostisch ist die Diagnose einer MC mit einer geringen Lebenserwartung verbunden. Der Großteil der Patienten, die zur Beurteilung ihrer Überlebenszeit herangezogen werden konnten, verstarben innerhalb eines Monats. Längere Überlebenszeiten waren nur mit kombinierter systemischer und intrathekaler Therapie zu erzielen. In der Literatur werden Überlebenszeiten zwischen 4 Wochen [404, 650] und mehreren Monaten angegeben [227, 692, 720].

Wiehler [702] kommt bei der statistischen Analyse eines gemischten Krankengutes (30 Fälle Mammakarzinom, 12 ALL, 10 AML, 16 Non-Hodgkin-Lymphome, 10 maligne Melanome), bei der die therapeutischen Ergebnisse in 3 Krankheitsgruppen eingeteilt wurden (komplette Remission, partielle Remission, kein Ansprechen), zu dem interessanten Schluß, daß nicht der Primärtumor, sondern das Ansprechen der Tumorzelle im Liquor auf die intrathekale Therapie der entscheidende prognostische Faktor ist, wobei er sich auch auf eigene Ergebnisse mit H3-Thymidin-Markierungsindex bezieht [701]. Wegen des unterschiedlichen Ansprechens der hämatologischen Systemerkrankungen und verschiedener solider Tumoren ist diese Aussage, besonders auch aus empirischen Untersuchungen, wie der eigenen Serie sehr kritisch zu beurteilen.

Tabelle 19. Überlebenszeit von Patienten mit Meningealkarzinosen. Überlebenszeit (in Monaten), Meningealkarzinosen N = 102

Unbekannt	Tumoren	Monate					
		1	2	3	4	5	6
12	Lungen	23		2			
13	Mamma	8	1	1	1	*	
6	Melanom	6	2				
11	Andere	11					
44		48	3	1	1	2	2	1

* Remissionen (intrathekale MTX-Therapie):
   Überlebenszeit: 2 Patientinnen   8 Monate
                       1 Patientin   11 Monate
                       1 Patientin   28 Monate

Die Meningeose ist selten die Todesursache [336, 678, 702] für den onkologischen Patienten. Wiehler [702] gibt die Meningeose als Todesursache in lediglich 5,6% an. Im Vergleich zu älteren Literaturangaben ist die MC nicht mehr unbedingt eine ausweglose Diagnose und kann in einzelnen Fällen durch zytostatische Sanierung des Liquorraums beherrscht werden. Letztlich und bei Durchsicht des eigenen Krankenguts ist die Diagnose einer MC aber nicht nur von der Situation des Liquorkompartments, sondern vielmehr von der gesamten onkologischen Situation des Patienten abhängig. Aus dieser Sicht können die schlechten Ergebnisse vieler Studien erklärt werden.

2.2 Leukosen und Lymphome

Effektivere Systemtherapie, ZNS-Prophylaxe und längere Überlebenszeit mit daraus resultierenden längeren Beobachtungszeiträumen [187, 221, 285] haben ZNS-Manifestationen in den letzten Jahren zunehmen lassen [221, 267, 285, 619, 723]. Knochenmarkstransplantationen werden vermehrt durchgeführt und erweitern das Spektrum neurologischer Nebenwirkungen. Neben ZNS, HN und spinalen Affektionen im Rahmen der Meningeose sind therapeutische Nebenwirkungen wie Leukenzephalopathie, medikamentös toxische Komponenten und intrazerebrale Blutungen aufgrund der Koagulopathie zu berücksichtigen. Ziel dieser Darstellungen ist es, auf HN-Ausfälle und spinoradikuläre Symptome bei Patienten mit Leukosen und Lymphomen einzugehen. Die Beschreibung dieser klinischen Symptome erfolgt anhand der Literatur und eigener Untersuchungsserien.

Folgende eigene Patientengruppen werden herangezogen:

a) retrospektive Analyse von 33 Patienten mit ALL, 164 Patienten mit AML und 71 mit malignen Lymphomen [419];

b) eine unselektierte Serie von 42 Patienten mit akuten Leukosen, die wegen neurologischer Probleme laufend untersucht wurden;

c) eine Serie von 60 konsekutiv untersuchten Patienten mit M. Hodgkin und malignen Non Hodgkin-Lymphomen;

d) eine retrospektive Untersuchung von 50 Patienten mit myelomonozytären und myelomonoblastischen Leukämien [247];

e) eine über den gesamten Krankheitsverlauf analysierte Serie von 80 Patienten mit ALL [539].

Die Gesamtzahl der untersuchten Patienten mit hämatologischen Systemerkrankungen beträgt 500 und wurde für diese Darstellung nur nach HN- und spinoradikulären Ausfällen ausgewertet. Da diese Untersuchungen zu verschiedenen Zeitpunkten und mit unterschiedlichen Methoden gemacht wurden, ist keine gemeinsame Auswertung möglich.

2.2.1 Hirnnervenausfälle bei akuten Leukosen

Hirnnervenausfälle sind neben Kopfschmerzen die häufigsten Symptome bei Meningeose [145, 214, 285, 619, 647, 672]. In den meisten Beschreibungen dominieren Ausfälle der HN für die äußere Augenmuskulatur und des N. facialis, wobei ein- und beidseitige Läsionen auftreten können [145, 285]. Visusstörungen können entweder durch Stauungspapille oder sehr seltene Infiltration des N. opticus, der Iris, des Zilarkörpers [726] oder des Kammerwassers [270] auftreten. Die Häufigkeit der Hirnnervenausfälle wird aber unterschiedlich beurteilt.

Akute lymphatische Leukosen (ALL) haben eine Meningeoseinzidenz von ca. 20%, akute myeloische Leukosen von 10% [145, 285, 323, 714]. Bei chronischen Leukosen sind Meningeosen eine Seltenheit, sieht man von den Blastenkrisen ab.

Tabelle 20. Patienten mit akuten Leukosen – eigene Untersuchungen

Hirnnerven	Akute Leukosen (1983–1986) Zahl	Zahl	M4/5 [247] Zahl	ALL [539] Zahl
I	1			
II	4	4	1	1
III, IV, VI	5	2	4	4
V	5	3	1	2
VII	7	3	3	4
VIII				1
IX/X	2			
XI				
XII		1–		
N	16/197	12/42	4/50	16/80

Periphere N VII-Paresen, ein- und doppelseitig, führen in der Analyse von Mamoli [419] das Beschwerdebild an. In allen Serien besteht eine Bevorzugung für die HN der äußeren Augenmuskeln, während der N. opticus fast nie betroffen ist.

Bei der ALL (80 Patienten) ist der Befall der HN III, IV, VI gleichhäufig wie der des HN VII. Die Hirnnervenausfälle treten oft kombiniert auf und sind mit ZNS oder spinoradikulären Symptomen gekoppelt. Diese Konstellation ist ein hinweisender Befund für eine Meningeose.

Die Therapie richtet sich nach dem Subtyp der Leukose. Im Unterschied zu den soliden Tumoren sind Remissionen mit völliger Restitution der HN-Funktion oder anderer ZNS-Symptome keine Seltenheit.

2.2.2 Hirnnervenausfälle bei Lymphomen

M. Hodgkin zeigt sehr selten eine HN-Beteiligung im Rahmen meningealer Infiltration [105, 285, 323, 426]. Maligne Non-Hodgkin-Lymphome haben HN-Ausfälle im Rahmen einer meningealen Beteiligung. Die lymphomatöse Meningitis [88a, 241, 285], „Polyneuritis cranialis" [285, 647], scheint auch hier eine besondere Affinität zu den extraokulären Augenmuskelnerven zu haben [285, 672]. Auch Befall des HN V, VII, IX, X und HN XII wurde beschrieben [285]. Die Infiltration des Nervus opticus durch ein malignes Lymphom im orbitalen Abschnitt wurde in unserer Serie einmal gemeinsam mit einer meningealen Aussaat beobachtet.

Im eigenen Krankengut wurde im Rahmen einer Liquorbeteiligung durch verschiedene maligne Lymphome folgendes Läsionsmuster beobachtet:

Diese Daten zeigen auch bei malignen Lymphomen eine besondere Neigung zum Befall der HN II, III, IV und VI. Optikusläsionen werden entweder durch Befall der Orbita oder Sehnerveninfiltration verursacht. Genaue Angaben über die Inzidenz und Ausfallsmuster im HN-Bereich und HN-Befall bei malignen Lymphomen liegen nicht vor.

Tabelle 21. HN-Ausfälle bei Lymphomen (N = 60)

Hirnnerven	Zahl
I	
II	3–––
III, IV, VI	2––
V	
VII	1–
VIII	
IX/X	2––
XI	
XII	1–

2.2.3 Spinoradikuläre Symptome bei Leukosen und Lymphomen

Spinoradikuläre Läsionen können im Rahmen von Meningeosen auftreten. Diese umfassen meningeale Reizzustände, Zervikalsyndrome, lokale Wurzelreizsyndrome und polyradikuläre Läsionen.

Die AML dürfte eine höhere Affinität zu radikulären Läsionen aufweisen [29, 145, 419] als die ALL. Besonders myelomonozytäre [29] Leukosen (FAB 45) M4/M5 zeigen häufiger als die übrigen AML-Untergruppen extramedulläre Infiltrate [247, 413]. Die Inzidenz dieser Gruppe für Meningeosen liegt bei 10%, während bei der ALL eine Häufigkeit von ca. 20% vorliegt [31].

Beim M. Hodgkin und bei malignen Non-Hodgkin-Lymphomen [241, 285, 320, 321] ist die meningeale Beteiligung sehr selten und fast immer eine terminale Komplikation [285].

Bei Non-Hodgkin-Lymphomen kann die meningeale Beteiligung aber auch als Initialsymptomatik des Tumorleidens auftreten [724].

Autoptische Untersuchungen von Poncar [525] zeigten meningeale Infiltrate bei 33% der akuten Leukosen, Sullivan [629] gibt bei Kindern eine spinale Beteiligung von 9,7% an. Pochedly [522] nimmt an, daß die meningeale Infiltration bei Leukosen auch symptomlos sein kann und häufiger als angenommen vorkommt. Bei chronischen Leukosen ist die meningeale Aussaat eine Seltenheit [398].

Über den Meningealbefall bei Non-Hodgkin-Lymphomen gibt es unterschiedliche Angaben (58–93%), wobei niedrige Malignitätsgrade selten einen ZNS-Befall machen. Levitt [396] gab in einer Serie von 52 Non-Hodgkin-Patienten einen leptomeningealen Befall von 46% an, wobei 20% davon Wurzelinfiltrate aufwiesen. Ähnliche Ergebnisse werden von Jellinger [321] und Gerlach [222] berichtet.

Eine Analyse unserer eigenen Patientengruppe ist in Tabelle 22 dargestellt.

Bei Leukosen vom Typ M4/M5 betrug die Inzidenz von neurologischen Ausfällen 4/50 Patienten, ausschließlich Frauen. Auffällig waren bei diesen Patienten eine HN-Beteiligung in Kombination mit asymmetrischen irreversi-

Tabelle 22. Spinoradikuläre Läsionen bei Leukosen, M. Hodgkin und Lymphomen

	Akute Leukosen N = 42		Chronische Leukosen N = 6		M. Hodgkin N = 8		Maligne Lymphome N = 46	
	N	%	N	%	N	%	N	%
Meningismus	2	4	1		–		–	
C5/C6	1	2	–		–		1	3
C6/C7	2	4	–		–		–	
C7/C8	2	4	–		–		–	
Rumpfnerv	1	2	–		–		–	
L5/S1	3	7	–		–		3	10
Kauda	1	2	–		–		–	

blen polyradikulären Ausfällen. Diese ähnelten klinisch einer multifokalen Neuropathie mit starken, radikulären Schmerzen. Die polyradikulären Ausfälle wurden autoptisch nachgewiesen [247].

Spinoradikuläre Ausfälle sind im Gegensatz zu den Hirnnervenausfällen bei Leukosen und Lymphomen zwar beschrieben, aber ihre Häufigkeit nicht genau erfaßt. Eine Analyse unseres eigenen Krankengutes ergab eine deutliche Prävalenz bei akuten Leukosen, wobei bei der myeloischen Variante, am deutlichsten in der M4/M5-Gruppe, eine Tendenz zu isolierten radikulären Ausfällen besteht. Bei chronischen Leukosen und M. Hodgkin spielen spinoradikuläre Symptome keine Rolle, während bei malignen Non-Hodgkin-Lymphomen bei der klinischen Untersuchung eine gehäufte Inzidenz auftritt. Im Verlauf scheinen die neurologischen Ausfälle, außer bei den myelomonozytären Leukosen, eine gute Remissionsfähigkeit zu haben.

Autoptisch wird der Befall von Nervenwurzeln bei malignen Non-Hodgkin-Lymphomen mit ca. 40% angegeben [321]. Klinisch dokumentierte Fälle mit diffuser PNS-Infiltration sind sehr selten und können das Bild einer multifokalen Neuropathie oder Polyradikulitis bieten [260].

Meningoradikuläre Symptome können bei Hämoblastosen aber auch andere Ursachen haben: nekrotische Myelopathien [242]. Infektionen des Liquorraums (bei immunologisch inkompetenter Abwehrlage), Polyneuropathien [243, 244], Vorderhornzelldegenerationen [243, 581]; selten beim M. Hodgkin Polyradikulitiden [530], toxische Nebenwirkungen und in seltenen Fällen Störungen des neuromuskulären Übergangs [712].

2.2.4 Therapie

Die Therapie der Meningeose hängt primär vom Typ der Leukose oder des Lymphoms ab und wird in fast allen gängigen Schemata berücksichtigt. Bei akuten Leukosen, insbesondere bei Kindern, ist die intrathekale ZNS-Prophylaxe in vielen Fällen indiziert. Die intrathekal applizierten Substanzen bestehen vorwiegend aus Methotrexat und Cytosinarabinosid.

2.2.5 Zusammenfassung

Hirnnervenausfälle und spinoradikuläre Symptome sind die neurologischen Manifestationen der meningealen Aussaat von hämatologischen Systemerkrankungen.

Hirnnervenausfälle sind häufiger als spinoradikuläre Symptome und zentrieren sich um die HN III, IV, VI und den N. facialis. Im Unterschied zu soliden Tumoren ist bei Leukosen der N. opticus fast nie betroffen, eine kausale Erklärung ist nicht bekannt.

Die neurologische Symptomatik weist fast immer auf einen ZNS-Befall durch die hämatologische Systemerkrankung hin. Manche Formen der Leukosen erhalten eine ZNS-Prophylaxe. Die intrathekalen Therapien unterscheiden sich nicht wesentlich von den Therapien der soliden Tumoren. Autoptisch liegt entweder Infiltration oder Umscheidung der Hirnnerven oder Spinalwurzeln vor.

3 *Plexus- und Rumpfnervenläsionen*

3.1 Plexus brachialis

Einleitung

Der Plexus brachialis wird bei Patienten mit malignen Tumoren in verschiedener Weise betroffen. Neben postoperativen und postnarkotischen Läsionen handelt es sich bei soliden Tumoren vorwiegend um Kompressionen durch Tumor oder Lymphknoten, tumoröse Infiltration oder narbige Veränderungen nach Bestrahlung. Infiltrative Prozesse des Plexus brachialis treten fast nur bei Lymphomen auf. Auch bei soliden Tumoren ist in seltenen Fällen ein direkter Befall der Nervenscheiden beschrieben [284, 605]. Plexus brachialis-Läsionen treten vorwiegend bei Lungen- und Mammakarzinomen auf, sind aber bei einer Vielzahl anderer Tumoren bekannt [356]. Bei längerem Verlauf des Tumorleidens, wie beim Mammakarzinom, treten die Läsionen erst nach unterschiedlich langer Latenzzeit, bezogen auf den Tumordiagnosezeitpunkt, auf. Differentialdiagnostisch ist die Unterscheidung zwischen Tumorrezidiv oder, bei entsprechender Vorbehandlung, Strahlenspätschäden essentiell [657]. Klinische Kriterien helfen bei dieser Problemstellung. Sie werden aber unterschiedlich beurteilt. Bildgebende Verfahren und Elektroneurodiagnostik bieten keine klaren Unterscheidungsmöglichkeiten.

3.1.1 Anatomie

Die Nervenwurzeln C5–T1 stellen die Fasern für den Plexus brachialis. Gelegentlich erhält der Plexus auch Fasern aus C4 und T2. Die Wurzeln aus C5 und C6 formieren sich zum oberen Primärstrang, C7 bildet isoliert den mittleren Strang und C8 formt mit T1 den unteren Primärstrang. Knapp nach dem Abgang der Wurzeln C5/6 entspringt der N. dorsalis scapulae, während der N. thoracicus longus und N. subscapularis erst vom hinteren Primärstrang abgehen. In Höhe der Klavikel teilen sich die Stränge in anteriore und posteriore Abschnitte, die unterhalb der Klavikel und oberhalb der ersten Rippe austreten. Die vorderen Abschnitte bilden nach Austritt aus der Fossa interclavicularis den lateralen und medialen Faszikel, die dorsale Portion bildet den Fasciculus posterior. Die nunmehr formierten Faszikel liegen in unmittelbarer Nachbarschaft der A. axillaris.

Topographisch liegt der Plexus brachialis in der Fossa supraclavicularis oberflächlich und nur durch Faszie, subkutanes Gewebe und Haut geschützt. Kaudal liegt der Plexus in der Fossa in der Nähe der Lungenspitze. Anatomisch werden die Fasern aus C8 und T1 von der Sibsonschen Faszie, die mit ihrem hinteren Rand an der I. Rippe fixiert ist, nach dorsal gedrückt und steigen erst nach dem Durchtritt durch den M. scalenus ant. nach unten und vorne ab, wobei sie ein Stück auf der Faszie aufliegen [633]. Die Faszie stellt die rostrale Begrenzung der zervikalen Pleura dar. Knöchern ist die Faszie neben der I. Rippe am Prozessus transversus des VII. HWK fixiert.

Neben dem erwähnten Nervengeflecht finden sich im Raum zwischen dem VII. HWK und der Sibsonschen Faszie auch der sympathische Grenzstrang und das Ganglion stellatum.

Im Bereich des unteren Abschnitts des Plexus brachialis finden sich Lymphknoten, die ihr Einzugsgebiet im ventralen Thoraxbereich haben [356], während die rostralen Abschnitte des Plexus fast frei von lymphatischem Gewebe sind.

In der Fossa clavicularis liegt der untere Faszikel in enger Nachbarschaft der A. axillaris. Die Gefäßversorgung der oberen Abschnitte (supraklavikuläre Portion) erfolgt durch kleine Äste von tiefen, aufsteigenden und transversal verlaufenden Zervikalarterien. Die infraklavikulären Abschnitte werden von 3–4 Ästen aus der A. axillaris versorgt.

Sympathische, präganglionäre Fasern aus den Zellen des Nucleus intermediolateralis verlassen das Rückenmark mit den Wurzeln C8–L2 und erreichen den sympathischen Grenzstrang. Außer C8 beinhalten die zervikalen kommunizierenden Rami postganglionäre Fasern vom oberen Zervikalganglion (C1–C4). Das mittlere Zervikalganglion ist inkonstant, während das untere Zervikalganglion (Ganglion stellatum) von den ventralen Ästen C6–T1 erreicht wird (Fasern durchbohren den M. Scalenus).

Nach Sunderland [633] tragen alle Wurzeln postganglionäre sympathische Fasern in die Peripherie. Die kaudalen Wurzeln [714], insbesondere C8, scheinen aber doppelt so viele vegetative Fasern wie alle anderen Wurzeln zu beinhalten; Sunderland [633] schätzt den Anteil für 25–45% für C8- und 15–30% für T1-Fasern. Die Anordnung der Nervenfasern in der Pars supraclavicularis und infraclavicularis ist unterschiedlich; supraklavikuläre Läsionen bewirken dermatomale Ausfälle, während infraklavikuläre Läsionen aufgrund der Verflechtung komplexere Ausfälle bewirken [460].

Generell führen Läsionen des Plexus brachialis je nach Läsionsort zu motorischen, sensiblen oder autonomen Störungen im Schultergürtel, Arm oder der Hand. Die objektivierbaren Ausfälle können mit unterschiedlichen Schmerzsyndromen einhergehen, die bei der differentialdiagnostischen [112] Beurteilung von Bedeutung sind.

Ein gleichzeitiger Befall der Spinalwurzeln ist klinisch bei Plexusläsionen durch Malignome nicht immer auszuschließen:

Für einen gleichzeitigen Befall von Spinalwurzeln sprechen Ausfälle von Muskeln, die von proximal abgehenden Nerven versorgt werden, beispielsweise Mm. rhomboidei, M. levator scapulae, M. serratus anterior und eine Beteiligung des Zwerchfells. Vegetative Störungen sind bei einer gleichzeitigen Beteiligung der Wurzeln C5, 6, 7 nicht zu erwarten, während in jedem Fall bei einer

Tabelle 23. Klinische Differentialdiagnose der Plexus brachialis-Läsion

	Oberer	Unterer
Haltung:	Innenrotation, Überwiegen der Adduktion	„Maine en griffe"
Atrophie:	Alle Muskeln oberhalb des Ellbogens, Abduktoren der Schulter, Außenrotatoren, Extensoren des Schultergelenks	Handmuskel, Flexoren des Unterarms
Parese:	Oberhalb des radioulnaren Gelenks, Schulter, Ellbogen	Kleine Handmuskeln, lange Fingerbeuger, weniger Handgelenksflexoren und Unterarmextensoren
Sensibilität:	Schmerz, feine Berührung; äußerer Oberarm; Unterarm: Radialseite	Medialer Unterarm, Ellbogen, ulnarer Unterarm, Finger V
Trophik:	Nur gering beeinträchtigt	Hand stark beeinträchtigt, Kopf und Hals nicht

radikulären Läsion von C8/T1 postganglionäre autonome Störungen wie Hornersyndrom, vaso- und sudomotorische Störungen und Störungen der Trophik vorhanden sind. Da eine Einbeziehung der Spinalwurzeln bei Plexusläsionen auf ein kontinuierliches Einwachsen des Tumors in den Spinalraum weist, sind in diesen Fällen fast immer spinale Symptome durch epidurale Auflagerungen zu erwarten [356].

3.1.2 Ursache von Armplexusläsionen

Hauptursache der Läsionen des Plexus brachialis bei Tumorpatienten sind Metastasen, infiltrative Prozesse oder Strahlenspätschäden, die klinisch schwer zu differenzieren sind. Andere Ursachen, insbesondere paraneoplastische Prozesse, spielen für den Plexus brachialis keine Rolle. Wesentlich seltener, aber erwähnenswert sind eine Reihe anderer Ursachen, die aufgrund von Operation [493], Lagerung, vaskulärer Komponenten oder unabhängig vom Tumorleiden (z.B. neuralgische Schulteramyotrophie, „Brachial plexus neuritis" [520a]) auftreten können.

Traumatische (iatrogene) Läsionen werden bei Patienten mit Sternotomien beobachtet [44, 348, 622]. Über Läsionen des Plexus im Rahmen von Lymphknotenexstirpation bei Mammakarzinomen liegen keine Angaben vor.

Lagerungsbedingte Plexusläsionen betreffen vorwiegend die oberen Plexusabschnitte, wobei einerseits Hyperabduktion (kritischer Abduktionswinkel = 90°) oder Kompression des Gefäßnervenbündels ursächlich sind [621]. Die Häufigkeit dieser Läsionen wird mit 11/30000 angegeben [158, 634]. Die Restitutionszeit beträgt 2–3 Monate.

Tabelle 24. Ätiologie der Armplexusläsionen

---

1. *Trauma*
   operativ, perinatal, Unfallfolge

2. *Kompression*
   exogen, anatomische Engstellen

3. *Tumoren*
   primäre, sekundäre (Metastasen)

4. *Vaskulär*
   Aneurysmen, Vaskulopathie (Arteriosklerose, Vaskulitis)

5. *Physikalische Faktoren*
   Röntgenbestrahlung, Strom

6. *Infektiöse, entzündliche oder toxische Ursachen*

7. *Kryptogenetische Ursachen* („neuralgische Schulteramyotrophie")

3.1.3 Tumorarten

Läsionen des Plexus brachialis werden vorwiegend bei Mammakarzinomen und
Lungenkarzinomen beobachtet, sind aber auch bei anderen soliden Tumoren
möglich [356, 389]. Bei Leukosen sind sie sehr selten, bei Lymphomen häufiger.
Im eigenen Krankengut beobachteten wir nur eine Läsion des Plexus brachialis
bei einem Lymphompatienten (eigene Serie: 1/42 = 2%). Andere Autoren
beschreiben ähnliche Quoten [284, 285].

Bezogen auf den Zeitpunkt des Auftretens von Plexusläsionen bei Maligno-
men bestehen charakteristische Unterschiede. Als *Initialsymptomatik* und damit
Erstsymptom für ein Tumorleiden sind sie lediglich bei Lungenkarzinomen der
Lungenspitze von Bedeutung (Pancoast-Tumor) und führen hier aufgrund der
Nachbarschaft der Lungenspitze (siehe Anatomie „Sibsonsche Faszie") mit den
unteren Anteilen des Plexus brachialis zu Symptomen und Ausfällen im Segment
C8/T1, verbunden mit Sympathikusläsionen und paravertebralen, skapulären
und thorakalen Schmerzen.

Mammakarzinome weisen allgemein einen wesentlich längeren Krankheits-
verlauf auf, wobei das zeitliche Intervall zwischen Tumordiagnose und dem
Zeitpunkt der Metastasierung in den Plexus zwischen einigen Monaten bis 20
Jahren variiert. Wegen der chirurgischen Versorgung des Tumors, Chemothera-
pie und Bestrahlung, fällt es schwer, aus der Symptomatik und klinischen
Untersuchung zwischen metastatischer Ursache, Narbenbildung, Infiltration,
Strahlenschaden oder einer Kombination zu unterscheiden. Eindeutige klinische
Unterscheidungsmerkmale sind nicht bekannt [284, 356].

Klinik

Die Hauptsymptome sind Schmerz, Muskelatrophie, Schwäche, Sensibilitätsstörungen, Lymphödem und autonome Störungen. Topisch handelt es sich um

Läsionen des oberen, unteren oder des gesamten Plexus brachialis. Neben der Läsion des Nervengeflechtes können aber auch Wirbelkörperläsionen und radikuläre Läsionen bzw. ein Einwachsen des Tumors entlang der Nervenscheide in den Epiduralraum mit entsprechenden spinalen Symptomen auftreten.

Bei Lungenkarzinom und Mammakarzinom bestehen nach Topik und klinischer Symptomatologie unterschiedliche Formen der Plexusläsion.

3.1.3.1 Lungenkarzinom

Lungenkarzinome der Lungenspitze mit pleuranaher Lage und dorsaler Wachstumsrichtung werden als Pancoast-Tumoren bezeichnet [288, 386, 505, 515, 545]. Pancoast-Tumoren sind fast immer das Erstsymptom des Tumorleidens und verdienen besondere Beachtung. Die Häufigkeit dieses Symptomkomplexes ist nicht bekannt. Bei 347 Lungenkarzinompatienten fand Son [605] 15 Fälle, wobei aber nicht hervorgeht, ob bei allen Patienten die Plexus brachialis-Läsion das Initialsymptom des Tumorleidens war. Im eigenen Material lagen bei 200 Patienten mit Lungenkarzinomen 2 Pancoast-Tumoren vor. Bei beiden Patienten trat initial eine neurologische Symptomatik auf.

Anatomisch kommt es neben einer Kompression und Invasion des unteren Plexus brachialis (siehe Anatomie „Sibsonsche Faszie"), des sympathischen Grenzstranges, des Ganglion stellatum und der extraspinalen Nervenwurzeln C8–T3. Layzer [386] stellt im Gegensatz zur sonstigen Auffassung [418] die Läsion des sympathischen Gewebes und der extraspinal gelegenen Nervenwurzeln in den Vordergrund des Syndroms und betrachtet die direkte Läsion des unteren Plexus brachialis nur als sekundär.

Ossär werden die Ansätze der Rippen 1–3 und die Prozessi transversarii der Wirbelkörper C7–T3 arrodiert. Selten kann es auch zu infiltrativem Wachstum mit epiduraler Auflagerung kommen. Histologisch liegen fast immer Plattenepithelkarzinome vor [386].

Datrevelle [141a] gibt je nach Läsionsort drei verschiedene Formen von Pancoastsyndromen an: ein dorsales (entsprechend der klassischen Beschreibung), ein mittleres und ein ventrales, bei dem rostrale Anteile des Plexus brachialis und der N. phrenicus mitbeteiligt sind.

Klinisch liegen starke Schmerzen in der Schulter vor, die fast immer von Thoraxschmerzen im vorderen oberen Anteil begleitet werden. Schmerzprojektion zum medialen Skapularand sind häufig.

Innerhalb von Wochen, gelegentlich auch Monaten, entwickeln sich dann die lokalisierten neurologischen Syndrome:

Schwäche und Muskelatrophie der kleinen Handmuskeln (C8/T1), Schmerz und Gefühllosigkeit („eingeschlafen") an der medialen Seite des Oberarms, des Unterarms und der ulnaren Handkante bis zum 5. Finger (C8/T1), Zeichen der sympathischen Läsion mit sudomotorischen und vasomotorischen Ausfällen [634] und Horner-Syndrom (T1/T2).

Krampfartige Muskelschmerzen treten in den Paravertebralmuskeln der Hals- und oberen Brustwirbelsäule und in den Supraskapularmuskeln auf. Die Abduktion (wie beim Addson-Manöver) der Schulter kann zu einschießendem

Schmerz in die Segmente C8/T1 führen (Strecken und Dehnen des infolge der Atemexkursionen sehr mobil gelagerten unteren Plexus brachialis). Die Palpation der Fossa supraclavicularis ist ein unzuverlässiges diagnostisches Kriterium. Als begleitendes diagnostisches Symptom können Phrenikusparese, Rekurrensparese, venöser Rückstau oder Lymphknoten über den Mm. scaleni auftreten. Die Ausbreitung des Tumors kann bis in den Epiduralraum reichen und zu Querschnittsläsionen führen [477].

Diagnostisch sind in erster Linie röntgenologische Untersuchung der Lungenspitze und des umgebenden Skeletts anzusetzen. Konventionelle Tomographie und CT erbringen bei zweifelhaften Befunden die nötige Transparenz.

Therapeutisch werden neben symptomatischen und gegen die Schmerzen gerichteten Behandlungen auch chirurgische Maßnahmen beschrieben [515], wobei nach präoperativer Bestrahlung mit 30 Gy eine en-block-Resektion des hinteren Brustraums und Lungenoberlappen gemacht wird. Palliative Bestrahlung [24] und neurochirurgische Maßnahmen [40] werden angegeben. Hauptproblem der Patienten ist der therapieresistente, unbeherrschbare Schmerz.

3.1.3.2 Mammakarzinom

Über die Häufigkeit des Plexus brachialis-Befalls liegen nur spärliche Angaben vor; beziehungsweise ist eine absolute Inzidenz aufgrund der Schwierigkeiten bei der Abgrenzung von der strahlenbedingten Plexusläsion nur schwer möglich [284]. Son [605] beobachtete diese Komplikation bei 7 von 258 (3%) Patientinnen mit Mammakarzinom. In einer eigenen Serie von 123 Patientinnen mit Mammakarzinom lag diese Komplikation bei 14 (11%) Patientinnen vor. Fast immer stellt diese neurologische Symptomatik eine Komplikation während des Tumorleidens dar. Sie tritt nie als Initialsymptom auf. Die Latenzzeit zwischen Plexusläsion und Tumordiagnose ist variabel und liegt zwischen 5 Monaten und 20 Jahren [105] bei der strahleninduzierten Plexopathie und 2 Monate bis 16 Jahre bei der metastatisch bedingten Plexopathie. Wie beim Lungenkarzinom kann die Plexusläsion mit gleichzeitigem Befall von Spinalwurzeln, Wirbelkörpern oder epiduralen Auflagerungen einhergehen.

Metastatische Läsion

Die axillären Lymphknoten sind ein häufiger Absiedelungsort für das Mammakarzinom. Sie liegen neben der Vena axillaris entlang des anteromedialen Aspektes des Plexus. Unmittelbar benachbart sind der N. antebrachii und N. brachii cutaneus medialis und der mittlere Plexusabschnitt, der seine Fasern vorwiegend aus C7 erhält.

Gefühlsstörungen im Sinne von Dysästhesien, Taubheitsgefühl und Schmerzen breiten sich an der medialen Seite des Ober- und Unterarms bis zum kleinen Finger aus. Motorische Ausfälle und Atrophie betreffen zuerst die kleinen Handmuskeln. Trophische, autonome Störungen in der Hand und am Arm sind möglich, werden aber durch Lymphstau und Lymphödem in der Beurteilung erschwert. Aufgrund der distalen Läsion des Plexus brachialis ist das Horner-

Syndrom seltener als bei den proximaler beginnenden Pancoast-Tumoren, jedoch können Störungen der sympathischen Versorgung der Hand vorkommen.

Das Lymphödem kann bei beiden Formen der Plexusläsion auftreten. Durch Lymphstau wird gelegentlich ein Karpaltunnelsyndrom bedingt, welches durch die Brachialgia nocturna zu falsch lokalisierenden Symptomen führt [56, 386].

Die Schmerzsymptomatik beim Mammakarzinom breitet sich im Unterschied zum Lungenkarzinom nicht über die Thoraxhälfte, Paravertebralmuskel und subskapulare Regionen aus.

Bei distaler Ausbreitung der Metastasen oder Infiltration kann der N. medianus und N. ulnaris direkt befallen werden. Hingegen sind der N. musculocutaneus und N. radialis immer ausgenommen [386].

Selten werden die Lymphknoten der tiefen zervikalen Regionen halsnahe befallen. Dabei treten autonome Störungen im Gesichtsbereich auf und je nach Lage der Metastasen auch Ausfälle im oberen Anteil des Plexus brachialis.

Die Primärläsion erfolgt durch Kompression der Nervenstränge. Sekundär kann es zur Invasion [613] des Nervengeflechts kommen, wobei sich das Tumorgewebe nach proximal in die Foramina intervertebralia und letztlich zu den Nervenwurzeln und epidural [356] ausbreitet. Bei dieser Entwicklung ist die präzise klinische Lokalisation kaum mehr möglich.

Gelegentlich kommt es auch zu einer kompletten Läsion des Plexus brachialis [284, 655]. Nach Kori [386] tritt sie in 8% auf und geht häufig kombiniert mit epiduralen Auflagerungen einher.

Sowohl bei der metastatischen als auch bei der strahlenbedingten Plexopathie sind Latenzzeiten bis zwanzig Jahren ab dem Tumordiagnosezeitpunkt möglich. Im Zweifelsfall ist die Biopsie und chirurgische Exploration notwendig, obwohl sie in 20% negativ ist [386]. Falls die klinische Diagnose sicher ist, kann palliativ bestrahlt werden. Bei Mammakarzinomen scheint dadurch eine Remission der Schmerzsymptomatik aufzutreten [479].

3.1.4 Strahlenschäden des Plexus brachialis

Der Strahlenschaden des Plexus brachialis ist die häufigste Strahlungsneuropathie bei vielen Patienten mit Mammakarzinomen. Die Strahlenprotokolle sind unterschiedlich, so daß eine genaue Angabe über das Ausmaß und die Inzidenz dieser Schäden nicht vorliegt. Stoll und Andrews [623] gaben 73% bei Strahlendosen von 63 Gy, Basso und Ricci [38] 3% bei 490 Patienten mit Mammakarzinom und 60 Gy-Bestrahlungen an.

Die Toleranzdosis hängt nach Holdorff [292] von a) Dosis-Zeit-Relation, b) Dosisfraktionierung und c) der Feldgröße ab. Dabei dürften wobei hohe Einzeldosen die Toleranz vermindern. Mehrfeldertechnik führt zu lokal unkontrollierbaren Überschreitungen der Toleranzdosis im Überschneidungsbereich.

Die Latenzzeit der radiogenen Armplexusläsionen beträgt nach Notter [488] 20 Monate (zwischen 5 und 46 Monaten), nach Westling [699 a] 12 Monate, wobei die motorischen Ausfälle 6 Monate später auftreten. In den Untersuchungen von Spiess [609] liegt das Maximum des Beginns radiogener Armplexusläsionen im dritten und vierten Jahr nach der Radiatio. Thomas und Colby [654] nennen 5

Monate bis 20 Jahre, Kori [356] 3 Monate bis 26 Jahre bis zum Auftreten der Beschwerden.

Innerhalb von 5–6 Monaten nach Ende der Radiatio ist ein Strahlenschaden unwahrscheinlich [203]. Mit Indurationen des subkutanen Hautgewebes, Hautatrophien, Teleangiektasien und Hautnekrosen ist erst nach 12 Monaten zu rechnen.

Pathophysiologisch [292, 386] wird aufgrund experimenteller Ergebnisse die endoneurale Fibrose der Vasa nervorum als Strahlenfolge angenommen. Dieser Fibrosierungsprozeß führt zur Obliteration der Blutgefäße, Desintegration von Myelin und Axonen, gefolgt von Wallerscher Degeneration der distalen Axone [107, 292, 386, 623]. Die Strahlenneuropathie und Strahlenradikulopathie [120] werden nur im Zusammenhang mit lokalen Bestrahlungen der Hirnnerven, des Plexus brachialis und lumbosacralis beobachtet.

Experimentell sind mit einer Latenz von 2 Monaten Strahlenläsionen peripherer Nerven zu beobachten [292, 317]. Zirkulationsstörungen der Mikrovaskularisation wurden postuliert [70, 399]. Ultrastrukturelle Untersuchungen weisen auf eine direkte Axonschädigung und sekundären Myelinzerfall hin [609].

Ein gleichartiger Prozeß wird auch für den Verschluß von lymphatischen Gefäßen vermutet, was bei diesen Patienten zu Lymphödemen führt. Chronischer Lymphstau und Ödem kann in der betroffenen Extremität zu einer lokalen Nervenkompression im Sinne eines Karpaltunnelsyndroms führen [386].

3.1.4.1 Symptome

Taubheitsgefühl, Parästhesien oder Mißempfindungen sind nach Layzer die typischen Erstsymptome, während Schmerz bei zirka 80% zuerst nicht in Erscheinung tritt.

Nach Holdorff [292] treten neben den sensiblen Störungen heftige Schulter- und Armschmerzen, oft mit ziehendem Charakter, auf. Einigkeit besteht über das späte Auftreten von motorischen Ausfällen. Diese sind von Muskelkrämpfen, Zuckungen oder spontanen Bewegungen begleitet. Im EMG lassen sich bei diesen Patienten häufig Spontanaktivität [8, 389, 620] und Myokymien nachweisen. Lymphödem besteht bei 75% der Patienten mit Strahlenschaden.

Kori [356] postuliert, daß eine Läsion der oberen Plexusanteile (C5/6) für eine Strahlenläsion, während die Läsion der unteren Plexusanteile für eine metastatische Genese spricht. Thomas und Colby [654] hingegen stellten die Involvierung des gesamten Plexus mit distaler Betonung der Symptome als diagnostisches Kriterium für die Strahlenläsion hin.

Klinisch verschlechtert sich die neurologische Symptomatik über Jahre [654], aber es kann auch eine relativ stabile Plateauphase erreicht werden. Außer Maßnahmen zur Bekämpfung des Lymphödems und Dekompression des Karpaltunnels bei nachgewiesenem lokalen Kompressionssyndrom sind keine therapeutischen Maßnahmen bekannt.

Holdorff [292] streicht die Bedeutung von Hautveränderungen und Teleangiektasien als diagnostische Begleitfaktoren heraus. Das Fehlen eines Horner-Syndroms wird betont und läßt eine strahlenbedingte Plexusläsion vermuten.

Allerdings ist auch die Diagnose einer metastatischen Plexopathie keine Ausschlußdiagnose einer Strahlenplexopathie [362] und vice versa.

Die zervikale Strahlenmyelopathie muß in die differentialdiagnostischen Überlegungen einbezogen werden. Sie ist häufiger als die lumbosakrale Strahlenmyelopathie [47]. Klinisch kommt es initial zu brennenden Schmerzen und Mißempfindungen, denen eine typisch radikuläre Verteilung fehlt. Die motorischen Ausfälle umfassen vorwiegend beidseitige, aber asymmetrisch ausgebildete Paresen [387, 682]. Neben *Brown Sequard* sind Querschnittsläsionen bis zum kompletten Querschnitt bekannt.

Eine Reihe von Autoren hat sich bemüht, differentialdiagnostische Hinweise für eine Unterscheidung zwischen metastatischer und strahlenbedingter Plexopathie aufzustellen [25, 292, 356, 389, 479, 654].

3.1.5 Differentialdiagnose zwischen metastatischer und radiogener Läsion des Plexus brachialis

Bei Patienten mit Mammakarzinomen ist eine eindeutige Zuordnung fast nie möglich, weil fast alle Patienten prophylaktisch oder therapeutisch eine Radiatio erhalten haben.

Kori [356] fand bei 29 Patienten spinale Symptome, wobei Wirbelkörpermetastasen, Horner-Syndrome, Pyramidenzeichen, Schmerzen über den Wirbelkörpern und Läsionen des gesamten Plexus im Vordergrund standen, was eher für eine metastatische Läsion spricht.

3.1.6 Elektrophysiologie

Nervenleitgeschwindigkeiten, insbesondere sensible Messungen und F-Wellen-Latenzen, lassen die Läsion des Plexus brachialis in den meisten Fällen erkennen. Im konventionellen EMG läßt sich das Verteilungsmuster der Ausfälle und auch der subklinische Befall einzelner Muskeln feststellen. Aufgrund des Verteilungsmusters lassen sich präzise Angaben über die Läsionshöhe machen. Eine besonders fleckförmige („patchy") Verteilung der Muskelläsionen wird als charakteristisch für die Strahlenplexopathie gehalten [699]. Faszikulationen, kontinuierliche Muskelfaseraktivität, klinisch als Myokymien bei der Hälfte der Patienten in Erscheinung tretend, sind das wichtigste diagnostische Kriterium für eine radiogene Plexus brachialis-Läsion [8, 549, 550, 620]. Diese elektrische Aktivität tritt bei metastatischer Plexusläsion nie auf.

3.1.7 Therapie

Therapeutisch bestehen bei Lungenkarzinomen geringe Möglichkeiten einer Therapie, wobei sicher der kurze Krankheitsverlauf beiträgt.

Beim Mammakarzinom konzentriert sich die Differentialdiagnose auf die Kernfrage infiltrative oder radiogene Plexusläsion. Die bioptische Exploration

Tabelle 25. Klinische Unterscheidungsmerkmale zwischen metastatischer und radiogener Läsion des Plexus brachialis

Symptom		Metastatisch	Radiogen
Intervall kürzer als 6 Monate		+	−
Rasch fortschreitend Intervall > 5 a		+	−
Radiogene Hautschäden (Sarrazin [568])		+/−	+
Plexusherddosis über 4500/rad/4 Wochen		+/−	−
Sympathikusläsion		+	−
Horner-Syndrom		+ +	+/−
Lymphödem		+/−	+ +
Schmerz		+ +	+/−
Dysästhesien		+/−	+
Läsionshöhe	C5/6	−	+
	C8/T1	+	−
	gesamt	+/−	+/−
Tastbefund		+/−	+/−

des Plexus brachialis läßt letztlich nur Klarheit über die Art der Läsion zu, wird aber selten durchgeführt. Therapeutisch können bei infiltrativen Läsionen Strahlen- und Chemotherapie angewandt werden.

3.1.8 Eigene Ergebnisse

Die Läsionen des Plexus brachialis im eigenen Krankengut sind in der Tabelle zusammengestellt und traten vorwiegend bei Mamma- und Lungenkarzinomen auf.

Bei 461 Patienten mit soliden Tumoren liegen 23 Plexus brachialis-Läsionen vor (5%), bei den Patienten mit Non-Hodgkin-Lymphomen bei einem Patienten.

Das Mammakarzinom liegt in der Häufigkeit vor dem Lungenkarzinom, wobei auch in unserer Gruppe die beschriebenen differentialdiagnostischen Schwierigkeiten bei der Abgrenzung von tumorösen und Strahlenschaden vorlagen. In keinem Fall von Mammakarzinom war ein Plexus brachialis-Symptom das initiale Symptom des Tumorleidens.

Eine Patientin, die wegen einer Ablatio vor 14 Jahren mit lokaler und axillärer Nachbestrahlung behandelt worden war, entwickelte ungefähr 10 Jahre nach Bestrahlungsende Krämpfe, zunehmende Bewegungseinschränkung und Myokymien in der betroffenen OE. Über 4 Jahre trat eine Plegie der distalen Abschnitte der OE hinzu und es traten trophische Störungen auf. Bei gezielter Untersuchung war keinerlei Hinweis für ein Tumorrezidiv nachweisbar, so daß

Tabelle 26. Plexus brachialis-Läsionen bei Karzinompatienten

Alter	Mamma	Lunge	Ovar	Lymphom
20–40	3	2		
40–50	6	2		
50–60	3	3	1	
60–70	2	1		1
	14	8	1	1

die Kriterien der Strahlenplexopathie [8, 550, 620] erfüllt sind. Therapeutisch konnte mit verschiedenen Pharmaka (Carbamazepin, Hydantoine) keine Besserung erbracht werden.

Lungenkarzinome zeigten nur gelegentlich Läsionen des Plexus brachialis, wobei die typische Pancoast-Symptomatik als Initialsymptom nur bei 2 Patienten vorlag.

Bei einem Patienten mit Lymphom wurde ursprünglich eine Mononeuritis multiplex angenommen. Erst nach relativ langer Beobachtungszeit wurde das Lymphom diagnostiziert. Autoptisch bestanden zwischen den einzelnen Faszikeln des Plexus brachialis perivaskuläre Infiltrate mit lokaler Demyelinisierung und Axonschädigung. Das Ausmaß der Schädigung der einzelnen Faszikel war unterschiedlich.

3.1.9 Zusammenfassung

Plexus brachialis-Läsionen treten vorwiegend bei Lungen- und Mammakarzinomen auf. Als Initialsymptom sind sie beim Lungenkarzinom von Bedeutung und durch charakteristische Schmerzsyndrome und sympathische Läsion mit Horner-Syndrom gekennzeichnet. Radiologisch bestehen gleichzeitig fast immer ossäre Läsionen der Rippen oder der Processi transversarii.

Bei Mammakarzinomen kann eine metastatische oder radiogene Plexusläsion oder eine Kombination vorliegen. Die Unterscheidung aufgrund klinischer Kriterien ist schwierig und wird unterschiedlich beurteilt. Schmerzen sprechen eher für metastatische Ursache, Lymphödem und sensible Ausfälle für eine radiogene Läsion. Eine untere Plexusparese spricht daher aufgrund der Lymphknotenverteilung eher für metastatische Ursache als für radiogene.

3.2 Rumpfnerven

3.2.1 Anatomie

Die vorderen Äste der Rumpfnerven verlaufen als Nn. intercostales mit Ausnahme des kaudalsten zwischen den Rippen nach ventral. Der erste Interkostalnerv beteiligt sich am Plexus brachialis, der kaudalste (Nr. XII) gleitet der XII. Rippe entlang und heißt N. subcostalis und gehört eigentlich zum Plexus lumbalis. Äste des N. ilioinguinalis und iliohypogastricus tragen zur motorischen Versorgung der lateralen Bauchwand (M. obliqus ext. und int.) [685] bei. Anatomisch wird der Verlauf in den Zwischenwirbelräumen in 4 Abschnitte eingeteilt:

a) In der Höhe der Anguli costarum liegen sie zwischen der Faszia endothoracica und der Pleura costalis und zwischen den Mm. intercostales externi. Hier erfolgt die Abgabe eines dorsalen Astes.
b) Von den Anguli costarum bis zur mittleren Axillarlinie laufen sie zwischen den Mm. intercostales externi und interni.
c) Von der mittleren Axillarlinie an befinden sie sich zwischen den beiden Schichten des M. intercostalis internus.
d) In den Intercostalräumen ziehen sie zwischen dem M. intercostalis internus und der Fascia endothoracica bzw. dem M. triangularis sterni.

Die sechs oberen Interkostalnerven erreichen das Brustbein, die 4 weiteren kreuzen nach innen von den Rippenknorpeln den Arcus costarum und dringen zwischen den Zacken der Zwerchfellursprünge in die Bindegewebsschicht zwischen Mm. tranversus abdominis und Mm. obliqus abdominis internus. Der elfte Nerv kommt aus dem offenen Interkostalraum und der zwölfte Nerv zieht entlang der letzten Rippe, soweit er nicht an der Bildung des Plexus lumbalis teilnimmt. In der Bauchmuskulatur ziehen die Nerven vor- und abwärts und enden in der Rektusscheide. Die Interkostalnerven sind wirbelsäulennah inkonstant miteinander verbunden. Eine eigene Plexusbildung liegt nicht vor [676]. Jeder Interkostalnerv gibt Rami communicantes an den Grenzstrang ab. Beispielsweise führt ein kräftiger Ramus communicans albus autonome Fasern von T1 zum Ganglion stellatum zur Innervation der glatten Muskeln des Auges und der Orbita [461]. Die Äste der Interkostalnerven werden eingeteilt in Rami musculares (Mm. serrati post., Mm. levatores cost., intercostales ext. und int., transversi thorac., tranversus abd., obliquus abdom. ext. et int., M. rectus abdom., M. pyramidalis), Rami cutanei laterales (Ram. ant. und post. zur Versorgung der Haut der Achselhöhle bis an die mediale Fläche des Oberarms bzw. hinter der mittleren Axillarlinie), Rami anteriores (Brustwand beim M. pectoralis, Brustdrüse, lateraler Abschnitt über dem M. rectus abdominis, lateraler Ast des N. intercost. XII reicht bis zur Crista iliaca und gelegentlich bis Trochanter maior), Rami cutanei anteriores (Endäste bis Rektusscheide) und Rami pleurales et peritoneales.

3.2.2 Klinische Befunde

Motorische Ausfälle sind bei Läsionen einzelner Rumpfnerven meist unerheblich und im Thoraxbereich nicht sichtbar. Eine Ausnahme bilden die Muskeln der lateralen Bauchwand (M. obliquus ext. und int.), die teilweise vom oberen Plexus lumbalis (N. ilioinguinalis und N. iliohypogastricus) innerviert sind. Wir sahen bei einer Patientin mit einer segmentalen Läsion bei T12/L1 im Rahmen eines

Herpes Zoster eine Unterinnervation der gesamten lateralen Bauchdecke bis zum Rippenbogen. Im EMG lag Denervation in den Bauchmuskeln vor, in den Paraspinalmuskeln erst ab T12, während die rostralen Paraspinalmuskeln unauffällig waren. Eine ähnliche Symptomatik wurde von Glantz [225] beschrieben.

Sind mehrere Segmentalnerven betroffen, treten motorische Ausfälle im Bauchwandbereich in Erscheinung. Lokal im Bereich des Wirbelkörpers bestehen bei proximalen Läsionen schmerzhafte Paravertebralmuskeln; Schmerzen ausgelöst durch Bewegung der Wirbelsäule. Valsalvamanöver führen zur Schmerzverstärkung im entsprechenden Segment, gelegentlich auch radiierender Schmerz [68].

Die Störungen der Sensibilität sind das Leitsymptom dieser segmentalen Innervation, wobei das Freibleiben des dorsalen Versorgungsgebietes eine Läsion im proximalsten Abschnitt des Nervenverlaufs (siehe Verlauf des Nerven, Anatomie) anzeigt. Sensible Reizerscheinungen, Parästhesien und Schmerzen, entsprechen streng segmental lokalisiert dem betroffenen Dermatom. Bei Wirbelsäulenmetastasen können vor Auftreten der radikulären Rumpfnervensymptome diffuse und weniger streng lokalisierte Wirbelsäulenschmerzen vorliegen [283]. Das Ausbreitungsgebiet der Schmerzen wird gürtelförmig, oft symmetrisch, angegeben. Die Kombination aus Wirbelsäulenschmerzen und nachfolgender radikulärer Symptomatik ist bei Tumorpatienten fast immer ein Hinweis für einen metastatischen Wirbelkörperprozeß.

Die Untersuchung der Bauchhautreflexe können bei exakter Prüfung und guten Bedingungen (elastische Bauchdecke, keine vorangegangenen Operationen) die Läsionshöhe bestätigen, sind aber als sekundär bei der Diagnostik von Rumpfnervenläsionen einzustufen. Die Prüfung der vegetativen Innervation [461] läßt diagnostische Schlüsse in Bezug zur Läsionshöhe des Interkostalnerven zu (proximal oder distal der Einmündung des R. comm. griseus).

Differentialdiagnostisch sind im Thorax und Abdominalbereich Schmerzen der Eingeweide – Lunge, Pleura, Knochen –, des Peritoneums oder der Abdominalorgane („Referred pain") abzugrenzen. Die konstanten Segmentbeziehungen einiger Organe läßt fast immer eine unilaterale Schmerzsymptomatik erkennen [266].

Streng lokalisierte Schmerzen im Rumpfnervenbereich sind oft das Initialsymptom eines Herpes Zoster. Einseitigkeit und dynamische Entwicklung der Symptome bis zur dermatologischen Manifestation erbringen im Krankheitsverlauf Klarheit. Thorakale Bandscheibenvorfälle sind eine Rarität und tragen zur Differentialdiagnose [408] nicht bei. Bei Diabetikern liegen monoradikuläre Schmerzzustände im Rahmen von Mononeuropathien, selten im Rumpfbereich, vor („Diabetic truncal mononeuropathy, thoracoabdominal neuropathy") [196, 656].

Die Bezeichnung „Interkostalneuralgie" ist eine unbefriedigende Bezeichnung für Schmerzzustände im Versorgungsgebiet der Rumpfnerven.

3.2.3 Läsionen der Rumpfnerven bei Tumoren

Die Rumpfnervenläsionen sind im Rahmen maligner Prozesse ein wenig beachtetes Kapitel. Genaue Kenntnis und differentialdiagnostische Abgrenzung zu anderen Ursachen kann aber bei der segmentalen Diagnostik und als Initialsymptom osteolytischer Prozesse im Wirbelsäulenbereich sehr hilfreich sein, wobei folgende Läsionsmöglichkeiten vorliegen:

Druckläsionen,
Infiltration,
Meningeosen,
symmetrische, sensible Ausfälle.

3.2.3.1 Druckläsionen

Druckläsionen der Interkostalnerven treten bei paravertebralen Tumoren, Lymphomen, primär ossären Tumoren der Rippen oder Rippenmetastasen auf. Wirbelkörperaffektion durch Metastasen oder primäre Osteolysen bei Plasmozytomen sind fast immer durch gürtelförmige Schmerzen, Parästhesien oder sensible Reizerscheinungen gekennzeichnet. Das Auftreten solcher Symptome bei Tumorpatienten spricht klinisch für eine Affektion des entsprechenden Wirbelkörpers. Gelegentlich kann die Rumpfnervensymptomatik auch das Erstsymptom einer Querschnittsläsion darstellen. Klinischer Ausschluß von spinalen Symptomen ist anzuraten.

3.2.3.2 Infiltration

Infiltrierend wachsende Tumoren verursachen meist einseitig beginnende Symptomatik. Entweder liegen regionale Prozesse (z. B. Lungenkarzinom, Pleuramesotheliom) oder metastatische Absiedelungen (Mammakarzinom) vor. Osteolytische Prozesse der Wirbelkörper oder der Wirbelbögen führen zu entsprechenden Symptomen (beispielsweise Plasmozytom). Der Pancoast-Tumor stellt die rostrale Variante dieser Rumpfnervenläsion dar, wobei aber zusätzliche Symptome von seiten des Plexus brachialis vorliegen. Retroperitoneale infiltrierende Malignome können die unteren Thorakalnerven erreichen.

3.2.3.3 Meningeosen

Bei Meningealkarzinosen (siehe Kapitel 2) finden sich selten mono- oder oligoradikuläre Schmerzsymptome im Rumpfnervenbereich. Ursächlich ist die Einbeziehung des Spinalnerven in den blastomatösen Prozeß. In unserer Untersuchungsserie (N = 102) lag diese Symptomatik bei 3 Patienten (Lungen-, Mammakarzinom, Melanom) vor und betraf jeweils Rumpfnervensegmente im Thoraxbereich.

3.2.3.4 Symmetrische, sensible Prozesse

Bei sensiblen, distal betonten Polyneuropathien sind bei sorgfältiger Prüfung sensible Ausfälle auch im distalen Abschnitt der Rumpfnerven, in der ventralen

Medianen des Rumpfes nachzuweisen [573]. Praktisch klinisch sind diese Störungen selten von Bedeutung, weil sie für die Patienten keine wesentliche Beeinträchtigung darstellen.

Im Rahmen von sensiblen Neuropathien („Sensory neuronopathy"/, siehe 4.1.3) ist aufgrund des Befalles der Spinalganglien eine sensible Störung in diesem PNS-Abschnitt möglich.

Wir beobachteten eine symmetrische Rumpfneuropathie vom Rippenbogen bis zur Leiste mit medianem Beginn und proximaler Ausdehnung bis zur hinteren Axillarlinie bei einem Patienten, der wegen einer Knochenmarkstransplantation eine Ganzkörperbestrahlung erhalten hatte. Diese Bestrahlung wurde im Rumpfbereich wegen pulmonaler Probleme vom Zervikalbereich bis T8 (oberer Rippenbogen) in der Dosis gegenüber der Restbestrahlung vermindert. Nach Abschluß der Bestrahlung entwickelten sich nach 2 Monaten mediane Gefühlsstörungen, die sich entlang des Rumpfnerven nach dorsal bis zur Wirbelsäule ausbreiteten. Motorisch war kein Ausfall der Bauchmuskeln festzustellen.

Obwohl der Patient auch Chemotherapie erhalten hatte, ist der Zusammenhang mit dem Radiationsfeld offensichtlich, in dem zum Untersuchungszeitpunkt auch Hyperhydrose zu verzeichnen war.

Bei der Diagnose von Rumpfnervenläsionen sind röntgenologische Darstellung der entsprechenden Strukturen, konventionelle Tomographie und CT des Wirbelkörpers und der paravertebralen ventralen Abschnitte zu fordern.

Elektrophysiologisch sind die Hilfsuntersuchungen durch Untersuchung der Paraspinal- und Rumpfmuskeln weiterführend [627]. Bei rein sensiblen Symptomen sind evozierte Potentiale und Evaluation der Muskulatur zur Erfassung des Läsionsortes angezeigt.

In unserem Krankengut waren gürtelförmige, symmetrische Schmerzen oder Dysästhesien fast immer ein Hinweis für lokale Wirbelsäulendestruktion und wurden am häufigsten bei Plasmozytompatienten beobachtet.

3.3 Läsionen des Plexus lumbalis und sacralis

3.3.1 Anatomie

Im Plexus lumbalis und sacralis werden die Spinalnerven der Wurzeln T12, L1–L5 und S1–S3 umgruppiert und es gehen die peripheren Nerven des Beckengürtels, und der unteren Extremitäten hervor. Die langgestreckten Plexus werden durch Schlingen, die die benachbarten Spinalnerven verbinden, charakterisiert, wobei die Bezeichnung der Schlinge jeweils der Benennung des kaudalen Nervenastes entspricht (z. B. Ansa lumbalis I entspricht der Verbindung zwischen T12 und L1). Entsprechend der langen Ausdehnung und der unterschiedlichen topographischen Lage ist es unzweckmäßig, einen Plexus lumbosacralis zu postulieren, sondern in Plexus lumbalis und Plexus sacralis zu unterteilen [461, 617].

Plexus lumbalis

Der Plexus lumbalis wird aus den Spinalwurzeln L1–L4 gebildet. Die ventralen Äste von (T12) L1–L4 liegen nach dem Verlassen der Intervertebralkanäle innerhalb des M. Psoas, der dadurch in eine tiefe Portion und die oberflächliche Hauptmasse unterteilt wird. Die oberflächliche Hauptmasse entspringt mit Sehnenbögen in der Gegend der Zwischenwirbelscheiben. Unter den Sehnenarkaden treten die Rami communicantes aus dem sympathischen Grenzstrang mit dem Plexus in Verbindung. Lediglich in L1 und L2 liegen präganglionäre Fasern. Der Grenzstrang liegt den Wirbelkörpern ventrolateral an. Im lumbalen Anteil liegen 4–5 Ganglien vor. Neben den daraus abgehenden Rami communicantes grisei gehen aus den Ganglien die Nervi splanchnici lumbales für die Versorgung der Eingeweide ab. Variationen in der Spinalnervenversorgung und sympathischen Versorgung des Plexus sind beschrieben [694]. Parallel den Rami communicantes liegen Arteriae und Venae lumbales, die die Körperwand versorgen. Die Blutversorgung erhält der Plexus lumbalis aus der A. lumbalis oder dem R. lumbalis der A. iliolumbalis.

Hauptnerven des Plexus lumbalis sind der N. femoralis und obturatorius. Kurze Rami musculares versorgen die Mm. intertransversarii, den M. quadratus lumborum, den M. Psoas major und minor. Lateral des M. psoas treten der N. iliohypogastricus, ilioinguinalis, N. cutaneus femoralis lateralis und der N. femoralis aus. Der N. obturatorius kommt am medialen Psoasrand zum Vorschein. Läsionen der kleinen Hautäste des Plexus sind aufgrund der gut geschützten Lage der Nerven deutlich seltener als beim Plexus brachialis. Aufgrund der anatomischen Lage des N. femoralis zwischen M. psoas und fascia iliaca kann es durch Blutungshämatome oder Infektionen zu Kompressionssyndromen („Entrapment") des N. femoralis [116, 360] kommen.

Plexus sacralis

Durch die Ansa lumbalis 5 erfolgt die Verbindung mit dem Truncus lumbosacralis. Dieser verläuft auf der Pars lateralis des Kreuzbeins und verbindet den aus den Ästen des 5. lumbalen Spinalnerven und den aus den 1. bis 3. Sakralnerven Plexus sacralis mit dem Plexus lumbalis. Postganglionäre sympathische Fasern schließen sich den Sakralnerven vor der Plexusformation an. Der sakrale Anteil des Truncus sympathicus liegt medial der Austrittsstellen der Sakralnerven aus den Foramina sacralia. Er enthält beidseits 3–4 Ganglien und endet am Ganglion impar. Der Großteil der Plexus sacralis-Fasern liegt auf der hinteren Beckenwand, vor dem Musculus piriformis. Auf der Vorderfläche des Muskels vereinigen sich die Nervenstämme des Plexus zu einer dreieckigen Platte, deren Spitze im Foramen infrapiriforme liegt. Bedeckt wird der Plexus sacralis von der Fascia pelvis parietalis. Diese stellt eine Grenzschicht gegenüber dem die Beckeneingeweide umgebenden Bindegewebe dar. Diese liegt in der Tela subserosa und wird durch die Fascia pelvis visceralis und das Peritoneum von den Eingeweiden abgegrenzt [587]. Mumenthaler [461] empfiehlt, beim Plexus sacralis in Plexus ischiadicus (L4–S3) und in Plexus pudendus (S2–S4) zu unterteilen. Ersterer versorgt den Beckengürtel mit Ausnahme der Hüftbeuger, zweiterer innerviert Haut und Muskel im Bereich des Beckenbodens und des Dammes, der äußeren

Genitalorgane und führt parasympathische Fasern zu den Eingeweiden. Topisch liegt der Plexus hinter der Arteria und Vena iliaca interna, den Ureteren, und linksseitig hinter dem Colon sigmoideum und rechtsseitig hinter dem terminalen Ileum. Die A. glutea superior tritt in Kontakt zu dem Plexus sacralis. Zwischen S1 und S3 verläuft die A. glutea inferior und ventral den Plexus überkreuzend die A. pudenda interna, die zum Foramen infrapiriforme zieht.

Zwei Nervenäste, die aus dem Plexus hervorgehen und für die klinische Lokalisation wichtig sind, sind der N. gluteus superior und inferior.

Der Plexus ischiadicus kann in eine ventrale und dorsale Schicht unterteilt werden, die jeweils aus Fasern von L4–S3 versorgt wird. Aus der ventralen Schicht geht der N. tibialis, aus der dorsalen der N. peroneus communis hervor. Die Teilungsstelle ist nicht konstant und kann auch schon im Becken liegen. Die Mm. piriformes, Mm. gemelli, der M. quadratus femoris und partiell auch der bereits vom Plexus lumbalis versorgte M. obturatorius erhalten Äste aus dem Plexus ischiadicus.

Der Plexus pudendus erhält Fasern aus S2, 3, 4. Daneben erhält er sympathische Fasern über die Rr. communicantes und parasympathische Fasern über die ventralen Wurzeln S2–S4, die für Beckenorgane bestimmt sind. Motorisch versorgt er den M. levator ani und M. coccygeus. Der N. pudendus als größter Ast tritt aus dem Foramen infrapiriforme aus, schlingt sich um die Spina ischiadica herum, biegt ins Foramen ischiadicum minus ein und zieht in der seitlichen Wand der Fossa ischiorectalis nach ventral. Dabei liegen Nerv und Gefäß in einer Duplikatur der Fascia obturatoria (Alcock-Kanal), den sie mit Einzelästen verlassen (Nn. rectales inferiores, Nn. perineales, Nn. scrotales oder labiales, N. dorsalis penis oder clitoridis). Sensibel wird die Haut der Anal-, Genital- und Gesäßregion innerviert. Dorsal über dem Kreuzbein kommt es zu direkter Berührung zwischen dem Dermatom S3 mit L2 aus dem Plexus lumbalis. Die Haut über dem Steißbein wird vom schmächtigen Plexus coccygeus (S3, 4, 5) innerviert.

3.3.2 Plexusläsionen

Klinisch wird oft von Läsionen des Plexus „lumbosacralis“ gesprochen. Aufgrund der langen Ausdehnung der nervösen Struktur läßt sich diese Einteilung für neurologische Zwecke nicht heranziehen. Es empfiehlt sich die Läsion des Plexus lumbalis, die des Plexus sacralis bzw. seiner beiden genannten Subtypen abzugrenzen.

Als Hauptsymptome der Plexus lumbalis-Läsion werden motorische Ausfälle der Hüftbeuger, Kniestrecker und der Außenrotatoren und Adduktoren des Oberschenkels auftreten. Bei der Plexus sacralis-Läsion werden Strecker im Hüftgelenk, Kniebeuger und der gesamte Unterschenkel und Fuß motorisch einbezogen.

Klinisch wichtig ist die Unterscheidung zwischen Läsion des Plexus lumbalis oder sacralis, Wurzelläsionen, Kaudalläsionen oder spinalen Läsionen. Die Häufigkeit des Vorkommens dieser Läsionen wird von Jaeckle [314] mit 15% von neurologisch untersuchten Patienten mit Wirbelsäulen- und Beinschmerzen angegeben. Diese Zahl ist, verglichen mit eigenem Material, sehr hoch.

Im Gegensatz zu Wurzelläsionen ist Schmerzverstärkung durch Anheben der unteren Extremitäten und Valsalvamanöver nicht zu erreichen. Die motorischen und sensiblen Nerven umfassen mehr als einen peripheren Nerven oder das Versorgungsgebiet eines Dermatoms. Die motorischen Ausfälle betreffen fast immer proximale Muskeln, d. h. bei Läsion des Plexus lumbalis den M. iliopsoas, Hüftadduktoren, bei Läsion des Plexus sacralis die Mm. glutei. Damit unterscheiden sie sich von N. femoralis-Läsionen, die fast immer erst nach Abgang des Astes zum Iliopsoas auftreten. Schwierigkeiten können bei der klinischen Unterscheidung zwischen radikulären Läsionen L3/4 und N. femoralis-Läsionen auftreten.

Bei Läsionen des N. ischiadicus sind aufgrund größerer Empfindlichkeit fast immer die peronealen Anteile zuerst und schwerer betroffen [632, 635].

Autonome Störungen der peripheren Nerven, insbesondere der Schweißsekretion, liegen bei Plexusläsionen vor und werden als besonderes Charakteristikum angesehen [577, 578].

Läsionen der autonomen Nerven zur Versorgung der Eingeweide, Sexualorgane und Sphinkteren verdienen meist wenig Beachtung [732]. Die vegetativen Nerven und autonomen Geflechte liegen im Becken zwischen dem Peritoneum und der Fascia pelvis visceralis [622, 676]. Sympathische Fasern verlaufen über den Plexus hypogastricus superior (distal der Aortengabel), den N. hypogastricus (medial des Uterus) und den Plexus hypogastricus inferior zu den Beckenorganen. Parasympathische Fasern stammen aus den Wurzeln S2–S4 und verlaufen über den N. pelvicus und Plexus hypogastricus inferior (Plexus pelvinus), der bei der Frau seitlich des Rektums und der Cervix uteri absteigt. Beim Mann zieht er seitlich der Harnblase ins kleine Becken und teilt sich in seinem kaudalen Abschnitt in 2 Teile: einen ventralen (Plexus vesicalis) und einen dorsalen Abschnitt (Plexus prostaticus).

Abdominoperineale Resektion des Rektums führt in bis zu 50% der Fälle zu Blasenfunktionsstörung [52, 193], bei Männern kommt es häufig zu einer Beeinträchtigung der sexuellen Funktionen [346]. Bei Frauen führen Hysterektomien zu Blasenstörungen [390, 391].

3.3.3 Ursachen von Plexus lumbalis- und sacralis-Läsionen

Beinplexusparesen kommen weniger häufig vor als Armplexusparesen. Vom klinischen Bild ist die Unterscheidung und Differenzierung schwieriger. Traumatische Läsionen sind aufgrund der gut geschützten Lage selten.

a) Traumatische Plexusläsionen

Beckenfrakturen (Ring), retroperitoneales Hämatom bei Sakrumfraktur, intrapelvine Verletzungen, stumpfe Bauchtraumen, Psoashämatome.

b) Plexusläsion durch Druck

Tumoren des Uterus, der Adnexe, Aortenaneurysma, Schwangerschaft, Blutgerinnungsstörungen – z. B. Hämophilie, Antikoagulantien.

c) Tumorinvasion (modifiziert nach Jaeckle [314])

Hodentumoren
Hypernephrom
Lungenkarzinom
Lymphome
Magenkarzinom
Melanom
Neurofibrosarkom
osteogene Tumoren des Beckens
Ovarialkarzinome
Prostatakarzinom
Rektumkarzinom
retroperitoneale Tumoren (beispielsweise Lymphome)
Samenblasenkarzinom
Schilddrüsenkarzinom
Schwannome
unbekannte Primärtumoren
Ureterenkarzinom
Zervixkarzinom und Kollumkarzinom mit Neuritis carcinomatosa

d) Entzündungen

Infektion nach lumbaler Sympathektomie
Psoasabszeß
retropeeritoneale Fibrose [501]
tuberkulöser Senkungsabszeß

e) Bei Stoffwechselerkrankungen

Diabetes mellitus-Femoralisneuropathie

f) Idiopathische lumbosakrale Plexusneuropathie

g) Nach chirurgischen Interventionen

Beispielsweise Radikaloperationen im kleinen Becken (Kolonkarzinome, Genitalkarzinome).
Femoralisläsionen nach abdominellen Eingriffen, besonders Hysterektomie, Nierentransplantation [526], Neuropathie nach vaginaler Hysterektomie, N. ischiadicus-, femoralis- und obturatorius-Neuropathien können auch bei Hüftoperationen auftreten oder bei intrapelvinen Operationen vorkommen.

h) Aneurysma der Aorta abdominalis und der Beckenarterien

i) Vaskulitis

Panarteriitis nodosa, Churg-Strauss-Syndrom, Mononeuritis multiplex.

j) Strahlenplexopathie

Beim Tumorpatienten sind Plexusläsionen im Rahmen operativer Eingriffe durch lokalen Druck im Rahmen des Tumorwachstums, Tumorinfiltration und, wie beim Plexus brachialis, Strahlenspätschäden, voneinander abzugrenzen. Kolorektale Tumoren, retroperitoneale und Beckensarkome, Tumoren des Urogenitalsystems, Mammakarzinome und Lymphome sind die häufigsten Primärtumoren, die zur Läsion des Nervengeflechtes führen.

Nach Jaeckle [314] liegt in 73% eine direkte Tumorausbreitung eines Primärtumors und in 27% eine metastatische Absiedelung eines anderswo gelegenen Primärtumors vor. Die Symptome der Plexopathie entwickelten sich in einem Drittel innerhalb eines Jahres nach der Tumordiagnose, bei zwei Dritteln innerhalb von 3 Jahren. Lediglich bei 15% der Patienten führten Symptome des Plexus lumbalis oder sacralis zur Aufdeckung des Tumorleidens [314].

Paraneoplastische Läsionen des Plexus lumbalis sind nicht bekannt. Differentialdiagnostische Probleme bieten sich beim Plexus lumbalis und sacralis aber bei der Abgrenzung von radikulären Läsionen, Kaudaläsionen und nach Bestrahlungen von Myelopathien beziehungsweise von Motoneuronopathien.

3.3.4   Klinik der Plexus lumbalis- und sacralis-Läsionen

Diffuse dumpfe abdominelle Schmerzen mit umschriebener Ausstrahlung in die Beine und Gefühlsstörungen in Form von Gefühllosigkeit oder Parästhesien sind bei zwei Dritteln das Erstsymptom. Die Schmerzqualität ist stechend oder dumpf und nur selten mit neuralgischem Charakter [314], nach der Ausstrahlung lokal in 85%, radikulär in 85% und „referred" in 44%. Einige Patienten verspürten Schmerzen mit verschiedenem Charakter. Eine Übersicht über die Differentialdiagnose von Rücken- und Beckenschmerzen bei Karzinompatienten weist auf die Schwierigkeiten bei der Zuordnung von Schmerzsymptomen hin [528]. Nach unterschiedlichem Zeitintervall (bis 3 Monate [314]) folgen motorische Ausfälle. Inkontinenz ist selten und tritt nur bei massiven intrapelvinen Tumoren auf. Bei Ausdehnung des Tumors über den Beckenkamm verspüren die Patienten zusätzlich Flankenschmerz [314]. Die Beschwerden und Ausfälle sind meist uni-, seltener bilateral. In der Serie von Jaeckle [314] litt lediglich ein Drittel der Patienten mit beidseitiger Tumorausbreitung auch an beidseitigen Schmerzsyndromen. Diese Symptomkombination läßt an eine Plexus lumbalis- oder sacralis-Läsion denken [520]. Primär liegen meist intestinale Tumoren vor. Der Plexus sacralis ist häufiger als der Plexus lumbalis betroffen. Jaeckle [314] nennt 31% für den Plexus lumbalis, 51% für den Plexus sacralis und 18% für die Panplexopathie [587].

Tumoren der Beckeneingeweide metastasieren über die Lymphwege und lädieren Beckennerven. Dabei kann es zu lokaler Invasion des Plexus sacralis und der proximal abgehenden Glutealnerven mit Schwäche der Glutealmuskulatur kommen. Betroffen sind weiter der Nervus ischiadicus und der N. cutaneus posterior des Oberschenkels. Zervixkarzinome, Harnblasenkarzinome und Kolonkarzinome metastasieren in die Lymphknoten der A. iliaca externa und interna. Dabei sind die Tumormetastasen und lokalen Kompressionssyndrome kranial und auf der lateralen Wand des Beckens zu erwarten. Daraus resultieren

Tabelle 27. Differentialdiagnose der metastatischen Plexusläsionen (modifiziert nach Jaeckle [314])

Symptome	Plexus lumbalis	Plexus sacralis	Gesamter Plexus l/s
Schmerzverteilung lokal	Unteres Abdomen	Backe, Perineum	Lumbosakral
Radikulär	Anterolateraler Oberschenkel	Posterolateraler Oberschenkel, Hüfte	Variabel
„Referred pain"	Flanke, Beckenkamm	Hüfte, Knöchel	Variabel
Sensibilitätsstörungen	Vorderseite des Oberschenkels	Perineum, Oberschenkel, Sohle	Vorderer Oberschenkel, Fuß
Motorische Ausfälle, Reflexverlust	L2–L4	L5/S1	L2–S2
Schmerzpunkt	Lumbal	Sakrum	Lumbosakral
Lasegue	+/−	+/−	+/−
Ödem	50%	50%	50%
Rektal palpable Masse	70%	50%	+/−
Sphinkterstörung	0	50%	0

neurologische Ausfälle des Plexus lumbalis mit Ausfällen im Versorgungsgebiet des N. obturatorius, N. femoralis und N. genitofemoralis mit motorischen Ausfällen bei der Hüftbeugung und Kniestreckung. Henson und Urich [284] weisen im Zusammenhang mit dem Zervixkarzinom darauf hin, daß die Ausfälle eher später auftreten und vorwiegend während eines ausgedehnten Krankheitsverlaufes gesehen werden.

Hodentumoren und Ovarialtumoren metastasieren über die Lymphwege zu den unteren aortalen Lymphknoten, wo sie die unteren lumbalen Wurzeln befallen können. Beim Ovarialkarzinom ist aber auch eine direkte Tumorausbreitung in den darunterliegenden Nervus obturatorius möglich oder im Rahmen einer Peritonealkarzinose eine Ausbreitung in der Fossa iliaca mit entsprechendem Nervenbefall [386].

Spätrezidive von Rektumkarzinomen können einseitige Plexus sacralis-Läsionen bewirken. Wie beim Mammakarzinom im Plexus brachialis ist ein jahrelanges Latenzintervall möglich. Klinisch bestehen tiefliegende konstante Schmerzen im Hüftbereich und am posterolateralen Abschnitt des Oberschenkels. Motorisch finden sich Paresen und Atrophien der Mm. glutei mit einer merklichen Instabilität der Hüfte. Der Nachweis ist schwierig. Bildgebende Verfahren zeigen oft falsch negative Befunde. Die Abgrenzung bei bekannter Radiatio von Strahlenschäden des Plexus ist oft unmöglich.

Selten können auch nach kaudal wachsende Nierentumoren den Plexus lumbalis erreichen [430]. Retroperitoneale Sarkome können sowohl Plexus lumbalis als auch Plexus sacralis befallen. Wir beobachteten zum Beispiel eine retrovesikale Metastase eines Bronchuskarzinoms mit einer oberen Plexus lumbalis-Läsion als Erstsymptom des Tumorleidens.

Beim Prostatakarzinom werden Lymphknotenmetastasen in die paraaortalen Lymphknoten beschrieben [386]; von Henson und Urich [284] wird auf die spinale Knochenmetastasierung als häufigste Ursache der Schmerzen und Ausfälle im Lumbosakralbereich hingewiesen. Lymphödeme an einer unteren Extremität weisen auf einen großen unilateralen Tumor, der bereits die Beckenwand erreicht hat [314], hin. Bei malignen Hodentumoren und Rektumkarzinomen werden im Rahmen radikaler operativer Ausräumung der retroperitonealen Lymphknoten die sympathischen Ganglien L1–L4 sowie der Plexus hypogastricus mitentfernt [37]. Weiter können der N. hypogastricus und Plexus hypogastricus inferior bei Proktektomie, Hysterektomie oder Zystektomie in Mitleidenschaft gezogen werden [390]. Beidseitige Läsionen des sympathischen Grenzstrangs führen zu Samenemissionsstörungen und Blasenentleerungsstörungen (Zunahme der Miktionsfrequenz bis zur Harninkontinenz [37]). Die Läsion der parasympathischen Fasern (N. pelvicus oder Plexus hypogastricus) führt zur Blasenatonie oder Mastdarmatonie mit Entleerungsstörungen. Potenzstörungen äußern sich als Erektionsschwäche. Läsion des N. pudendus führt zu Denervation des äußeren Blasen- und Analsphinkters und somit zu Harn- und Stuhlinkontinenz [622].

Infiltrierende Prozesse, vorwiegend Lymphome [709], können zum schweren und diffus abgrenzbaren Bild einer retroperitonealen Fibrose führen, die diagnostisch auch mit bildgebenden Verfahren nicht als tumorbedingt nachweisbar ist [436].

Diagnostische Möglichkeiten umfassen Röntgen des Beckens, Sakrums und der LWS, wobei Osteolysen und Arrosionen auf eine lokale Tumorausbreitung hinweisen. CT des großen und kleinen Beckens und Knochenscan ergänzen die Untersuchungsmöglichkeiten. IVP zum Nachweis einer Ureterläsion hilft bei Eingrenzung der Ausdehnung des Tumors im Becken. Sollte aufgrund der klinischen Ausfallmuster eine radikuläre Läsion oder epidurale Auflagerungen (nach Jaeckle [314] 70% bei positiver Sakrumszintigraphie) zu erwarten sein, wird ein Myelogramm unumgänglich sein. Schwierigkeiten bei der Abgrenzung können bei ausgedehnten Ausfallsmustern [692] vorkommen, weswegen eine Liquor-Untersuchung bei meningoradikulären Symptomen erfolgen sollte.

Neben der klinischen und neuroradiologischen Untersuchung kommt dem EMG eine wichtige Rolle zu. Dabei lassen sich aus dem Verteilungsmuster Hinweise über Läsionsart und Art einholen. Im Unterschied zur Strahlenplexopathie liegt bei neoplastischen Infiltrationen keine pathologische Spontanaktivität wie kontinuierliche Muskelfaseraktivität oder Myokymien [8] vor.

3.3.5 Strahlenplexopathie

Im Gegensatz zu den Strahlenläsionen beim Plexus brachialis sind Strahlenspätschäden des Plexus lumbalis und sacralis seltener, schlechter dokumentiert und schwer gegen Wurzel- oder Kaudaläsionen abzugrenzen.

Anatomisch liegen Plexus lumbalis und sacralis wesentlich geschützter als der Plexus brachialis. Aufgrund der Verwendung hochenergetischer Bestrahlungen, die eine gute Tiefenwirkung erreichen, ist aber mit einem Zunehmen dieser Läsionen zu rechnen. Beobachtet werden diese Läsionen nach Radiotherapie von Blasen-, Rektum-, Ovarialkarzinomen, M. Hodgkin und anderen infiltrierend im Becken wachsenden Tumoren [291]. Bei Bestrahlung der paraaortalen Lymphknoten im Bifurkationsbereich kommt es zu starker Belastung des bei L1 und L2 endenden Rückenmarks und der Sakralwurzeln [178].

Als Toleranzgrenze werden 40–67 Gy genannt [622]. Eine Gesamtdosis über 60 Gy hat einen Anstieg der Komplikationsrate zur Folge [349]. Ursächlich dürfte es, wie beim Plexus brachialis, zu einer Fibrosierung kommen. Aufgrund experimenteller Ergebnisse scheint es unwahrscheinlich, daß die lumbosakralen Nervenwurzeln strahlensensibler als das lumbosakrale Rückenmark oder thorakale Spinalnerven sind [671]. Besonders die Vorderwurzeln waren stark in den experimentellen Untersuchungen betroffen [671]. Beim Menschen ist es nicht bekannt, inwieweit die Kauda equina strahlensensibel ist. Der Verlust von Vorderhornzellen („Lower motor neuron disease") stellt eine mögliche Strahlenfolge dar [386]. Die Latenzzeit zwischen Abschluß der Bestrahlung und dem Auftreten von neurologischen Symptomen variiert zwischen einem Monat und 17 Jahren [622] bzw. zwischen 1 und 31 Jahren [655] und liegt im Median bei 5 Jahren.

Symptome

Klinisch ist vorwiegend der Plexus sacralis oder der N. femoralis betroffen [291]. Bei der „Multiple field"-Therapie können auch beide Läsionsorte gleichzeitig vorkommen. Neben sensomotorischen entstehen rein motorische Ausfälle. Klinisch finden sich in den betroffenen Muskeln Faszikulationen [23] oder Myokymien [8]. Thomas [655] stellt die motorischen Ausfälle, die oft bilateral und distal betont sind, als Initialsymptom in den Vordergrund. Charakteristischerweise fehlt initial oft die Schmerzsymptomatik. Falls Schmerzen auftreten, zeigen sie im Unterschied zur metastatischen Plexusläsion eine distale Betonung und weisen brennende und sogar lanzinierende Komponenten auf. Kontinenzstörungen sind selten [655].

Nach Bestrahlung der paraaortalen Lymphknoten kommt es bevorzugt zu einer Parese der peronealen und glutaealen Muskeln. Hingegen fehlen Blasen- und Mastdarmstörungen sowie sensible Störungen; trotz oft beträchtlicher motorischer Störungen [291].

Differentialdiagnostisch lassen sich je nach Bestrahlungslokalisation charakteristische Verteilungen der Paresen feststellen (Tabelle 28).

Aus der klinischen Symptomatik ist keine sichere Unterscheidung zwischen tumoröser oder strahlenbedingter Plexusläsion möglich, wobei aber aus der Verteilung wichtige Hinweise entnommen werden können. Ein- oder beidseitige Läsionen sind bei beiden Typen möglich. Nach Stöhr [622] sprechen rasche Progredienz, schlechter Allgemeinzustand, regionaler Tumorwachstumsnachweis und zunehmende Fernmetastasen für eine tumorbedingte Plexusläsion.

Tabelle 28. Typen der strahleninduzierten Neuropathie des Plexus lumbalis und sacralis (modifiziert nach Holdorff [291])

Strahlenlokalisation	Typen der Parese	Latenzzeit
Paraaortal (+ inguinale Lymphknoten)	Rein motorisch schlaffe Paraparese	Monate bis Jahre Durchschnitt: 12–14 Monate
	Bis Paraplegie vorwiegend gluteale und peroneale Muskeln	[Lit.: 237, 417]
	Sensomotorisch reversibel	4 Monate
Inguinal (und paraaortal)	Rein motorisch N. femoralis, seltener senso-motorisch	Monate bis Jahre
Becken und dorsale Beckenwand	Rein motorisch: Gluteale und gastrognemius Muskulatur. Senso-motorisch: N. femoralis, N. ischiadicus	2–10a [23]
LWS und Sakrum	Sensomotorisch: Kauda equina-Syndrom	

Anhydrose der Fußsohle [577] und Überwärmung des betroffenen Fußes aufgrund der Sympathikusläsion [587] sind kein sicheres Unterscheidungsmerkmal.

Langsame Entwicklung, fehlende Schmerzen und relativ guter Allgemeinzustand lassen eine radiogene Läsion vermuten, bei der auch Remissionen auftreten können [291], so das Strahlenfeld mit der Klinik übereinstimmt. Eine Überschreitung der Toleranzdosis bestärkt diesen Verdacht. Bilaterale, asymmetrische Ausfälle mit distaler Betonung lassen an strahlenbedingte Läsionen denken [655]. Die Überlebenszeit ist bei der metastatischen gegenüber der radiationsbedingten Plexopathie wesentlich kürzer [655, 657].

3.3.6 Untersuchungen

Röntgenaufnahmen des Beckens und der Wirbelkörper zeigen keine knöcherne Läsion. Die Myelographie ist fast immer normal. Im Liquor kann der Eiweißgehalt erhöht sein. CT ist bei der strahlenbedingten Plexopathie unergiebig [680]. Klinisch imponieren Muskelzuckungen oder wogende Muskelbewegungen (Myokymien). Die EMG-Veränderungen wurden bereits besprochen [8, 620]. Eine erfolgbringende Therapie ist nicht bekannt. Neurolyse [384] scheint bei Schmerzzuständen zu helfen.

3.3.7 Strahlenmyelopathie

Differentialdiagnostisch ist bei Ausfällen im Versorgungsgebiet des Plexus lumbalis und sacralis nach Bestrahlung eine Strahlenmyelopathie in Erwägung zu ziehen [567]. Die Latenzperiode wird mit 3–23 Monaten angegeben, bietet also keine wesentlichen Unterschiede zur strahlenbedingten Plexusläsion.

Klinisch entwickelt sich eine vorwiegend symmetrische Paraparese mit Muskelatrophie, Areflexie, ohne wesentliche Sensibilitätsstörungen. Die Sphinkterenfunktion bleibt bestehen [209, 289, 295, 568]. Wenige Fälle sind publiziert. Faszikulationen werden beobachtet, das Liquoreiweiß ist erhöht [386]. Lokalisatorisch handelt es sich um Bestrahlungen des Rückenmarks im Bifurkationsbereich [237, 289]. Pathogenetisch wird ein selektiver Untergang der Vorderhornzellen („Motor neuron disease") [62, 417, 560] angenommen. Im Tierexperiment ist der Nachweis der selektiven Vulnerabilität der Vorderhornzellen noch ausständig [622].

Die Häufigkeit von strahlenbedingten Myelopathien des lumbosakralen Rückenmarks liegt zwischen 1,7% [237] und 10% [202], wobei Latenzen bis zum Auftreten der Symptome zwischen 4 und 156 Monaten [417] genannt werden.

Selten sollen auch sogenannte transiente Strahlenmyelopathien mit Parästhesien, positivem Lhermite vorkommen [330]. Neuropathologisch [319] ist der Untergang von Vorderhornzellen das charakteristische Merkmal, wobei auch Läsionen der weißen Substanz und Degenerationen von Kaudawurzeln vorkommen [48] können. Klinisch entstehen vorwiegend motorische Ausfälle, die eine asymmetrische Verteilung aufweisen.

3.3.8 Einzelnerven

Strahlenspätschäden werden am N. femoralis, N. cutaneus femoris lateralis und N. ischiadicus beschrieben [622].

Läsionen des N. pudendus (Plexus pudendus 8.1–8.4) führen zu Sensibilitätsstörungen in der Anal- und Genitalregion, die zu Beginn schmerzhaft sein können und Sphinkterstörungen bewirken können [622a]. Sie sind im Rahmen von ausgedehnten Raumforderungen im Bereich des Beckenbodens oder im Gefolge radikaler Operationen von Rektumkarzinomen zu beobachten.

3.3.9 Therapie

Die Therapie orientiert sich prinzipiell nach dem Primärtumor mit Strahlen- (siehe dort) und Chemotherapie. Chirurgische Dekompressionen wurden in Jaeckles [314] Serie in 25% ausgeführt. Etwa 60% der behandelten Patienten verschlechterten sich trotz aller Maßnahmen, nur bei 17% konnte eine Verbesserung erzielt werden [314]. Die mittlere Überlebenszeit bei Patienten mit Plexus lumbalis- oder sacralis-Läsionen in Jaeckles [314] Serie betrug 5,5 Monate (Range 1–34 Monate).

3.3.10 Zusammenfassung

Aufgrund der diffizilen anatomischen Verhältnisse ist eine Abgrenzung des Plexus lumbalis und sacralis notwendig. Prinzipiell bestehen 2 Läsionsmöglichkeiten: einerseits tumoröse Infiltration, andererseits Strahlenschaden. Klinisch gibt es Anhaltspunkte, die eine Unterscheidung wahrscheinlich machen, während Hilfsuntersuchungen oft keine genaue Differenzierung ermöglichen. Nach Untersuchungen Jaeckles [314] überleben Patienten mit Strahlenplexopathien wesentlich länger als Patienten mit tumorösen Plexusläsionen.

4 Polyneuropathien bei Malignomen

Periphere Neuropathien kommen bei soliden Tumoren, Leukosen, Lymphomen und bei Paraproteinämien vor.

Pathogenese, klinische Befunde und morphologische Korrelate sind unterschiedlich [386, 437, 438].

Morphologisch bestehen fast immer primär axonale Veränderungen, sieht man von den Neuropathien bei Paraproteinämien ab. Infiltrative periphere Nervenläsionen kommen selten und wenn, lediglich bei Leukosen oder Lymphomen vor [36, 92, 300, 725]. Aus Gründen der Übersichtlichkeit werden Neuropathien bei 1. soliden Tumoren, 2. bei Leukosen und Lymphomen und 3. bei Paraproteinämien getrennt behandelt.

4.1 Solide Tumoren

Neuropathien bei Malignomen wurden schon lange beboachtet [271, 485, 499]. Die Beschreibung der sensiblen Neuronopathie durch Denny Brown [153] und der entsprechenden morphologischen Korrelate führte zu einer kontinuierlichen Beschäftigung vieler Autoren mit diesem Thema [72, 74, 132, 146, 276, 280, 281, 286, 332, 395, 470, 471, 652, 727]. In den letzten Jahren bewirkte die neuerliche Untersuchung von antineuralen Antikörpern [703] bei Patienten mit Lungen-, Ovarialkarzinomen, M. Hodgkin und bei anderen Tumoren Spekulationen über neuroimmunologische Mechanismen, die paraneoplastische Syndrome, insbesondere Polyneuropathien, auslösen.

Die Angaben variieren und sind schwer vergleichbar, weil bezüglich der Auswahl der Patienten, Primärtumoren, Begleitkrankheiten und dem Zeitpunkt der Untersuchung in Bezug zum Tumorleiden keine einheitlichen Angaben vorliegen. Die Inzidenzangaben schwanken zwischen 1,1% und 36% [273, 395, 455, 661]. Die Untersuchungsserien beschäftigen sich vorwiegend mit dem kleinzelligen Lungenkarzinom, weil bei diesem Tumor eine erhöhte Inzidenz von Polyneuropathiesyndromen vorliegt. Andere Primärtumoren wie Magenkarzinom, Kolonkarzinom und Mammakarzinom werden in unterschiedlicher Häufigkeit betroffen [132]. Henson [286] fand in einem Zeitraum von 10 Jahren 14 (0,36%) Fälle mit Enzephalomyelitis einschließlich der sensorischen Neuronopathie und 27 (0,7%) Fälle mit peripherer Neuropathie unter 3843 Patienten, die, soweit möglich, unselektiert waren. Es wurde aus diesen Daten auf eine Inzidenz von 2% für Neuropathien im Rahmen von Karzinomen geschlossen.

Prospektive Untersuchungen der gleichen Arbeitsgruppe [132] zeigten eine höhere Quote von 5,3% für Lungenkarzinome, 2,8% für Magenkarzinome und 1,2% für Mamma- und Kolonkarzinome.

Eine prospektive klinisch-neurophysiologisch-pathologische Studie [273] zeigte zum Tumordiagnosezeitpunkt im Vergleich zu einer altersentsprechenden Normgruppe keinen Hinweis auf eine erhöhte Inzidenz von Polyneuropathien. Die Faktorenanalyse des Krankheitsverlaufes der Tumorpatienten ergab, daß in erster Linie Patienten mit Gewichtsverlust von mehr als 15% des prämorbiden Körpergewichts Polyneuropathien aufwiesen, während bei Verlust von mehr als 40% des Körpergewichts stets ein Polyneuropathiesyndrom auftrat. Lipton [401] verglich das Vibrationsempfinden von einer gesunden Kontrollgruppe mit dem von 171 Patienten mit unterschiedlichen Karzinomen. Dabei bestanden bei 12% der Patienten mit malignen Erkrankungen Ausfälle gegenüber 1,7% bei Gesunden. Daraus schloß Lipton [401], daß die sensiblen Veränderungen bei Karzinompatienten signifikant sind und wenig von Risikofaktoren, wie Diabetes mellitus, Alkoholismus, Kachexie, Chemotherapie beeinflußt würden.

Die Verwendung von elektrophysiologischen Methoden zeigte einen weiteren Anstieg der Inzidenz von Neuropathien bei Patienten mit Tumoren: Moody [452] 17%, Trojaborg [661], Lenman [393] 35% und 36%, Terävainen [648] 48%.

Umgekehrt fand Prineas [531] bei 9% von Patienten mit ungeklärter Polyneuropathie innerhalb von 2 Jahren ein Malignom, so daß das Vorliegen einer ungeklärten Polyneuropathie als Hinweis für ein Malignom erachtet wurde.

Die Einteilung der verschiedenen Formen von Polyneuropathiesyndromen wurde verschiedenen Übersichten entnommen und werden anhand der Tabelle neu strukturiert. Eigene Ergebnisse werden hinzugefügt.

Neuropathieformen bei soliden Tumoren

4.1.1   Sensomotorische Neuropathie
        4.1.1.1   Terminale (leichte Neuropathie
        4.1.1.2   Akute und subakute periphere Neuropathie
        4.1.1.3   Remittierende und rezidivierende PNP
        4.1.1.4   „In portio"-Neuropathie
4.1.2   Proximale Neuropathie
4.1.3   Sensorische Neuronopathie (mit Ataxie)
        (Ganglioradikulopathie, „Denny Brown Typ")
4.1.4   Multifokale Neuropathie (Mononeuritis multiplex)
4.1.5   Polyneuropathie bei Vaskulitis
4.1.6   Entzündliche Neuropathie
        4.1.6.1   Polyradikulitis
        4.1.6.2   Enzephalomyeloneuritis
        4.1.6.3   Neuropathien bei opportunistischen Infektionen
        4.1.6.4   Demyelinisierende Neuropathien
4.1.7   Autonome Neuropathie
4.1.8   Einzelnervenläsionen bei präexistenter Neuropathie
        („Focal limb neuropathy")
4.1.9   Neuropathie im Rahmen von Begleitkrankheiten und Therapie
4.1.10   Motorneuropathie
4.1.11   „Neuromyopathie"
4.1.12   Ursachen der „paraneoplastischen" Neuropathien

4.1.1 Sensomotorische Neuropathie

4.1.1.1 Terminale (leichte) Neuropathie

Sie ist durch Areflexie, Muskelatrophien und selten sensible Ausfälle gekennzeichnet und liegt meist als Zufallsbefund bei der Untersuchung von Patienten mit Malignomen vor und ist von geringem oder keinem Krankheitswert. In der eigenen Serie stellt diese subklinische Form der Polyneuropathie die häufigste PNS-Beteiligung dar.

Nach Croft und Wilkinson [131] liegt das mittlere Intervall zwischen dem Beginn dieses Polyneuropathietyps und dem Tod bei 11 Monaten. Eigene Untersuchungen bezüglich eines Zusammenhangs zwischen dem Auftreten dieser PNS-Veränderungen und dem Todeszeitpunkt liegen nicht vor. Histologisch [576] liegen axonale Veränderungen vor.

4.1.1.2 Akute und subakute periphere Neuropathie

Die akut bis subakut auftretende Polyneuropathie ist klinisch durch distale symmetrische sensible Ausfälle, Atrophien, gelegentlich auch Schmerzen gekennzeichnet und tritt nach Untersuchungen von Croft und Wilkinson [131] 2–52 Monate vor der Tumordiagnose auf. Selten sollen auch aszendierende akute Formen, ähnlich einer Polyradikulitis, vorkommen [132], doch stellen diese Formen nur Einzelbeobachtungen dar. Das Vorkommen einer solchen Symptomatik, bei der sonst keine Ursache für ein Polyneuropathiesyndrom gefunden werden kann, veranlaßt immer noch viele Kliniker, sie als „paraneoplastische" Neuropathie anzusehen und nach einem Malignom zu fahnden. Ein statistischer Beweis für diese Vorgangsweise wurde bisher nicht erbracht. Die als Grundleiden vorkommenden Tumorarten umfassen vorwiegend das kleinzellige Lungenkarzinom und auch Zervixkarzinom, Kolonkarzinom, Magenkarzinom, Mammakarzinom, Pankreaskarzinom; wobei nach McLeod [437] auch Hodenkarzinom, Nierenkarzinom, Prostata- und Schilddrüsenkarzinom vorkommen. Zwischen PNP-Beginn und Tod vergehen durchschnittlich 27 Monate [132].

Histologisch bestehen vorwiegend axonale Läsionen [369, 576]. Auch klinische Untersuchungen [401] lassen einen spezifischen Befall der großen myelinisierten Fasern vermuten, hingegen ist segmentale Demyelinisierung selten und nur als sekundär einzustufen.

Ätiologisch wird eine bisher mangelhaft definierte toxische Schädigung durch den Tumor, metabolische Störungen des Fett- und Eiweißstoffwechsels und Störungen der axonalen Transportsysteme [316] vermutet. Mögliche immunologische Mechanismen („Common antigen") sind wahrscheinlich, sollte es sich um einen tumorspezifischen Prozeß handeln.

4.1.1.3 Remittierende und rezidivierende PNP

Die remittierende und rezidivierende Neuropathie entspricht im Ablauf und Verteilungstyp dem Typ 4.1.1.2 (akute und subakute Neuropathie). Der Beginn liegt meist während des Tumorleidens, wobei abrupter Beginn und Remissionen vorkommen [132] können. Über die Häufigkeit dieses Typs, besonders die Neigung zur Rezidivbildung und die Zahl von Rezidiven liegen keine näheren Angaben vor. Ob es sich um einen spezifischen Prozeß oder eine zufällige Assoziation handelt, muß offengelassen werden.

4.1.1.4 „In portio"-Neuropathie

Diese Form wird von Barron [33] bei Patienten mit Lungen-, Mammakarzinom und einem Fall einer Leukose beschrieben. Im Vordergrund steht eine mäßige bis starke Muskelschwäche mit proximaler Betonung. Das Bild ähnelt einer Polymyositis [148], was durch kurze, polyphasische Aktionspotentiale im EMG bestätigt erscheint. Eine Abgrenzung aufgrund klinischer oder elektrophysiologischer Kriterien von der „Neuromyopathie" ist kaum möglich. Histologische Untersuchungen zeigen eine Denervation der Muskulatur. Die pathologischen Veränderungen des PNS beschränken sich auf den distalen Axonabschnitt [181, 182] mit Befall der terminalen Axone, wobei die Bezeichnung „in portio-Neuropathie" diesen selektiven Befall charakterisiert.

4.1.2 Proximale Neuropathien

Der von Ludin und Tackmann [411] postulierte Typ zeigt, ähnlich wie beim Bild der „Neuromyopathie", proximale Paresen und Hyporeflexie. Klinische Unterscheidungskriterien zur „Neuromyopathie", „Polymyositis" oder anderen mit proximalen Paresen einhergehenden neuromuskulären Störungen fehlen (siehe proximale Schwächezustände). Für die Annahme eines proximalen passageren Leitungsblockes gibt es aber aus Untersuchungen keine schlüssigen Hinweise und es fehlen elektrophysiologische oder morphologische Kriterien.

4.1.3 Sensorische Neuronopathie mit Ataxie („Denny Brown-Typ")

Die SSN wird vorwiegend bei Patienten mit Malignomen beschrieben [255, 297], kann aber auch idiopathisch oder im Rahmen umschriebener Krankheitsbilder [34, 337], wie bei Hyperbilirubinämie, Vitamin-B-6-Intoxikation [574], Herpes-virus-Infektionen, HIV-Infektionen [140, 508], bei Therapie mit Cis-Platin [274], Antibiotika [616], bei Gammopathien [138, 139, 604], bei Zöliakie [126] und im Rahmen von Vaskulitiden vorkommen [329, 669, 677]. Über das Zusammentreffen mit anderen neurologischen paraneoplastischen Syndromen [427] und autonomen Störungen [4] liegen nur Einzelberichte vor.

Wenige Angaben sind über die Inzidenz der SSN bei Malignomen bekannt. Henson und Urich [286] geben eine Häufigkeit von 0,5% bei einer Serie von 7000 Patienten an. In einer eigenen Serie von 400 Patienten mit soliden Tumoren, davon 250 Patienten mit Lungenkarzinomen, trat die SSN lediglich bei einem Patienten (0,4%) auf.

Klinisch neurologisch besteht ein eindrucksvolles Krankheitsbild. Die Patienten entwickeln innerhalb weniger Tage distale Dys- und Parästhesien von mit brennend schmerzhaftem Charakter. Der Beginn und Schweregrad ist fast immer an den Beinen stärker ausgeprägt als an den Armen. Gelegentlich treten auch periorale oder ausgedehntere Dysästhesien im Gesichtsbereich auf. Sensibilitätsstörungen im distalen Abschnitt der Rumpfnerven werden von den Patienten fast nie registriert, können aber bei subtiler Untersuchung festgestellt werden. Gleichzeitig entwickelt sich eine massive Störung der Hinterstrangsqualitäten, die zu einer Ataxie führt. Fast alle Patienten sind nach einer Woche infolge der sensiblen Ataxie gehunfähig und pflegebedürftig. Auffällig ist das relative Erhaltensein der rohen Kraft bis in fortgeschrittene Krankheitsabschnitte. Der Krankheitsverlauf ist durch akuten bis subakuten Beginn (fast immer innerhalb einer Woche) und rascher Ausprägung der Symptome gekennzeichnet. Dann nimmt das Krankheitsbild einen stationären, therapeutisch unbeeinflußbaren Verlauf (Plateauphase).

Elektrophysiologisch fehlen sensible Nervenleitgeschwindigkeiten, während die motorischen NLG weitgehend verschont bleiben. Auch im EMG lassen sich neurogene Muskelläsionen nicht nachweisen, so daß der Krankheitsverlauf auf das sensible System beschränkt ist.

Morphologisch bestehen hochgradige degenerative Veränderung der Spinalganglien mit Neuronenuntergang, Satellitosen und Gliazellvermehrung. Ob es sich dabei um eine primär entzündliche Veränderung oder um degenerative Veränderungen handelt, ist umstritten. Satellitosen und Gliazellvermehrung in Spinalganglien wurden als entzündliches Substrat interpretiert [139, 140, 604], obwohl es sich primär um degenerative Veränderungen handeln dürfte. Betroffen sind auch die Hinterstränge, wobei der Nucleus gracilis deutlich stärker als der N. cuneatus in Mitleidenschaft gezogen ist, was auch bei anderen Systemdegenerationen der Fall ist [536]. Das Fehlen pathologischer Veränderungen weiter rostral (Verschonung der Lemnisci mediales) weist darauf hin, daß die pathologischen Veränderungen vermutlich an den Hinterstrangkernen enden. Morphologisch zeigt die SSN somit ein streng abgegrenztes pathologisch anatomisches Krankheitsgebiet, in dem vorwiegend degenerative Veränderungen vorliegen [495].

Bei Patienten mit SSN wurden antineuronale Antikörper gegen Spinalganglienneurone gefunden und ein pathogenetischer Zusammenhang zwischen Auftreten antineuronaler Antikörper und paraneoplastischer neurologischer Syndrome vermutet [157, 230, 312]. Eine Erklärung für die Wirkungsweise der Antikörper, insbesondere ihre Penetranz ins Neuron, konnte aber bisher nicht gegeben werden. Nach eigenen Erfahrungen [252] sind die Antikörper gegen ein Antigen gerichtet, das in Neuronen verschiedener Abschnitte des ZNS vorkommt (z. B. Purkinjezellen, Kortex, Spinalganglienneurone). Somit kann den Antikörpern keine Spezifität für einzelne Neuronengruppen zugeschrieben werden [254, 256, 257].

4.1.4 Multifokale Neuropathie (Mononeuritis multiplex)

Das klinische Bild der multifokalen Neuropathie ist bei soliden Tumoren unbekannt, sieht man von seltenen Vaskulitiden ab (siehe unten 4.1.5).

Selten sollen auch migratorische Muskelembolien („Migratory muscle embolism"; siehe 6.1.8) bei Patienten mit Karzinomen infolge einer paraneoplastischen Endokarditis vorkommen (siehe „Muskulatur").

4.1.5 Polyneuropathie und Vaskulitis

Das Auftreten von Vaskulitiden bei Malignompatienten und damit verbundenen multifokalen Neuropathien ist selten [329]. In einer Serie von 50 Patienten, die wegen Vaskulitiden biopsiert wurden, fand Vincent [677] insgesamt 7 Fälle von Malignomen, davon zweimal Lymphome, und fünfmal Adenokarzinome der Lunge und Prostata. Pathogenetisch weist Vincent [677] auf das Vorkommen von Mikrovaskulitiden der Haut [434] hin und hält einen Zusammenhang mit Vaskulitiden der peripheren Nerven wahrscheinlich.

Klinisch entwickeln die Patienten eine distal betonte asymmetrische sensomotorische Neuropathie mit Schmerzen. Ein Patient aus Vincents Serie [677] hatte gleichzeitig ein Lambert-Eaton-Syndrom, was indirekt auf eine immunologische Ursache hinweist.

Johnson [329] berichtet von 3 Patienten mit Karzinomen (2 Lungenkarzinome, 1 Liposarkom), die aufgrund einer Vaskulitis an einer multifokalen Neuropathie litten. Vallats [669] Patient zeigte das typische Bild einer sensorischen Neuronopathie, so daß unter dem Begriff „Vaskulitis" als immunologisch mediierter paraneoplastischer Effekt am PNS unterschiedliche Krankheitsbilder angenommen werden müssen, wie auch die Befunde bei nichtsystemischer vaskulitischer Neuropathie („Nonsystemic vasculitic neuropathy") [174] zeigen.

Eine ultrastrukturelle Untersuchung der Blut-Nerven-Schranke bei Karzinompatienten ergab keine Hinweise für das Vorliegen von Vaskulitiden in peripheren Nerven [392].

4.1.6 Entzündliche Neuropathien

4.1.6.1 *Polyradikulitis (Landry-Guillain-Barré-Syndrom, LGB)*

Polyradikulitiden kommen bei Patienten mit soliden Tumoren selten vor und stellen vermutlich ein zufälliges Zusammentreffen [286, 350] dar.

Eine Assoziation von Polyradikulitis und Karzinomen konnten wir in unserer eigenen Serie nicht beobachten. Lediglich bei Meningealkarzinosen (siehe „polyradikuläre Form") kann eine polyradikulitisartige Symptomatologie vorkommen. Dieses Bild wird als spinale Karzinomatose oder Neuritis sarcomatosa bezeichnet (siehe „Meningealkarzinosen"). Klinisch finden sich aufsteigende Lähmungen bis zur Atemlähmung, kaum objektivierbare Sensibilitätsstörungen, hingegen machen radikuläre Schmerzen eine Unterscheidung möglich. Die Liquoruntersuchung zeigt bei beiden Formen stark erhöhte Liquoreiweißwerte. Liquorzytologisch kann in den meisten Fällen eine Unterscheidung getroffen werden, obwohl bei Meningeosen auch normale Zellzahl und mehrfach falsch negative Zytologie vorliegen können [246].

4.1.6.2 Enzephalomyeloneuritis

Enzephalomyeloneuritis ist eine Kombination aus Enzephalitis, Myelitis, kortikaler zerebellarer Degeneration und entzündlicher Neuropathie [279, 375], wobei eine Unterscheidung von einer Polyradikulitis im Sinne eines Guillain-Barré-Syndroms nicht möglich ist [76]. Klinisch ist neben der Klassifizierung der Polyradikulitis nach den Asbury-Kriterien [22] eine Beteiligung des ZNS auffällig [41, 165, 212, 524], wobei letztere aber nicht unumstritten ist [76].

Pathologisch anatomisch lagen in Brashears Fall [76], der allerdings kein Karzinom aufwies, neben ZNS-Symptomen degenerative Veränderungen der Spinalganglien und der Hinterstränge, besonders des Fasciculus gracilis, vor. Es bestehen Ähnlichkeiten im Verteilungsmuster der Läsionen mit der sensorischen Neuronopathie.

4.1.6.3 Opportunistische Infektionen

Neuromuskuläre Störungen, insbesondere Polyneuropathien, wurden auch im Zusammenhang mit HIV-Infektionen von Cornblath [127], Dallakas [140], de la Monte [450], Parry [508] zusammengefaßt, wobei diese Komplikation in 15% vorkommen soll.
Die *Klassifikation* entspricht der pathologischen Verteilung:

a) Polyradikulitis (akutes Guillain-Barré-Syndrom),
b) chronische progressive entzündliche demyelinisierende Neuropathie (CIDP),
c) Mononeuritis multiplex (und Mononeuritis cranialis),
d) „Small fiber neuropathy",
e) Large fiber ataxic neuropathy, „Ganglioneuronitis" (sensible Neuronopathie),
f) Kauda equina-Syndrom.

Bei der Polyradikulitis wird eine Infektion der Schwann-Zelle durch andere Viren (Zytomegalie, Hepatitis) als HIV angenommen oder eine immunologische Attacke gegen das Myelin, wie bei seronegativen Polyradikulitiden, vermutet. Im Unterschied dazu finden sich bei der CIDP entzündliche Infiltrate in den peripheren Nerven und Liquorpleozytose. Die sensible ataktische Neuronopathie oder Ganglioneuritis zeigt entzündliche Veränderungen in den Spinalganglien und Nervenwurzeln.

Das Spektrum der Neuropathien, mit Ausnahme der Polyradikulitiden, zeigt durchweg Formen von Neuropathien, wie sie auch bei tumorösen Prozessen beobachtet werden. Aus diesem Grund läßt sich umgekehrt die Vermutung anstellen, daß die immunologische Situation von Tumorpatienten a) durch das Tumorleiden, b) durch Therapie, c) durch andere bis jetzt unklare Mechanismen eine zusätzliche opportunistische Infektion mit neurotoxischen Viren gestattet.

Die HIV-Infektion und die konsequente Infektion mit opportunistischen Viren könnte ein Modell für die Entstehung von „paraneoplastischen" Neuropathien darstellen. Ein solcher Mechanismus wäre eine alternative Spekulation beziehungsweise Ergänzung zu den immunologisch-antikörperbedingten Syndromen.

4.1.6.4   Entzündliche demyelinisierende Neuropathien

Vallat et al. [670] berichten von 8 Fällen von demyelinisierenden Neuropathien bei Patienten mit Lungen-, Gallengang-, Kolon- und Uteruskarzinomen. Histologisch lagen akute, chronische oder remittierende demyelinisierende Polyneuropathien vor. Vallat berichtet, daß Patienten mit dieser Form der Neuropathie einen klinisch benigneren Verlauf des Karzinoms haben dürften.

4.1.7 Autonome Neuropathien

Über den Befall des autonomen Systems liegen bisher nur Einzelberichte vor. Möglicherweise besteht ein immunologisch mediierter Prozeß mit Schädigung der autonomen Ganglienzellen, wie er bei der sensorischen Neuronopathie vermutet wird. Im klinischen Verlauf bestehen Parallelen mit der Chagaskrankheit, bei der auch der Verlust von Ganglienzellen mit der Dilatation der glatten Eingeweidemuskulatur einhergeht.

Das Krankheitsbild der akuten Pandysautonomie [114, 268], möglicherweise ein Äquivalent der akuten Polyneuritis [658], kommt selten bei kleinzelligen Lungenkarzinomen [658] vor. Experimentelle Ergebnisse deuten darauf hin, daß ein künstlich erzeugter Antikörper gegen den Nervenwachstumsfaktor bei Tieren eine Zerstörung der sympathischen Ganglienzellen hervorruft [658]. Beim immunologisch besser untersuchten LEMS (siehe Abschnitt „Neuromuskuläre Übertragungsstörungen") treten charakteristischerweise autonome Störungen auf, was auf eine Kreuzreaktivität mit den Kalziumkanälen autonomer Neurone beruht [658].

Die autonomen Neuropathien sind bisher lediglich bei Diabetikern und Amyloidosepatienten ausgiebig untersucht worden [175, 458], wobei außer gastrointestinalen Komplikationen verschiedene andere autonome Störungen bis zum Zusammenbruch des gesamten vegetativen Nervensystems, der Pandysautonomie, beschrieben werden.

Bei Lungenkarzinomen liegen Einzelfallberichte von autonomen Neuropathien vor [4, 534]. Typische autonome Ganglionitiden im Plexus myentericus wurden aber auch ohne nachweisbares Malignom beobachtet [294].

Fast alle klinischen Untersuchungsmethoden der vegetativen Funktionen beschränken sich auf Messungen des parasympathischen Schenkels, so daß möglicherweise bei Untersuchung der sympathischen Komponenten eine höhere Beteiligung des autonomen Nervensystems zu erwarten wäre als bisher angenommen. Auch im Rahmen toxischer Prozesse (Vinca-Alkaloide) sind vegetative Neuropathien möglich [100, 229, 264].

4.1.8 Einzelnervenläsionen bei Polyneuropathien („Focal limb neuropathy")

Bei Patienten mit Malignomen und Polyneuropathie tritt im eigenen Untersuchungsgut eine Einzelnervenläsion in 4,1% auf. Es handelt sich vorwiegend um Patienten, die unter einer Polychemotherapie stehen und bei denen ein lokaler

Druck an exponierter Stelle eine Nervenläsion im Sinne einer Neurapraxie oder Axonotmesis verursacht. N. peroneus und N. radialis sind die am häufigsten betroffenen Einzelnerven. Selten kommt es bei Malignompatienten durch die zytostatisch bedingte Polyneuropathie zu fokalen Druckläsionen an typischen Stellen (z.B. am Capitulum fibulae), so daß durch die präexistente, aber durchweg symmetrische sensomotorische Polyneuropathie eine Prädisposition zu Druckläsionen zu vermuten ist.

Der Zeitpunkt des Auftretens von Einzelnervenläsionen ist für die Diagnose von Malignomen von geringer Bedeutung.

4.1.8.1 Äste des Plexus cervicalis

Bei „Neck dissection", Halslymphknotenexstirpation, kann eine Durchtrennung der sensiblen Äste des Plexus brachialis (N. auricularis magnus, occipitalis, transversus colli, Nn. cutanei colli laterales, supraclaviculares) und des N. occipitalis maior (2. Zervikalwurzel) erfolgen. Selten sind dabei proximale Äste des Plexus brachialis affiziert [622]: N. dorsalis scapulae, N. suprascapularis, N. subclavius, Nn. pectorales).

Sensibel sind Ohrläppchen, Hinterkopf, Hals, Supraklavikulargrube betroffen. Einseitige Phrenikusparesen bleiben meist symptomlos.

Dorsal der großen Halsgefäße liegt der zervikale Grenzstrang, der ebenso bei ausgedehnten operativen Eingriffen (z.B. „Neck dissection") betroffen sein kann. Horner-Syndrom, bei voller Ausprägung auch Anhydrose der homolateralen Gesichtshälfte, sind die Folge.

4.1.8.2 N. axillaris, N. thoracodorsalis und N. thoracicus longus

Können bei operativen Eingriffen in der Axilla betroffen sein [622]. Die Läsion des *N. thoracicus longus* stellt eine bekannte Komplikation bei Mastektomien dar [173] und wird bei 10,5% von ausgedehnten Mastektomien beobachtet [152]. Ein Fall einer rein strahlenbedingten Läsion des Nerven ist beschrieben [533].

4.1.8.3 N. suprascapularis und N. dorsalis scapulae

Können bei osteogenen Läsionen des Schultergürtels und der Skapula betroffen sein. Bei metastatischen oder radiogenen Plexus brachialis-Läsionen sind Ausfälle dieser Nerven selten und ohne wesentliche Relevanz.

4.1.8.4 N. phrenicus

Distale Lähmungen des N. phrenicus werden durch Lungenkarzinome [418a] Lymphome, Thymome verursacht und können auch als Folgezustand einer Thymektomie auftreten. Eine radiogene Ursache wird diskutiert [460a].

Klinisch ist sie bei einseitigem Auftreten von geringer klinischer Relevanz.

4.1.8.5 N. cutaneus brachii medialis und Nn. intercostobrachiales

Können im Rahmen von Läsionen des Plexus brachialis, insbesondere bei Operationen in der Axilla, betroffen sein.

4.1.8.6 N. cutaneus antebrachii medialis

Die Läsion dieses sensiblen Nerven ist selten und erfolgt fast immer an seiner Durchtrittsstelle durch die Faszie proximal der Fossa cubitalis. Mumenthaler [461] beschreibt hartnäckige Dysästhesien als Folge paravenöser Injektionen. Im eigenen Krankengut sahen wir eine derartige Läsion nach einer Schnittverletzung, aber nie als Folge paravenös applizierter Zytostatika.

4.1.8.7 N. musculocutaneus

Die isolierte Läsion des Nerven ist selten und fast immer einseitig [461]. Als Ursache sind vorwiegend lagerungsbedingte Druckläsionen bei Mammaoperationen zu erwähnen.

4.1.8.8 N. radialis

Spezifische Läsionen des Nerven bei Malignompatienten liegen nicht vor. Wir beobachteten Radialisläsionen mit Fallhand und dem klinischen und elektrophysiologischen Bild einer Neurapraxie bei zytostatisch behandelten Patienten als Druckläsion.

Ein Patient mit einer multifokalen Neuropathie bei kleinzelligem Lungenkarzinom zeigte eine einseitige Radialisparese, wobei der sensible Ast des Nerven vorwiegend betroffen war.

4.1.8.9 N. medianus

Der N. medianus wird lediglich im distalen Abschnitt im Karpaltunnel durch Ablagerung von Paraprotein bei Gammopathien oder Amyloid als sekundäre Amyloidose beeinträchtigt [386].

Im Rahmen von exzessivem Lymphstau nach Mamma- und Lymphknotenexstirpation in der Axilla kann zusätzlich ein CTS vorliegen und die differentialdiagnostische Abgrenzung zu Plexusläsionen erschweren.

4.1.8.10 N. ulnaris

Eine Strahlenläsion des N. ulnaris ist beschrieben [609, 622]. Druckläsionen während der Chemotherapie am Sulcus N. ulnaris treten gelegentlich auf.

4.1.8.11   N. femoralis

Kann sowohl bei operativen Eingriffen, Blutungsneigung und bei Gerinnungsstörungen oder bei Strahlenschäden betroffen sein. Die Bestrahlung richtet sich gegen inguinale Lymphknoten oder gegen paraaortale Lymphknoten [622]. Bei Bestrahlungen von Uteruskarzinomen sind auch hohe N. femoralis-Läsionen möglich, wobei eine ausgeprägte Schwäche der Hüftbeuger vorliegt – was eine Abgrenzung zu Läsionen des Plexus lumbalis schwierig macht.

4.1.8.12   N. cutaneus femoris lateralis

Strahlenspätschäden nach ausgedehnter Bestrahlung sind selten [622].

4.1.8.13   N. obturatorius

Der motorische Nerv der Adduktorengruppe versorgt ein Hautfeld an der medialen Seite des Oberschenkels. Paresen treten bei Karzinompatienten bei Metastasen in der knöchernen Umrandung des Foramen obturatorium auf [461]. Die unspezifische Schmerzsymptomatik ist auch unter dem Namen „Obturatoriusneuralgie" oder Howship-Romberg-Phänomen bekannt [461].

4.1.8.14   N. ischiadicus

Die radiogene Läsion des N. ischiadicus ist fast nur als Folge einer Bestrahlung am dorsalen Oberschenkel aufzufassen. Wir beobachteten einen Patienten mit einem Neurofibrom des Ischiadicus, der zwei Jahre nach der Radiatio Atrophien und Dysästhesien im Fußbereich mit deutlicher vegetativer Störung im N. tibialis-Bereich aufwies. Die Abgrenzung zu Läsionen des Plexus sacralis sind im Kapitel „Plexusläsion" (lumbalis/sacralis) beschrieben.

4.1.8.15   N. peroneus

Proximale Läsion des N. ischiadicus imitieren zuerst eine N. peroneus-Parese [632]. Radikuläre Ausfälle im Rahmen einer Meningeose führen gelegentlich zu peroneal betonten Ausfällen. Neben den bekannten Drucklähmungen bestehen gelegentlich lokale Kompressionssyndrome, wie beispielsweise Druckläsion des Nerven am Capitulum fibulae (osteolytische Metastase) als Erstsymptom eines Lungenkarzinoms.

4.1.8.16   N. tibialis

Isolierte Läsionen des N. ischiadicus sind bei Malignomen, insbesondere als fokales Syndrom, selten. Über ein vermehrtes Vorkommen des Tarsaltunnelsyndroms bei Gammopathien liegen keine Berichte vor.

4.1.9 Polyneuropathie bei Begleitkrankheiten und zytostatischer Therapie

Die Begleitkomponenten bei Karzinompatienten mit Polyneuropathien sind vielfältig. Zu berücksichtigen sind das Lebensalter [492], Altersveränderungen [304, 378], Begleitkrankheiten wie Diabetes mellitus, chronischer Alkoholismus oder andere metabolische, oder toxische Komponenten oder hepatale, renale Insuffizienz, oder extreme Kachexie [118].

Neuropathien bei chronisch Kranken, bettlägerigen Patienten oder Intensivpatienten („Critically ill patients") [61, 101, 730] sind bisher wenig untersucht worden. Es treten axonale Neuropathien von unterschiedlichem Schweregrad auf, wobei Ernährungsfaktoren [118] und Metabolik als Ursache angeschuldigt werden [154]. Zdochne [730] untersuchte das Vorkommen von Polyneuropathien bei Intensivpatienten, wobei nutritive Faktoren überwacht wurden und Mangelsyndrome als Ursache ausscheiden.

Von großer Bedeutung sind Neuropathien, die durch Einwirkung von neurotoxischen Substanzen und Zytostatika im Rahmen der Therapie von Malignomen auftreten [589, 696]. In erster Linie handelt es sich um Vinka-Alkaloide, vorwiegend das Vincristin, das fast in 100% neurotoxisch ist [69, 561] und zu distalen Parästhesien und Areflexie führt, die durch Dosisreduktion beherrscht werden können. Hirnnervensymptome (N. abducens, N. facialis-Parese, Stimmbandlähmung) kommen gelegentlich vor [333, 416], wobei auch ein charakteristischer Kieferschmerz auftreten kann [333]. Autonome Symptome wie Konstipation, abdominelle Schmerzen bis zum Ileus und Impotenz können als autonomes Äquivalent vorkommen. Vinblastin zeigt eine geringere Neurotoxizität [120].

Cis-Platinum [cis-Dichlordiaminoplatin (II)] ist nephrotoxisch und ototoxisch, wobei es zu Läsionen des Corti-Organs kommt und somit das vestibuläre System selektiv ausspart. Die Hörminderung tritt an beiden Ohren auf. Am PNS können Neuropathien [544] mit Beeinträchtigung des Lage- und Vibrationssinnes vorkommen, wobei es in schweren Fällen zur Ataxie, vermutlich durch Hinterstrangsläsion, kommen kann [405, 722]. Weiter sind Eteposid, Cytosin-Arabinosid [63], Procarbazin [120] und im Rahmen einer Neuronopathie auch Doxirubicin [117, 596] zu erwähnen. Doxorubicin kann aber auch eine selektive Läsion der Schwannzellen bewirken [184a]. Auch andere Zytostatika, vorwiegend bei kombinierter Verabreichung, können Polyneuropathien verursachen [63, 69, 333, 355]. Der Radiosensitizer Misonidazol bewirkt Polyneuropathien, die elektrophysiologisch und histologisch untersucht wurden [400].

Wechselwirkungen und Toxizitätsverstärkungen bei Kombination mehrerer neurotoxischer Substanzen [302] sind möglich, wobei eine Verstärkung der Neurotoxizität von Vincristin durch Etoposid (VP 16) und von Vincristin mit dem Tuberkulostatikum INH berichtet wird [302]. Die Resorption von MTX kann durch Vincristin gesteigert werden [302].

Eine Verstärkung von Nebenwirkungen der Zytostatika durch lokale Bestrahlung wurde bisher nicht nachgewiesen.

4.1.10 Motorische Neuropathie, „Lower motor neurone syndrome"

Im Konzept der paraneoplastischen Läsionen des Nervensystems wird seit Henson [278] und Brain [73, 74] eine isolierte selektive Läsion der Vorderhornzellen [553, 558, 594] postuliert.

Norris und Engel [486] fanden bei 13 von 130 Patienten mit amyotropher Lateralsklerose ein Malignom, so daß ein kausaler Zusammenhang vermutet wurde. Brain [73] beschrieb 11 Patienten mit Läsionen des ersten und zweiten Neurons, wobei autoptisch zusätzlich Veränderungen der Spinalganglien und Hinterstränge vorlagen, die nicht zum Bild der ALS gehören. Mitchel und Olczak [449] fanden einen weiteren Fall mit einem Lungenkarzinom. Auch ein Patient mit Thymom und „Motor neurone disease" wurde beschrieben [624].

Insgesamt dürfte aber nur ein zufälliges Zusammentreffen von Tumorleiden und „ALS" bestehen. Eine epidemiologische Studie in Italien, die zwischen 1971 und 1985 durchgeführt wurde, läßt keinen statistischen Zusammenhang zwischen „Motor neurone disease" und dem Vorkommen von Karzinomen erkennen [115].

Ein eigenständiges Syndrom („Subacute motor neuropathy") wurde bei Lymphomen und M. Hodgkin beobachtet [244, 581]. Fleckförmig verteilte Muskelschwäche, Atrophien ohne erkennbare Beteiligung des ersten Neurons und mit Manifestation an den UE prägen das klinische Bild. Der Verlauf ist durch einen subakuten Beginn und einen chronisch progressiven Verlauf gekennzeichnet und kann ohne Beziehung zur Tumorausdehnung oder Behandlung wieder zum Stillstand kommen [386]. Remissionen nach Tumorexzision wurden beschrieben [449].

Autoptisch liegen degenerative, aber keine entzündlichen Veränderungen der Vorderhornzellen vor. Lange Rückenmarksbahnen und Vorderwurzeln können betroffen sein.

Die eigene Beobachtung betraf einen 63jährigen Mann mit zentroblastischem Lymphom des Magens, bei dem sich spät im Krankheitsverlauf diffuse Muskelatrophien und Schwäche zeigten. Autoptisch lag fleckförmige symmetrische Vorderhornzelldegeneration vor [244].

Im Verlauf von mit Strahlentherapie behandelten Tumorerkrankungen ist eine klinische Abgrenzung von Strahlenmyelopathien schwierig [295].

Durch Läsion der Vorderhornzellen bedingte Atrophien vorwiegend an den UE werden auch bei Paraproteinämien beobachtet [519] und werden als „Rowland-Syndrom" bezeichnet. Über die Inzidenzen ist nichts bekannt. Rowland [554, 555] selber vermutet eine primäre Läsion der Vorderwurzeln mit sekundärer Degeneration der Vorderhornzellen als kausalen Mechanismus, was gegen eine Neuronopathie, sondern für eine proximale Axonopathie spricht.

Bei Polyneuropathien mit vorwiegend motorischen Ausfällen („Predominantly motor manifestations") können Schwierigkeiten bei der Abgrenzung zu Vorderhornprozessen entstehen. Yamada et al. [717] berichten von einer Patientin mit Uteruskarzinom, bei der neben der Polyneuropathie auch ausgeprägte zentrale Chromatolyse der Vorderhornzellen vorlag.

4.1.11 „Neuromyopathie"

Bei Karzinompatienten mit proximal betonten Paresen wird eine karzinomatöse Myopathie – „Carcinomatous neuromyopathy" – [72, 74] vermutet. Eine Degeneration der motorischen Einheit im Sinne einer Polyneuropathie soll in Verbindung mit myopathischen Gewebssyndromen der proximalen, geschwächten Muskeln vorkommen.

Klinisch bestehen proximale, symmetrische Schwächezustände und rasche Ermüdbarkeit. Distale Ausfälle des PNS, außer Reflexabschwächung, fehlen. Im Krankengut von Paul [514] wurde dieses Bild bei 6 Patienten beobachtet. Ähnliche Beschreibungen stammen von Shy [594]. Croft [131] beschrieb das Neuromyopathiesyndrom bei Lungen- und Ovarialkarzinom, Campell und Paty [99] sahen bei 30 unselektierten Patienten mit Lungenkarzinomen diese Veränderungen in der Hälfte der Fälle.

Sowohl ätiologisch als auch morphologisch ist dieses Krankheitsbild nicht eindeutig definiert. Die Diagnose der Myopathie beruht auf elektromyographischen Befunden, die ein myopathisches Muster erkennen lassen. Barron [33] konnte ähnliche Veränderungen im EMG bei Karzinompatienten erheben und morphologisch das Bild der „In portio"-Neuropathie [181] feststellen (d. h. Läsion der distalen Abschnitte der Axone mit daraus resultierenden „myopathischen" EMG-Veränderungen). Tumorpatienten mit ausgeprägten proximalen Schwächen können aber auch durch neuromuskuläre Übertragungsstörungen (LEMS oder medikamentös induziert), Myopathien oder proximale Neuropathien bedingt sein.

4.1.12 Ursachen der „paraneoplastischen Neuropathien"

Henson [280] stellt drei Punkte an die Spitze seiner Überlegungen, die bisher noch keine Lösung erfahren haben:

1. Warum entwickeln nur manche Patienten paraneoplastische Syndrome?
2. Wie hängt die Tumorgröße oder Metastasierung mit der Entwicklung der paraneoplastischen Syndrome zusammen?
3. Warum haben verschiedene Primärtumoren unterschiedliche Formen neurologischer Komplikationen?

Neben metabolischen [289], hormonellen [437, 683], virologischen, vaskulären (Viskositätssyndrome) Faktoren werden Vitaminmangel [39], Gewichtsabnahme [33, 61], Chemotherapie, Multimorbidität, Alter und unbekannte, möglicherweise toxische Faktoren als Ursache von paraneoplastischen Polyneuropathien vermutet [128, 129].

Untersuchungen an Intensivpatienten [730] mit schwerer Allgemeinerkrankung („Critical illness polyneuropathy") lassen die Entwicklung einer axonalen Neuropathie erkennen, die Parallelen zu den Neuropathien bei Tumorpatienten zeigt.

Neuromuskuläre Erkrankungen bei HIV-Patienten zeigen ein ähnliches Spektrum von Polyneuropathiesyndromen (abgesehen von akuten und chronischen entzündlichen demyelinisierenden Polyneuropathien) wie Malignompatienten [140]. Diese Ähnlichkeit kann auf zweierlei Arten interpretiert werden:

a) opportunistische Virusinfekte führen zur PNP;
b) immunologisch mediierte Faktoren sind bei beiden Krankheitsbildern verantwortlich (HIV-Patienten zeigen vermehrt Polyradikulitiden und Vaskulitiden – Karzinompatienten weisen teilweise antineurale Antikörper auf).

Immunologische Überlegungen orientieren sich an der Vermutung, daß Tumor- und PNS-Strukturen ein gemeinsames Antigen besitzen [43]. Als Beispiel einer immunologisch mediierten paraneoplastischen Störung gelten subakute zerebellare Degenerationen [135, 238, 238a, 338], paraneoplastischer Opsoklonus [85, 171, 484], visuelle Dysfunktionen [258, 357], das Lambert-Eaton-Syndrom [113, 503, 543] und die sensorische Neuronopathie mit Ataxie (SSN), „Denny Brown-Typ" [15, 230]. Antineurale Antikörper gegen Neurone (Purkinje-Zellen, Retinazellen, Spinalganglien) wurden nachgewiesen und ein pathogenetischer Zusammenhang zwischen den Antikörpern und paraneoplastischen neurologischen Syndromen vermutet [157, 230, 312, 344, 357]. Eine Erklärung für die Wirkungsweise der Antikörper, insbesondere ihre Penetranz ins Neuron, konnte aber bisher nicht gegeben werden. Nach eigenen Erfahrungen [252] sind die Antikörper gegen ein Antigen gerichtet, das in Neuronen verschiedener Abschnitte des ZNS vorkommt (z.B. Purkinjezellen, Kortex, Spinalganglienneurone). Somit kann den Antikörpern keine Spezifität für einzelne Neuronengruppen zugeschrieben werden. Über das Eindringen von Antikörpern in Neurone liegen verschiedene Vorstellungen vor: es wird die Möglichkeit des axonalen Transportes der Immunglobuline vom Liquorraum in die Neuronen erwogen [663, 718, 719], wobei man sich des tierexperimentell nachgewiesenen retrograden Immunglobulin-Transportes der Purkinjezellaxone bedient [64, 65]. Dieses Modell würde aber zuerst eine Antikörperverteilung im Liquorraum erfordern, was bei intakter Bluthirnschranke unwahrscheinlich ist. Anhand des Doxorubicinmodelles wird ein retrograder axonaler Transportmechanismus überlegt [718]. Der Transport von Serumproteinen in Motorneurone wurde von Yamamoto [718, 719] nachgewiesen und wäre prinzipiell auch bei paraneoplastischen Syndromen möglich.

Bei einem Patienten mit malignem Melanom wurden ebenfalls intrazytoplasmatische Immunglobuline nachgewiesen und Endozytose als mögliche Erklärung für das Eindringen von Immunglobulinen in Tumorzellen postuliert [451]. Dieses Modell ist allerdings für Nervenzellen bisher nicht nachgewiesen worden. Die anfangs begründete Hoffnung, die bei kleinzelligen Lungentumoren auftretenden antineuralen Antikörper als auslösendes Agens anzusehen, kann nach eigenen Erfahrungen wegen der mangelnden Spezifität und der ungelösten Frage der biologischen Wirkungsweise antineuraler Antikörper nicht bestätigt werden. Eigene Ergebnisse über die Aussagekraft der ZANA lassen Parallelen zu den antinukleären Antikörpern in der Rheumatologie [119, 216, 347, 464] vermuten. Auch dort ist kein befriedigend erklärter Pathomechanismus bekannt und ihr Auftreten muß als unspezifisches Epiphänomen eingestuft werden [251, 252, 254, 257, 602].

Zusammenhänge zwischen paraneoplastischen Syndromen und kleinzelligen Lungenkarzinomen werden aber noch aus anderen Gründen [592] postuliert:
– kleinzellige Lungenkarzinome stammen vermutlich von der bronchialen Kulchitskyzelle ab;
– kleinzellige Lungenkarzinome zeigen biochemische Gemeinsamkeiten mit neuroendokrinen Zellen [344, 422];
– kleinzellige Lungenkarzinome zeigen gemeinsame biochemische Marker wie Neurone: BB-Isoenzym der Kreatinkinase und Bombesin [219, 453];
– kleinzellige Lungenkarzinome besitzen muskarine Azetylcholinrezeptoren [134] und haben „Voltage sensitive calcium channels", wie sie auch in präsynaptischen Nervenendigungen gefunden werden [147, 433, 543] und zeigen auch ein gemeinsames Antigen mit dem PNS [43].

Die Reihe von Gemeinsamkeiten zwischen den Zellen von kleinzelligen Lungenkarzinomen und Neuronen bzw. ZNS- oder PNS-Strukturen läßt das Auftreten von „paraneoplastischen" Phänomenen wahrscheinlich erscheinen.

4.2 Leukosen und Lymphome

Bei den hämatologischen Systemerkrankungen Leukosen und Lymphomen treten ebenso Polyneuropathien [525] auf. Anders als bei soliden Tumoren, wo die Frage des „paraneoplastischen" Syndroms als Erstsymptom des Tumorleidens auftritt, sind bei dieser Krankheitsgruppe fast immer therapieinduzierte Polyneuropathien vorhanden und klinisch therapeutisch die Frage der Nerveninfiltration von Wichtigkeit.

Periphere Neuropathien bei malignen Lymphomen werden mit 0,1–2% [438] angegeben. Williams [705] fand 125 Fälle bei 5778 Patienten (2,2%). Die Inzidenz wird von Williams [705] mit 0,37% angegeben, während Currie und Henson [136, 137] keinen derartigen Befall vermerkten. Fast alle Beschreibungen berücksichtigen dabei auch Kompressionssyndrome und infiltrative [7, 12, 160, 184, 454, 665] Prozesse der Wurzeln und peripheren Nerven. Die Infiltration der peripheren Nerven im proximalen Abschnitt (Spinalwurzeln, Nervengeflechte) ist im Rahmen der meningealen Dissemination, der Befall der Nervengeflechte bei Lymphknotenbefall dokumentiert, während distale Abschnitte des PNS nur selten von infiltrativen Prozessen erfaßt [81, 223, 298, 731] werden.

Neben sensomotorischen Neuropathien [298], wobei auch akute und remittierende Formen vorliegen [630], werden sensorische Neuropathien [220, 705] beobachtet. Bei T-Zell-Lymphomen sollen sowohl degenerative Neuropathien als auch infiltrative Läsionen vorkommen [81, 223]. Auch bei angioimmunoblastischen Lymphomen können sensomotorische Neuropathien vorkommen [81, 244]. Polyneuropathien mit asymmetrischer Verteilung unter dem Bild einer Panarteriitis nodosa sind bei der Haarzell-Leukämie [177] beobachtet worden, bei der auch isolierte zerebrale Vaskulitiden vorkommen [409].

4.2.1 Leukosen

Bei Leukosen stehen periphere Nervenläsionen wie bei Lymphomen hinter zerebralen, spinalen und meningoradikulären Läsionen zurück [698]. McLeod [438] gibt eine PNS-Beteiligung von 0,37–15% an, wobei Hirnnervenausfälle und Wurzelläsionen inkludiert sind. Pathogenetisch sind neben infiltrativen Prozessen Kompressionssyndrome, Blutungen und Infarkte der peripheren Nerven möglich [285]. Lokale Nervenkompressionen bei Chloromen kommen vor [432]. Typische Beispiele in der Literatur für „paraneoplastisch" bedingte Neuropathien bei Leukosen fehlen.

4.2.1.1 Akute Leukosen

Während in Übersichten die infiltrative Nervenläsion durch die Leukose noch immer für die Hauptform von Polyneuropathien bei akuten Leukosen gehalten wird [285], gibt es aus klinischer Sicht nur wenig bioptisch gesicherte Fälle.

Eine spezifische Form der peripheren PNP bei akuten lymphatischen Leukosen ist nicht bekannt. Akute Verlaufsformen von Neuropathien wurden beschrieben [7].

Ein Fall einer fulminanten Polyradikuloneuropathie bei B-Zellen-Prolymphozytenleukämie ist beschrieben [260]. Bei den myeloischen Formen ist eine besondere Affinität zu radikulären Prozessen bekannt, die klinisch mit schmerzhaften, asymmetrischen Ausfallsmustern entsprechend einer multifokalen Neuropathie einhergehen [359]. Wir beobachteten bei 4/50 Patienten mit myelomonozytärer Leukose eine polyradikuläre Ausfallssymptomatik [247], die klinisch dem Bild einer multifokalen Neuropathie ähnelte.

4.2.1.2 Chronisch lymphatische Leukose (CLL)

Die Häufigkeit von sensomotorischen Neuropathien liegt bei 2,5% [137]. Infiltrative Ursachen dürften, abgesehen von Einzelberichten, nicht vorliegen [423].

Schwere Neuropathieformen mit Quadruparesen aufgrund einer Polyradikulitis wurden sporadisch beschrieben [162, 530, 565].

4.2.1.3 Chronisch myeloische Leukämie (CML)

Polyneuropathien bei Patienten mit CML sollen in 3% der Fälle vorkommen [137]. Barron [36] beschrieb einen Patienten mit einem leukämischen Infiltrat.

4.2.2 Lymphome (Non-Hodgkin-Lymphome, M. Hodgkin)

Der Befall des Plexus brachialis stellt nach Williams [705] die häufigste Komplikation bei M. Hodgkin und Non-Hodgkin-Lymphomen dar. Eigene Untersuchungen stellten bei 44 Patienten mit Non-Hodgkin-Lymphomen diese Störung nur einmal fest. Axonale sensomotorische Neuropathien werden beobachtet [81, 217, 588]. Henson [285] fand nur einen einzelnen Fall einer paraneoplastischen Polyneuropathie unter 226 Patienten mit Lymphomen, weist aber darauf hin, daß das Vorkommen der paraneoplastischen Polyneuropathie bei Lymphomen möglicherweise unterbewertet wird. Infiltrative Nervenläsion von peripheren Nerven bei Lymphomen werden selten in klinisch-bioptischen Untersuchungen beschrieben [223, 512, 731]. Der isolierte Befall multipler Hirnnerven (Polyneuritis cranialis) ist fast immer durch infiltrative Läsionen verursacht [647].

Beim M. Hodgkin tritt selten eine Polyradikulitis auf [402], die bei Non-Hodgkin-Lymphomen nicht beschrieben ist. Selten liegen Kombinationen von M. Hodgkin und sensiblen Neuronopathien [97, 162] oder Vorderhornzellläsionen vor.

Zusammenfassung

Im Verlauf der hämatologischen Systemerkrankungen kommen neben metabolischen Faktoren und Gewichtsabnahme noch die Nebenwirkungen der Zytostatika, die bei den malignen Non-Hodgkin-Lymphomen in fast allen Schemata Vincristin oder andere neurotoxische Substanzen enthalten, hinzu, so daß die Entdeckung einer subklinischen Polyneuropathie oder einer milden sensomotorischen Neuropathie im Krankheitsverlauf von Leukose- oder Lymphompatienten ein selbstverständliches Ereignis ist. Als hinweisender Faktor auf ein Tumorleiden treten Polyneuropathien nicht in Erscheinung [593].

Bezüglich der Einteilung der Neuropathien treten zu den bereits bei den soliden Tumoren zusammengefaßten Formen keine neuen hinzu. Etwas häufiger soll bei den hämatologischen Systemerkrankungen der Befall der peripheren Nerven durch Malignomzellen auftreten. Eindeutige klinische Unterscheidungskriterien beziehungsweise ausreichende diesbezügliche Dokumentation ist in klinischen Serien zum Unterschied zu Autopsieserien, wo eine relativ hohe PNS-Beteiligung vorkommt [321, 322], nicht bekannt.

4.3 Periphere Neuropathien bei Paraproteinämien

Monoklonale Gammopathien oder „Plasmazelldyskrasien" sind durch das Vorhandensein monoklonaler Serumantikörper, sogenannter M-Proteine, charakterisiert [382]. Diese Antikörper werden von einem proliferierenden B-Zellklon gebildet, so daß das im Serum nachgewiesene Paraprotein einer einzigen Immunglobulinklasse zuzuordnen ist.

Der Nachweis der M-Proteine erfolgt durch die Serumelektrophorese, in der sie als scharf begrenzte Eiweißbande („M-Gradient") innerhalb der Gammaglobulinfraktion zu erkennen sind. Selten läßt sich ein M-Gradient auch mit komplizierten Methoden im Serum nicht nachweisen [523], da vom proliferierenden Klon nur inkomplette Immunglobulinmoleküle gebildet oder sezerniert werden. Diese lassen sich als Leichtketten (Bence-Jones-Proteine) elektrophoretisch im Harnkonzentrat erfassen.

Monoklonale Gammopathien treten bei primär malignen Erkrankungen und hier vorwiegend beim multiplen Myelom, ausgenommen der asekretorischen

Form des multiplen Myelom – „Asecretory myeloma" (zirka 1% der Myelome) [367, 523], bei M. Waldenström, Immunozytomen, oder als idiopathische oder benigne Form bei Kryoglobulinämien und bei verschiedenen anderen Grundkrankheiten auf. Eine Änderung der Immunglobulinklasse tritt nur sehr selten ein [641].

Der Ausdruck „benigne Gammopathie" bezeichnet eine Gammopathie, die per se, d. h. ohne Assoziation mit Myelom oder anderen Erkrankungen besteht. Diese Bezeichnung wird als unglücklich angesehen, weil prinzipiell jede „benigne Gammopathie" in ihrem Verlauf eine maligne Entartung haben kann. In einer Studie, die sich über mehrere Jahre erstreckte, entwickelten 11% von 241 untersuchten Patienten mit „benigner Gammopathie" ein Myelom, M. Waldenström, Lymphom oder eine Amyloidose [365].

In der Normalbevölkerung über 50 Jahre kann bei zirka 1%, bei über 70jährigen bei 3%, monoklonales Serumprotein nachgewiesen werden. Familiäre Paraproteinämien sind selten [51, 89].

Bei einigen Patienten mit monoklonalen Gammopathien treten Polyneuropathien auf, übereinstimmende Häufigkeitsangaben fehlen. Umgekehrt sind bei Patienten mit Polyneuropathien unbestimmter Ursache, inklusive Patienten mit entzündlichen, demyelinisierenden Polyneuropathien in 10% Gammopathien nachweisbar [340, 341], so daß ein Zusammenhang zwischen Polyneuropathiesyndromen und Gammopathien statistisch erfaßbar ist.

Verschiedene Formen von Polyneuropathiesyndromen werden bei Gammopathien beobachtet: distal betonte sensomotorische, sensorische und vorwiegend motorische Formen, wobei ein fließender Übergang zur „Motor neurone disease" besteht [224].

Selten werden auch andere Verteilungsmuster, wie multifokale Neuropathien, Polyradikulitiden, Hirnnervenläsionen [30], autonome Neuropathien und lokale Engpaßsyndrome (CTS) beschrieben.

Beim multiplen Myelom sind streng lokalisierte segmentale Schmerzen im Rumpfbereich fast pathognomonisch und weisen auf osteolytische Läsionen der Wirbelkörper hin. Das Auftreten von Amyloidablagerungen in der Skelettmuskulatur kann auch zu muskulären Symptomen führen.

Als Ursachen der Polyneuropathiesyndrome werden Hyperviskositätsphänomene, Mikroangiopathien, zelluläre Infiltrate, sekundäre Amyloidablagerung sowie immunologische Mechanismen angenommen.

Die immunologischen Mechanismen haben in den letzten Jahren zunehmende Aufmerksamkeit verdient. Pathophysiologisch kommt es zur Bindung von Antikörpern an Epitope des peripheren Nerven, von denen das MAG („myelinassoziierte Glykoprotein") das am besten definierte ist.

Die bindenden Epitope des MAG wurden bisher relativ genau analysiert [381, 480, 481, 614]. Andere Antikörper zeigen Aktivität gegen saure Glykolipide, Ganglioside mit Disialosylkonfiguration, Ganglioside GM1, GD1b, Lakto-N-tetraose [163, 198, 465], Chondroitinsulfat C [198, 590] und Intermediärfilamente.

Die Zuordnung verschiedener Polyneuropathieformen zu verschiedenen Antikörpern zeigt, daß Antikörper, gerichtet gegen MAG und Chondroitinsulfat C, vorwiegend sensomotorische, gegen saure Glykolipide und Intermediärfilamente uncharakteristische Neuropathien, gegen Ganglioside mit Disialosylkonfiguration vorwiegend sensible und gegen Ganglioside GM1 und GD1b eine „Motor neurone disease" auslösen [383, 615] können.

Die rein motorische Form oder „Motor neurone disease" wird auch als „Rowland-Syndrom" bezeichnet, wobei Rowland [554] einen derartigen Fall 1982 beschrieb. Es liegt ein fast selektiver Befall der Vorderwurzeln mit entsprechenden chromatolytischen Veränderungen der Vorderhornzellen vor und wurde vorwiegend bei IgM-Gammopathien beobachtet [151, 380, 443, 519].

Immunologisch vermutet man, daß IgM-Paraproteine an die Ganglioside GM1, GD1b und Glykoproteine mit dem gleichen Epitop binden [163, 198]. Ungeklärt ist bisher die Frage, ob es eine proximale Neuropathie mit sekundärer Chromatolyse der Vorderhornzellen ist [553, 555] oder ob die Antikörper primär zu einer Schädigung der Vorderhornzellen führen. Bei letzterer Hypothese bleibt die Frage offen, inwieweit für Antikörper retrograde axonale Transportmechanismen möglich sind, wie sie am Beispiel des Adriamycinmodells bekannt sind [718]. Retrograder axonaler Transport von Immunglobulinen wurde in einem anderen Zusammenhang bereits von Borges [64, 65] nachgewiesen.

Die Polyneuropathiesyndrome bei Paraproteinämien haben aber aufgrund der hohen Spezifität der Antikörper entscheidende Hinweise für pathophysiologische Mechanismen bei Polyneuropathiesyndromen gegeben.

Trotz der einleuchtenden Hypothesen und klaren Untersuchungsergebnisse liegen für Paraproteinämien aber bisher keine einheitlichen Angaben über Häufigkeit der einzelnen Polyneuropathiesyndrome bei den jeweiligen Gammopathien vor. Ungeklärt ist ebenso, warum nicht bei allen Patienten, bei denen ein Paraprotein einer bestimmten Ig-Klasse auftritt, welches an ein bestimmtes Antigen am Nerven bindet, ein Polyneuropathiesyndrom ausgelöst wird. Ergebnisse von Cruz et al. [133a], die mit einem ELISA-Test Antikörper gegen Myelin untersuchten, fanden bei 50% von Patienten mit Paraproteinämien derartiger Antikörper. Umgekehrt wiesen 17% von Patienten mit Polyneuropathien ohne Paraproteinämie und 16% von 142 gesunden Blutspendern Antimyelin-Antikörper auf, so daß das Vorhandensein von Antikörpern gegen Myelin nicht unbedingt als pathologischer Befund gewertet werden muß.

Anhand der einzelnen Krankheitsbilder wird im Folgenden ein Überblick über die Formen von Polyneuropathiesyndromen bei multiplem Myelom, Makroglobulinämie Waldenström, Gammopathien („benigne Gammopathien") und Kryoglobulinämie gegeben.

4.3.1 Multiples Myelom

Die Angaben über die Häufigkeit von Polyneuropathien schwanken zwischen 3 und 39% [439]. Die betroffene Altersgruppe liegt zwischen 50 und 60 Jahren.

Die Polyneuropathiesyndrome treten vorwiegend im Verlauf der Erkrankung langsam schleichend auf. In erster Linie sind es sensomotorische, distal betonte symmetrische Polyneuropathien mit Bevorzugung der unteren Extremitäten. Nur selten besteht eine schwere Neuropathie bereits vor der Diagnose des Myeloms. Eine Korrelation zwischen der Ausprägung der Neuropathie und der Ausprägung des Myeloms fehlt [675].

Selten werden rein sensorische oder rein motorische Neuropathien beobachtet [341]. Eine immer wieder zitierte quadruplegische Form wurde von Bing und Neel [50], Hirnnervenbeteiligung des HN II, III und VII wurden von Camacho [96] beschrieben.

Im Liquor finden sind normale oder leicht erhöhte Eiweißwerte. Morphologisch handelt es sich vorwiegend um primär axonale PNP mit sekundärer Demyelinisierung, obwohl auch rein demyelinisierende Verläufe [366, 367, 679] beschrieben wurden. Mit Hilfe der Immunfluoreszenz läßt sich die Ablagerung von Immunglobulinen in den peripheren Nerven nachweisen [643]. Neuronenuntergang in den Spinalganglien, Hinterstrangsdegeneration, Chromatolyse von Vorderhornzellen werden beschrieben. Amyloidablagerungen werden im Rahmen sekundärer Amyloidosen beobachtet.

4.3.2 Multiples Myelom – osteosklerotische Form

Die osteosklerotische Form des multiplen Myeloms macht ca. 3% der Myelome aus und wird vorwiegend in Publikationen aus dem englischsprachigen Raum erwähnt.

Neurologische Komplikationen werden bei dieser Myelomgruppe in 50% gesehen [342, 439]. Die Altersgruppe umfaßt das 40–50. Lebensjahr, Männer überwiegen.

Es handelt sich um distal betonte symmetrische sensomotorische Polyneuropathien [494] mit Überwiegen der motorischen Komponente und Muskelatrophien, wobei schmerzhafte neuralgische Schmerzen im peripheren Abschnitt des PNS vorliegen können [342]. Der Beginn der Polyneuropathie liegt fast immer vor der Diagnose des Myeloms, der Verlauf ist langsam progredient mit Remissionen und Rezidiven.

Eine seltene Kombination eines osteosklerotischen Myeloms mit anderen Organmanifestationen wird als POEMS-Syndrom bezeichnet, welches seit 1974 [303] in der Literatur bekannt ist. Die Bezeichnung wurde 1980 von Bradwick [71] eingeführt, wobei auch der Ausdruck Crow-Furkase-Syndrom geläufig ist. Bisher sind etwa 50 ausreichend dokumentierte Fälle beschrieben [364]. Das Syndrom setzt sich aus folgenden Einzelsymptomen zusammen:

P Polyneuropathie, Papillenödem
O Organomegalie, Hepato-, Splenomegalie
E Endokrinopathie (Hypothyreose, Glukose-Intoleranz, Gynäkomastie, Impotenz)
M M-Gradient (Monoklonales Serum Protein, M-Gradient, osteosklerotische Knochenläsion)
S Skin-Hautveränderungen (Hyperpigmentierung, Verdickung, Hyperhydrose)

Immunologisch liegen beim POEMS-Syndrom vorwiegend Leichtkettenparaproteinämien vom Lambda-Typ vor. 1986 wurde ein Fall einer IgA-Paraproteinämie mit Kappa-Paraprotein beschrieben [301].

Bei osteosklerotischen Myelomen konnte keine Anti-MAG-Aktivität der Paraproteine beobachtet werden [262]. Der Multisystembefall beim POEMS-

Syndrom läßt schließen, daß Autoantikörper Oberflächenrezeptoren von neurogenem und endokrinem Gewebe erkennen und interferieren. Eine diesbezügliche Beschreibung von Autoantikörpern gegen animalisches Hypophysengewebe liegt vor [640].

Periphere Nerven bei osteosklerotischem Myelom mit oder ohne POEMS-Syndrom zeigen vorwiegend axonale Degeneration, De- und Remyelinisierung und eine generelle Reduktion von myelinisierenden Fasern. Selten können auch kleine mononukleäre Infiltrate im Epineurium vorkommen. Nervenzupfpräparate lassen axonale Degeneration und segmentale Demyelinisierung erkennen [340, 366].

4.3.3 Morbus Waldenström, Makroglobulinämie Waldenström

Obwohl das histologische Bild einem lymphoplasmozytischen Lymphom entspricht, wird die Erkrankung von den anderen Immunzytomen abgegrenzt, weil der M. Waldenström ein gut definiertes Krankheitsbild mit einer ausgeprägten Gammopathie darstellt [523].

Die Häufigkeit von Polyneuropathien wird mit 25–38% angegeben. Die betroffene Altersgruppe ist um 60a alt, Männer überwiegen.

Es bestehen vorwiegend distal betonte sensomotorische Polyneuropathien mit Überwiegen der sensorischen Komponente [439, 481]. Vereinzelt kommen Tremor und Muskelatrophien vor [482].

Eine polyradikulitisartige Verlaufsform wurde von Waldenström [684] beschrieben. Fraser [197], Lamarca [368] beobachteten eine multifokale Neuropathie mit Hirnnervenbeteiligung. Mononeuropathien, Entrapmentsyndrome und vegetative Neuropathien können vorkommen [286].

Der Zeitpunkt des Auftretens liegt bei 20% vor der Diagnose der hämatologischen Erkrankung, bei 80% handelt es sich um eine späte Komplikation. Das Liquoreiweiß ist häufig erhöht. Am peripheren Nerven finden sich vorwiegend Demyelinisierungen, selten rein axonale Neuropathien. Bei MAG-positiven Patienten lassen sich ultrastrukturell Ausweitungen der äußeren Myelinlamellen erkennen [598–600].

Immunologisch reagiert das Paraprotein vorwiegend mit dem MAG. Einerseits wird Bindung von Patientenseren an das gleiche Epitop [199], andererseits wird eine Bindung an unterschiedliche Glykolipide mit verschiedenen Epitopen, aber ähnlichem Molekulargewicht (23 kD) angenommen [364]. Reaktionen mit MAG konnten bisher nur bei IgM-Paraproteinen nachgewiesen werden [262].

Eine andere Arbeitsgruppe [679] konnte mit der Immunfluoreszenz IgM-Ablagerungen im Endoneurium demonstrieren. Ultrastrukturell lagen elektronendichte Depots von Immunglobulin im Endoneurium, um Kapillaren und in der Nachbarschaft einzelner Nervenfasern vor.

4.3.4 Monoklonale Gammopathien – „benigne Gammopathien"

Lediglich bei IgM-Paraproteinämien liegen Angaben über neurologische Komplikationen vor, deren Häufigkeit bei 6% [438, 439] liegt. Über die Häufigkeit neurologischer Störungen bei IgG- und IgA-Paraproteinen liegen keine Angaben vor.

Klinisch besteht eine distal symmetrische, sensomotorische Polyneuropathie, wobei Ataxie und Intentionstremor, bei anderen Polyneuropathien nur selten vorkommend, assoziiert sein können. Bei Paraproteinen der IgG- und IgA-Klasse kann die PNP eine chronisch progressive Form annehmen.

Rein motorische Formen („Rowland-Syndrom") werden beschrieben [465, 558, 595]. Umgekehrt können auch bei 4,8% von Vorderhornzellerkrankungen M-Proteine nachgewiesen werden. Die Verlaufsform der Polyneuropathien ist langsam schleichend, aber es sind auch rezidivierende Formen möglich [439, 442]. Das Liquoreiweiß ist leicht erhöht.

Therapeutisch wird neben immunsuppressiver Behandlung die Rolle der Plasmapherese unterschiedlich beurteilt [185, 259, 442]. Morphologisch liegen chronisch demyelinisierende Polyneuropathien vor. Elektronenoptisch besteht eine Ausweitung der äußeren Myelinlamellen, wie sie auch bei IgG-Paraproteinämien und M. Waldenström, experimentell allergischer Neuritis und chronisch rezidivierender Polyneuropathie beobachtet werden. Infiltrate mit mononukleären Zellen werden beschrieben [262]. Kappa-Leichtketten überwiegen. Übereinstimmend mit dem M. Waldenström zeigt das Immunglobulin eine Bindung an das MAG. Die Konzentration des MAG ist im Bereich der Schmitt-Lantermannschen Inzisuren besonders deutlich. IgM-Akkumulationen können auch im Endoneurium vorkommen.

4.3.5 Kryoglobulinämie

Kryoglobulinämien werden in essentielle [214] und sekundäre [90] Formen eingeteilt. Bei den essentiellen Formen sollen in 7% Polyneuropathien vorkommen. Kryoglobuline bestehen aus IgG, IgM oder beiden.

Die essentielle Form zeigt Polyneuropathien mit akut oder subakutem Auftreten und fast immer asymmetrische Verteilung, Beinbetonung und mit sensomotorischen Ausfällen [108, 468]. Gleichzeitig können Raynaud-Phänomene, Hautulzerationen, Pupura und Ecchymosen auftreten.

Bei malignen Lymphomen können sekundäre Kryoglobulinämien auftreten, wobei auch sensomotorische Polyneuropathien vorkommen [407]. Die Zuordnung der Polyneuropathie zum primären Krankheitsprozeß oder zur Kryoglobulinämie fällt dann schwer.

Mikroskopisch bestehen lymphozytäre und plasmozytäre perivaskuläre und perineurale Infiltrate. Auch sensible perineurale Perineuritiden („Sensory neuritis") mit atypischen fleckförmigen sensibeln Ausfällen [21, 429] wurde beschrieben. Nemni [468] beobachtete vorwiegend Vaskulitiden der kleinen und mittelgroßen epineuralen Gefäße. Mittels Immunfluoreszenz zeigten zwei von acht Biopsien IgM- und IgG-Bindung an endoneurale Gefäße. Axonale Degeneration und Demyelinisierung wurde bei der Assoziation eines multiplen Myeloms und Kryoglobulinämie beobachtet [679]. Ätiologisch werden 3 Faktoren für die Entstehung der Neuropathien bei Kryoglobulinämien verantwortlich gemacht: 1. intravasale Ablagerung von Kryoprotein, 2. Vaskulitis durch zirkulierende

Immunkomplexe [261], 3. Antikörperaktivität des Kryoglobulins [121]. CSF-Untersuchungen zeigten keine pathologischen Veränderungen.

4.4 Eigene Ergebnisse

Untersuchungen wurden bei Patienten mit soliden Tumoren, Leukosen und Lymphomen und Paraproteinämien durchgeführt. Eigene Ergebnisse werden mit den Literaturbeschreibungen verglichen.

4.4.1 Solide Tumoren

Patienten mit Lungenkarzinomen wurden auf das Vorliegen von Polyneuropathien zu verschiedenen Zeitpunkten der Erkrankung des Tumorleidens untersucht: Die Untersuchungen wurden über 8 Jahre durchgeführt. Die klinische Bewertung erfolgte mit einem *eigenen Score.* Die Beurteilung der Kraft erfolgte anhand der BMRC-(5)-Kriterien.

Tabelle 29. Eigene Patienten mit soliden Tumoren

		N
4.4.1.1	Klinische und elektrophysiologische Untersuchung zum *Tumordiagnosezeitpunkt*	46
4.4.1.2	Klinische Untersuchung der Patienten im Verlauf der *Tumorerkrankung*	
4.4.1.2.1	a) Lungenkarzinome	194
4.4.1.2.2	b) Mammakarzinome	117
4.4.1.2.3	c) Verschiedene solide Primärtumoren	82
4.4.1.3	*Fortlaufende Autopsieserie/Spinalganglien*	20
4.4.1.4	*Fortlaufende Autopsieserie/Rückenmark (thorakal/lumbal),* Beurteilung der Hinterstränge	105
4.4.1.5	Patienten mit *antineuralen Antikörpern (CANA)* und Kontrollgruppe	243
Hämatologische Systemerkrankungen		
4.4.2	Leukosen und Lymphome	
4.4.2.1	Leukosen	130
4.4.2.2	Lymphome	67
4.4.3	*Paraproteinämien*	27

Tabelle 30. Neuropathiescore

00	Subjektiv und objektiv keine Hinweise für Neuropathie
01	Subjektiv beschwerdefrei, ASR fehlen
02	Subjektiv beschwerdefrei, PSR, ASR fehlen
03	Subjektiv beschwerdefrei, Areflexie
04	Dysästhesien OE
05	Dysästhesien UE
06	Dysästhesien OE/UE
15	Dysästhesien, Schmerzen in den UE, distal
16	Distale Atrophien UE
17	Distale Atrophien OE
18	Vegetative Störungen
19	Trophische Störungen
20	Multifokaler Typ
30	Polyneuropathie und HN-Beteiligung
70	Polyradikulitis
80	Einzelnervenläsionen

4.4.1.1 Klinische und elektrophysiologische Untersuchung zum Tumordiagnosezeitpunkt

Prospektive Patientengruppe

Die Patienten wurden standardisiert untersucht (Protokoll), wobei Begleitkrankheiten, chronische Medikamenteneinnahme oder chronischer Alkoholkonsum registriert wurden. Autonome Beschwerden (Xerostomie, Tachykardie, Potenzstörungen und gastrointestinale Symptome), trophische Störungen (Schweißsekretionsstörungen, Veränderung der Körperbehaarung und des Nagelbetts, Hyperkeratosen) wurden erfaßt.

Elektrophysiologische Untersuchungen wurden nach Routinemethoden ausgeführt [345, 410]. Bestimmt wurde die motorische und sensible antidrome Nervenleitgeschwindigkeit (NLG) des N. medianus, die F-Wellen-Latenz, motorische NLG des N. peroneus und bei der prospektiv untersuchten Gruppe die sensible, orthodrome und temperaturkontrollierte Messung des N. suralis.

Das EMG wurde mittels konventioneller konzentrischer Nadelelektroden ausgeführt. Ausgewertet wurde der Mittelwert von zumindest 20 Aktionspotentialpaaren, der mit altersentsprechenden Normwerten verglichen wurde [410]. Als Normbereich wurden Abweichungen innerhalb plus oder minus 20% vom Normwert bezeichnet.

Der Zweck dieser Untersuchungsgruppe ist, das Vorkommen von PNS-Symptomen zum Tumordiagnosezeitpunkt, insbesondere ob und in welchem Ausmaß PNS-Symptome zur Entdeckung des Tumorleidens beitrugen, zu beantworten.

Die Untersuchungen wurden in zwei Serien ausgeführt. Serie 1a bei Patienten mit neuentdeckten Adenokarzinomen der Lunge, Serie 2b bei 22 neuentdeckten Lungenkarzinomen mit verschiedener Histologie.

4.4.1.1.1   Serie 1a

Serie von 24 Patienten mit Adenokarzinomen der Lunge. Diese wurden zum Tumordiagnosezeitpunkt klinisch und elektrophysiologisch untersucht. Subjektiv lagen bei den Patienten keine Beschwerden vor, die eine Polyneuropathie vermuten ließen.

Die Patientengruppe zeigte an den OE, bis auf die amplitudenreduzierten oder fehlenden sensiblen antidromen Nervenaktionspotentiale, unauffällige Befunde bei der motorischen NLG, während an den UE der N. peroneus fast durchweg pathologische Befunde im Sinne einer axonalen Polyneuropathie bot. Das EMG war lediglich bei einem Patienten neurogen. Myopathische Veränderungen traten nicht auf.

4.4.1.1.2   Serie 1b

Eine Gruppe von 22 klinisch und elektrophysiologisch untersuchten Patienten mit Lungenkarzinomen verschiedener histologischer Zuordnung, überwiegend Männer (M 19/F 3). Subjektive PNS-Beschwerden lagen bei 7 Patienten vor und bestanden aus radikulären Schmerzen T7/8 T5/6, Schmerzen und Peroneusparese bei Osteolyse des Capitulum fibulae, proximaler Schwäche, Wadenkrämpfen und vegetativen Störungen.

Die elektrophysiologischen Befunde gleichen im Verteilungstyp der Gruppe 4.4.1.1.1.

Der Einfluß der Gewichtsabnahme wurde bei 10 Patienten, die eine pathologische NLG des N. peroneus aufwiesen, untersucht. Bei 9 dieser Patienten war

Tabelle 31a. Elektrophysiologische Befunde bei Patienten mit Lungenkarzinomen zum Diagnosezeitpunkt (Serie 1a)

NLG	Normal	Pathologisch
N. medianus motorisch	21	3
N. medianus sensibel (antidrom)	11	13
N. peroneus motorisch	6	18
N. suralis sensibel (orthodrom)	16	8
EMG (M. deltoideus) quantitativ	23	1

Tabelle 31b. Vegetative Beschwerden bei 22 Patienten mit Lungenkarzinomen

Xerostomie	11 Patienten
Tachykardie	4 Patienten
Potenzstörungen	2 Patienten
Gastrointestinale Beschwerden	2 Patienten

(Bei einem Patienten Mehrfachsymptome möglich.)

Tabelle 32. Elektrophysiologische Befunde bei Patienten mit Lungenkarzinomen zum Diagnosezeitpunkt (Serie 1b)

NLG/Befunde	Normal	Pathologisch
N. medianus motorisch	15	7
N. medianus sensibel	12	10
N. peroneus motorisch	12	10

Tabelle 33. Einfluß der Gewichtsabnahme auf elektrophysiologische Befunde

Alter	Gewichtsabnahme	dL	MAP	NLG	Begleitkrankheiten
45 a	10 kg	4.2	2.5	path.	Alk.
52 a	10 kg	4.1	6.0	n.	—
53 a	16 kg	5.6	2.0	path.	Alk.
61 a	30 kg	5.2	0.5	path.	B 2
64 a	13 kg	3.9	12.0	n.	Alk.
66 a	15 kg	4.5	6.0	n.	
68 a	8 kg	4.2	5.0	path.	
69 a	10 kg	4.9	2.5	path.	
72 a	10 kg	3.7	6.0	n.	

dl distale Latenz, *MAP* Summenpotential, *NLG* Nervenleitgeschwindigkeit, *path.* pathologisch, *n.* normal, *Alk.* chronischer Alkoholismus, *B2* Zustand nach Billroth 2

das Körpergewicht um mehr als 10% vom Ausgangswert reduziert. Allerdings lagen bei 4 Patienten Begleitkrankheiten vor, die eine Ursache der Neuropathie darstellen könnten.

Aus den Gruppen 4.4.1.1.1 und 4.4.1.1.2 ergeben sich folgende Aspekte:

PNS-Symptome liegen vorwiegend als subklinische Neuropathie vor, d. h. nur die Verwendung elektrophysiologischer Methoden läßt eine beinbetonte Polyneuropathie vom axonalen Typ erkennen. In beiden Gruppen betrug die Häufigkeit 61%.

Patienten mit einer Gewichtsabnahme von über 10% vom ursprünglichen Körpergewicht weisen in der NLG zu 90% pathologische Befunde auf. Die EMG-Untersuchung zeigte keinen einzigen Fall eines myopathischen Gewebsbefundes.

Die Auswertung der autonomen Symptome in einer Untergruppe (4.4.1.1.2) zeigte das Vorkommen autonomer Störungen, für die ätiologisch keine Erklärung vorhanden ist.

4.4.1.2 Klinische Untersuchung der Patienten im Verlauf der Tumorerkrankung

Diese Gruppe befaßt sich mit dem Vorkommen von Polyneuropathien im Verlauf der Tumorkrankheit.

4.4.1.2.1 Lungenkarzinome

Die Patienten wurden wegen verschiedener neurologischer Symptome wie ZNS-Beschwerden (69%), spinaler Symptome (22%), neuromuskulärer Symptome (8%), Hirnnervenausfällen (16%) zugewiesen.
Die Untersuchung wurde nach oben angeführten Scores ausgeführt.

Von den 194 untersuchten Patienten wurden 39 auch initial untersucht. Die Ergebnisse dieser Gruppe wurden mit der Gesamtgruppe verglichen, um der Frage nachzugehen, inwieweit initiale PNS-Symptome und PNS-Symptome im Verlauf des Tumorleidens differieren.
79/194 (40%) der untersuchten Patienten zeigten keine PNS-Symptome. 12 (30%) der initial untersuchten Patienten wiesen keine PNS-Symptome auf. Zählt

Tabelle 34. Altersverteilung der Patienten mit Lungenkarzinomen

Alter	Zahl	%
30–40 a	5	2
40–50 a	22	11
50–60 a	65	33
60–70 a	64	32
70–80 a	43	17
80–90 a	4	2

Geschlechtsverteilung: M 149/F 45, mittleres Alter 61 a

Tabelle 35. Klinische Befunde bei Patienten mit Lungenkarzinomen

Symptom	(Score)	Zahl	% Gesamt (N = 194)	Initial	Initial % (N = 39)
Neurologisch. OB	00	79	40	12	30
ASR fehlen	01	35	18	5	12
ASR, PSR fehlen	02	33	17	8	20
Areflexie	03	20	10	5	12
Dysästh. OE	04	2	1	—	—
Dysästh. UE	05	4	2	—	—
Dysästh. OE/UE	13	4	2	—	—
Sensorische Neuronopathie		1	0.5	1	2
Parästh. Sohle		1	0,5	1	2
Atrophie OE		7	3.6	3	7.6
Atrophie UE		13	6	3	7
Vegetative Störungen		1	0,5	—	—
Trophische Störungen		6	3	—	—
Multifokale PNP		1	0,5	—	—
Polyradikulitis		—	—	—	—
Einzelnervenläsion		8	4,1	2	5

man die Gruppen mit fehlenden Reflexen (Zufallsbefund) hinzu, so ergibt sich eine Zahl von 167 Patienten (85%) bei der Gesamtgruppe und von 30/39 Patienten (76%) bei den initial Untersuchten. Gefühlsstörungen vorwiegend an den UE (2%) beziehungsweise an allen 4 Extremitäten (2%) stellen die subjektiven Hauptsymptome dar. Trophische Störungen lagen in 3% und distal betonte Atrophien der UE in 6% vor.

Bei 8 Patienten (4%) lagen Einzelnervenläsionen vor (N. radialis, N. peroneus), vermutlich als lokale Druckläsion bei Neuropathie durch Chemotherapie ohne Hinweis für eine multifokale Neuropathie.

Ein Fall einer multifokalen Neuropathie und ein Patient mit sensorischer Neuronopathie in Assoziation mit zirkulierenden antineuralen Antikörpern stellten klinisch schwerwiegende, vermutlich paraneoplastische Neuropathieformen dar. Eine Polyradikulitis kam nicht zur Beobachtung.

4.4.1.2.2 Mammakarzinome (N = 117)

117 Patientinnen mit Mammakarzinomen wurden zu verschiedenen Stadien ihres Tumorleidens auf PNS-Symptome untersucht. Das mittlere Alter betrug 58,7 Jahre (R = 26–81a). Von diesen waren 52 Patientinnen (44%) ohne objektive oder subjektive PNS-Symptomatik. Bei 56% der Patientinnen lagen PNS-Symptome vor.

Das Beschwerdebild von Patienten mit Mammakarzinomen ist damit aber noch nicht erschöpfend dargestellt; spinale Symptome, Querschnittsläsionen und Wirbelsäulenschmerzen stellen eine der Hauptsymptome von PNS-Läsionen dar.

Von der analysierten Gruppe lagen Querschnittsläsionen bei 8 Patientinnen (T6, T8, T9/10), Konus-Kauda-Symptome bei 3 Patientinnen, radikuläre Schmerzen, fast immer der Ausdruck einer lokalen Osteolyse, bei 30 Patientinnen (HWS: 9, BWS 9, LWS 12) vor.

Diffuse, nicht segmental zuordenbare WS-Schmerzen lagen im HWS (3), im BWS (3) und im Lumbosakralabschnitt (2) der WS vor. Besonders letztere

Tabelle 36. Periphere Nervenläsionen bei Mammakarzinomen

	N	%
Reflexstörungen (ASR, PSR)	28	23,9
(Areflexie)	4	3,5
Sensibilitätsstörungen	4	3,5
Multifokale PNP	5	4,2
Ausgeprägte Atrophie	2	1,7
Trophische Störungen	2	1,7
Multifokale Verteilung	2	1,7
Hirnnervenbeteiligung	4	3,5
Plexus brachialis	13	11,1
Plexus brachialis (post. radiationem)	4	3,5
Einzelnerven	11	9,4

Schmerzzustände sind oft der erste Hinweis für einen lokalen destruierenden Prozeß.

Mammakarzinome zeigen häufig einen langen Krankheitsverlauf und infolgedessen ein breites und unterschiedliches Spektrum von PNS-Läsionen. Es besteht ein häufiger Befall des Plexus brachialis und radikuläre oder diffuse Wirbelsäulenschmerzen. Paraneoplastische Symptome, insbesondere zum Krankheitsbeginn, liegen bei dieser Tumorart nicht vor.

4.4.1.2.3 Verschiedene andere Tumoren (N = 82)

Neben den Lungen- und Mammakarzinomen, deren Charakteristika dargestellt wurden, wurden auch Patienten mit anderen Primärtumoren auf PNS-Läsionen untersucht. Diese Gruppe besteht aus 82 Tumoren mit einem mittleren Alter von 60,2 Jahren (R 29–83) und einer Geschlechtsverteilung von F 38/M 44. Folgende Primärtumoren lagen vor:

Tabelle 37. Andere untersuchte solide Tumoren

		N
Weiblicher Genitaltrakt		11
Uterus	5	
Ovar	5	
Vulva	1	
Hypernephrom		10
Verdauungstrakt		11
Kolon	7	
Rectum	2	
Ösophagus	2	
Doppelkarzinome[a]		10
Prostata		9
HNO-Trakt		8
Pharynx	3	
Tonsille	2	
Zunge	2	
Larynx	1	
Uvula	1	
Melanom		8
Thymom und Mediast. Tumor		5
Unbek. Primum		5
Mesotheliom		3
Sarkome		2
		82

[a] Tumor, der für neurologische Beschwerden verantwortlich ist, nicht zuordenbar

Lediglich bei zwei Patienten mit Thymomen waren neuromuskuläre Übertragungsstörungen der erste Hinweis für den Tumor. 42/82 (51%) der Patienten zeigten subjektiv und objektiv keine Hinweise für periphere Nervenläsionen.

Tabelle 38. Periphere Nervenläsionen bei verschiedenen anderen Tumoren

	N	%
Reflexstörungen		
(ASR, PSR)	21	25,6
(Areflexie)	4	4,8
Sensibilitätsstörungen	4	4,8
Multifokale PNP	1	1,2
Hirnnervenbeteiligung	2	2,4
Einzelnervenläsion	7	8,5

Radikuläre Symptome lagen bei 3 Patienten vor, Querschnittsläsionen bei 4 Patienten. Bei 2 Patienten entwickelte sich das Bild einer spinalen Ataxie, wobei eine autoptische Untersuchung aber fehlt und somit eine Strangdegeneration nicht sicher von einer spinalen Kompression abgegrenzt werden kann.

4.4.1.3 Morphologische Untersuchungen

Bei 20 Patienten mit Lungenkarzinomen wurden im Rahmen der Autopsie die Spinalganglien (L1) untersucht. Histologisch erfolgte die Untersuchung nach Paraffineinbettung in 2 μm dicken Schnitten. Zur Erfassung der morphologischen Veränderungen im Gewebe wurde eine semiquantitative Beurteilung der Neuronen des Spinalganglions ausgeführt. 100 Nervenzellen wurden beurteilt und die Zahl der Satellitosen (mehr als 4 Gliazellen um das Neuron) und für das untersuchte Gesichtsfeld die Zahl der Körbchen („Residual nodes of Nageotte") erfaßt.

Auf die durchmesserorientierte Analyse der Zellgrößen wurde wegen fixationsbedingter Artefakte und mangelnder Daten über die normal und altersentsprechende Zellgrößenverteilung verzichtet [604].

Ziel der Untersuchung war die Erfassung der Spinalganglienveränderungen in einer unselektierten Gruppe von Lungenkarzinompatienten und der Vergleich mit autonomen Ganglien (Grenzstrang/Plexus solaris) und des Rückenmarks und Hirnmetastasierung.

Spinalganglienveränderungen lagen in allen Altersgruppen vor. Die schwersten Veränderungen (> 20% Satellitosen und/oder > 10% Körbchen) sind in Tabelle 39 angeführt.

In keinem Fall konnten entzündliche Veränderungen der Spinalganglien festgestellt werden. Die Gruppe der Patienten mit den schwersten Spinalganglienveränderungen (Zelluntergänge, Satellitosen: „Residual nodes of Nageotte") ist altersunabhängig und weist eine Reihe von Begleitkrankheiten oder Therapieformen auf, die eine Beurteilung der Veränderungen im Zusammenhang mit dem Malignom unmöglich machen.

Tabelle 39. Untersuchung der Spinalganglien von Patienten mit Lungenkarzinom; Vergleich mit Befunden an autonomen Ganglien, spinaler und zerebraler Metastasierung

		Spinalganglienveränderungen				
Patienten-alter	Karzinom	Satellitosen	Körbchen	Autonome Ganglien	RM	Gehirn
45	PE	12	5	—	—	—
48	KZ	17	11	—	Hinterstrang-degeneration	—
49	PE	10	2	—	—	Metastasen
51	AD	24	9	Meta	—	—
58	AD	34	6	—	Hinterstrang-degeneration	—
60	KZ	10	4	—	—	—
66	AD	44	12	—	Vorderhorn-degeneration	—
68	PE	2	8	—	Seitenstrang-degeneration	—
70	AD	35	12	—	—	—
72	KZ	58	10	Li.	Hinterstrang-degeneration	–
73	KZ	2	2	Li.	Hinterstrang-degeneration Vorderhorn-degeneration	— —
73	PE	9	12	—	Vorderhorn-degeneration	—
76	AD	20	5	—	—	—
76	PE	20	5	Li.	—	—
77	AD	14	2	Meta	—	—
79	PE	14	4	—	—	—
82	AD	9	0	—	—	—
83	AD	7	4	—	—	Metastasen
84	GZ	2	0	—	Hinterstrang-degeneration	—
85	AD	12	6	—	Hinterstrang-degeneration	Metastasen

PE Plattenepithelkarzinom, *KZ* kleinzelliges Lungenkarzinom, *AD* Adenokarzinom, *GZ* großzelliges Karzinom, *Li* Lymphozyteninfiltration

4.4.1.4 Spinale Läsionen

Das Rückenmark kann bei Malignompatienten durch spinale Kompression, intramedulläre Metastasierung [164, 239, 708], Myelitis [242, 420], im Rahmen der Therapie [79, 210] als Vorderhornzelldegeneration [486, 487], im Rahmen einer Poliomyelitis [283] oder durch Degeneration von aufsteigenden und absteigenden Bahnsystemen betroffen sein [236]. Ziel dieser Analyse war es, in

Tabelle 40. Spinalganglienbefunde: Korrelation Begleitkrankheiten/Therapie/Überlebenszeit

Alter	Ge-schlecht	Dia-gnose	Neuropathie	Klin. Neurol.	Begleit-krank-heiten	Therapie	ÜLZ
48	M	PE	Hinterstrang-degeneration	Sensomotorische PNP	—	CH/R	19
51	F	AD	Beinbet. PNP	—	—	—	2
58	M	AD	—	—	—	OP	27
66	M	AD	—	—	Alk	OP	27
70	F	AD	H. Zoster	—	TBC	OP/CH	12
72	M	KZ	—	Sensomotorische PNP	TBC, ALK	—	1
76	M	AD	—	—	BK	—	1
76	M	PE	—	—	—	—	1

Alk chronischer Alkoholismus, *TBC* Tuberkulose, *CH* Chemotherapie, *R* Strahlentherapie, *OP* Operation, *BK* Blasenkarzinom, *ÜLZ* Überlebenszeit in Monaten

Tabelle 41. Spinale Befunde bei Patienten mit Lungenkarzinomen

	N	%
Nicht vorliegend	2	
Normal	77	77
Hinterstrangläsion	21	21
Metastase	1	1
Vorderhornzelldegeneration	7	7
Pyramidenbahnläsion	2	2

Bei einem Patienten Mehrfachbefunde möglich

einer fortlaufenden Serie von Patienten mit Lungenkarzinomen das Rückenmark auf das Vorliegen von Strangdegenerationen zu untersuchen. Hinterstrangsläsionen treten allerdings nicht nur bei der sensorischen Neuronopathie auf, sondern können bei sensomotorischen Polyneuropathien als „dying back" Phänomen auftreten, weswegen diese Ergebnisse in diesem Kapitel behandelt werden.

Das Rückenmark (Thorakal- und Lumbalmark) wurde in einer fortlaufenden unausgewählten Serie von Patienten mit Lungenkarzinomen mit Standardmethoden untersucht. Die histologische Zuordnung der Lungentumoren war: 43 Plattenepithelkarzinome, 31 Adenokarzinome, 28 kleinzellige und 3 großzellige Karzinome.

Die Patientenzahl betrug 105, das mittlere Alter 67,6 Jahre (R: 40–87), die Geschlechtsverteilung 82 Männer, 23 Frauen.

4.4.1.4.1   Hinterstrangläsion

Bei 21 Patienten lagen Hinterstrangläsionen verschiedener Ausprägungsgrade vor. Lediglich bei 5 dieser Patienten konnten Begleitkrankheiten ausgeschlossen werden, bei 2 weiteren wurde Chemotherapie mit neurotoxischen Substanzen verabreicht, so daß möglicherweise eine toxische Genese in Frage kommt.

Die Hinterstrangläsion zeigte in keinem Fall spezifische klinische Symptome. Lediglich einer dieser 3 Patienten wies keine Faktoren außer dem Malignom auf, die eine Ursache für die Hinterstrangläsion darstellen könnten. Die Überlebenszeit dieser 3 Patienten lag zwischen einem und drei Monaten.

4.4.1.4.2   Metastase

Bei einem Patienten mit Adenokarzinom der Lunge lag eine intraspinale Metastase im thorakolumbalen RM vor. Klinisch wurde die Gehverschlechterung des Patienten mit dem schlechten Allgemeinzustand des Patienten erklärt. Strahlenbedingte spinale Läsionen [336] wurden in dieser Serie nicht festgestellt.

4.4.1.4.3   Vorderhornzelldegeneration

Vorderhornzelldegeneration in Form von Chromatolysen, Satellitosen und Neuronophagie lag bei 7 Patienten vor. Davon scheiden zur Beurteilung 6 Patienten aus, weil entsprechende Begleitkrankheiten vorlagen. Lediglich bei einer 82jährigen Patientin, die an einem Pflasterzellkarzinom litt, konnten außer einer latenten Lues-Serologie keine Begleitkrankheiten gefunden werden. Sie wies aber keinerlei diesbezügliche neurologische Symptome auf. Entzündliche Veränderungen in der grauen Substanz des Rückenmarks lagen nicht vor.

4.4.1.4.4   Pyramidenbahnläsion

Marklichtung der Pyramidenvorder- und Seitenstränge im Thorakal- und Lumbalmark lag bei 2 Patienten vor. Bei einem Patienten war seit Jahrzehnten eine spastische Spinalparalyse bekannt, bei einer Patientin fand sich lediglich Lichtung („Pallor") der Pyramidenseitenstränge. Sie wies langjährigen Diabetes auf, zeigte diesbezüglich keine neurologischen Symptome.

Tabelle 42. Hinterstrangläsionen. Vergleich mit Therapie, Gewichtsabnahme, Symptomen und Überlebenszeit

Alter	Ge-schlecht	Diagnose	Therapie	Gewichts-abnahme	Symptome	Zeitraum Diagnose/ Tod
62	M	SCLC	0	—	0	1 Monat
75	M	Adenokarzinom	0	> 10%	Areflexie	1 Monat
76	M	Adenokarzinom	0	> 10%	Muskelkrämpfe	3 Monate

Die Untersuchungsergebnisse zeigen, daß Läsionen der Hinterstränge und Pyramidenbahnen bei insgesamt 23 Patienten vorkamen. Unter Berücksichtigung der Begleitfaktoren reduziert sich diese Zahl aber auf einen Patienten mit einer Hinterstrangläsion, bei der keine andere Erklärung als das Malignom gefunden wurde. Lediglich ein Patient zeigte als Zufallsbefund bei der Autopsie eine intraspinale Metastase, die aber klinisch nicht festgestellt wurde.

4.4.1.5 Antineurale Antikörper

Sera von 153 Patienten mit Lungenkarzinomen wurden auf das Vorliegen von zirkulierenden antineuralen Antikörpern (CANA) untersucht. Bei 21 Patienten konnten mittels Immunfluoreszenz Antikörper gegen Neurone (Purkinje-Zellen, Kortex- und Vorderhornzellen) nachgewiesen werden. Die Methoden und Ergebnisse dieser Studie wurden bereits veröffentlicht [252]. Der Zweck der Untersuchung war die Reaktivität von CANA mit PNS-Strukturen zu untersuchen und die mögliche reaktive Determinante des Antigens zu lokalisieren.

Klinisch lagen bei den 21 Patienten 1 Fall einer subakuten sensorischen Neuropathie und bei 8 anderen Patienten subklinische Neuropathien mit Reflexstörungen und ohne subjektive PNS-Beschwerden vor.

Die Seren der CANA-positiven Patienten wurden auch auf Reaktivität mit Antigenen in peripheren Nerven untersucht, wobei mittels indirekter Immunfluoreszenz (IIFT) Gefrierschnitte (längs und quer) und Faserzupfpräparate untersucht wurden.

Kontrollen wurden mit 38 CANA-negativen SCLC-Seren, 94 Non-SCLC-Seren, 30 Normalpersonen und 30 Seren von Patienten mit verschiedenen neoplastischen Erkrankungen und 30 Seren von Patienten mit verschiedenen neurologischen Erkrankungen ausgeführt.

Methodik

Serum von Patienten wird mittels des indirekten Immunfluoreszenztests (IIFT) auf das Vorliegen von Antikörpern untersucht. Auf 5 µm dicken Gefrierschnitten von Kleinhirn, Großhirnrinde, Rückenmark, Spinalganglien und peripheren Nerven (N. femoralis) wurden die Färbungen durchgeführt. Das Material wurde mit Serumverdünnungen von 1:50 bis 1:1600 in Phosphatpuffer pH 7.2 für 30 min inkubiert. Nach dreimaliger Spülung in Phosphatpuffer werden die Schnitte mit monoklonalen Antihuman-IgG, -IgM, -IgA, -IgD, -IgE, Ziegenantikörpern, die Fluoreszeinisothiozyanat (FITC) konjugiert waren, abermals für 30 Minuten inkubiert. Verdünnung der Sekundärantikörper beträgt 1:100 für IgG und IgM und 1:50 für die anderen. Die Präparate werden mit einem Fluoreszenzmikroskop mit Filter für FITC ausgewertet.

Zusätzlich wurden antikörperpositive und -negative Sera auf ihre Reaktivität mit Nervenzupfpräparaten untersucht. Dazu wurden einzelne Faszikel des N. femoralis in Serumverdünnungen bei Raumtemperatur 2 Stunden inkubiert. Nach ausgiebigem Spülen in Puffer wurden die Faszikel ebendort zu Einzelfasern gezupft. Das weitere Vorgehen (Sekundärantikörper, Auswertung) erfolgt wie oben beschrieben. Reaktionen der Antikörper mit extraneuronalen Strukturen wie Leber oder Niere konnten nicht nachgewiesen werden.

Direkte Immunfluoreszenz des Lungentumors

Gewebe von kleinzelligen Lungenkarzinomen wurde bioptisch bei 8 CANA-positiven Patienten mit 12 CANA-negativen Patienten gewonnen und mittels direkten Immunfluoreszenztest auf In-vivo-Ablagerung von antineuralen Antikörpern untersucht.

Patientengruppen

Sowohl Patienten mit Tumoren als auch Patienten mit neurologischen Erkrankungen ohne Tumoren und eine gesunde Kontrollgruppe wurden auf das Vorliegen der zirkulierenden antineuronalen Antikörper (CANA) gegen ZNS- und PNS-Strukturen untersucht. Die klinische Untersuchung der Patienten erfolgte nach den eingangs angeführten Richtlinien anhand des eigenen Neuropathie-Scores und den Richtlinien der BMRC (5). Teilergebnisse wurden bereits publiziert [170, 252, 257, 527].

Ergebnisse

Der Nachweis antineuronaler Antikörper gegen Purkinjezellen, Kortexneurone, Spinalganglienneurone wird von mehreren Arbeitsgruppen [15, 84, 230, 238, 644] für die Ursache paraneoplastischer ZNS- (subakute zerebellare Degeneration, visuelle Dysfunktionen, Opsoklonus) und PNS-Symptome, wie beispielsweise die sensorische Neuronopathie [230], gehalten. Zahlreiche Fallberichte wurden zu diesem Thema veröffentlicht und die Spezifität der Befunde betont.

Die eigenen Untersuchungen befaßten sich mit den Untersuchungen von Seren von Patienten mit Lungenkarzinomen (N = 153), anderen neoplastischen Prozessen (N = 30), Seren von Patienten mit verschiedenen neurologischen Erkrankungen (N = 30) und gesunden Normalpersonen (N = 30).

Die Antikörper wurden entweder der IgG- oder der IgM-Klasse zugeordnet. Weder eine Änderung der Immunglobulinklasse noch eine signifikante Änderung des Antikörpertiters konnte während des Krankheitsverlaufes trotz Chemotherapie beobachtet werden.

Die Ergebnisse zeigten, daß CANA in einem hohen Prozentsatz bei Patienten mit kleinzelligen Lungenkarzinomen (36%) vorliegen, aber dabei nur ein Patient von 21 CANA-positiven Patienten (5%) tatsächlich eine neurologische Symptomatik aufwies, die im Rahmen eines paraneoplastischen Geschehens zu interpretieren war, so daß dieser Zusammenhang keine Korrelation mit dem Auftreten von paraneoplastischen neurologischen Prozessen wahrscheinlich erscheinen läßt.

Bei anderen neoplastischen Krankheitsprozessen lag bei einer Patientin mit metastasierendem Melanom CANA-positives Serum wiederholt vor. Paraneoplastische neurologische Syndrome traten bei der Patientin aber nicht auf.

Ein Patient mit einer akuten Polyradikulitis wies zu Beginn der Erkrankung eine biklonale (IgG, IgM) Paraproteinämie auf, die nach wiederholter Plasma-

Tabelle 43. Zirkulierende antineuronale Antikörper (CANA) bei Tumoren und verschiedenen neurologischen Erkrankungen

	N N	ZNS IgG	– POS IgM	SZ
Tumoren				
Lungentumoren	153	16	5	21
kleinzellig	59	16	4	20
Plattenepithel	42	—	—	—
Adeno	45	—	—	—
großzellig	3	—	—	—
undifferenziert	1	—	—	—
Carcinoid	3	—	—	—
Thymom	2	—	—	—
Pankreaskarzinom	1	—	—	—
Rektumkarzinom	7	—	—	—
Ovarialkarzinom	2	—	—	—
Mammakarzinom	7	—	—	—
Fibrosarkom	1	—	—	—
Melanom	2	—	1	1
M. Hodgkin	5	—	—	—
Non-Hodgkin-Lymphom	3	—	—	—
Neurologische Erkrankungen				
Alzheimer-Demenz	2	—	—	—
Enzephalitis (viral)	1	—	—	—
Kleinhirnatrophie	2	—	—	—
Kryoglobulinämie mit Polyneuropathie	1	—	—	—
Lambert-Eaton-Syndrom	1	—	—	—
Motor neurone disease	6	—	—	—
Myasthenia gravis	1	—	—	—
Myositis	1	—	—	—
Paraproteinämie	1	—	—	—
Parkinson-Syndrom	3	—	—	—
Polyneuropathie unklarer Genese	1	—	—	1
Polyradikulitis	7	—	1[a]	1[a]
Zerebraler Insult	3	—	—	—
Gesunde Kontrollgruppe	30	—	—	—

[a] Serum reagiert auch mit extraneuronalen Strukturen wie Leber- oder Nierengewebe. *ZNS-POS* Reaktion mit Purkinjezellen und Stratum moleculare, *SZ* Reaktion mit Schwannzellkernen

pherese wieder verschwand. Gleichzeitig mit der Paraproteinämie ließen sich CANA im Serum nachweisen, die ebenso wie die Paraproteinämie nach klinischer Besserung nicht mehr nachweisbar waren. Bell [43] vermutete ein gemeinsames Antigen zwischen dem PNS und dem Tumor und konnte mittels Immunfluoreszenztechnik an der Schwannzelle positive Resultate erbringen.

Der Zweck der eigenen Untersuchungen am PNS war es, einerseits festzustellen, inwieweit CANA-positive Seren mit PNS-Strukturen reagierten, und zweitens, ob die antineuralen Antikörper in vivo in der Lage sind, in die peripheren Nerven einzudringen, insbesondere die Blutnervenschranke zu überwinden [469].

20 von 21 positiven CANA-Seren reagierten im Gefrierschnitt des peripheren Nerven mit dem Kern der Schwannzelle und zeigten eine feingesprenkelte Immunfluoreszenz. Zytoplasma, Zellmembran, Axone, Perineurium, Endoneurium und Gefäße zeigten keine Anfärbung.

Die Nervenzupfpräparate zeigten nach mehrstündiger Inkubation in CANA-Seren keine Anfärbung der Schwannzellen [257]. Nur CANA-positive Patienten zeigten eine positive Reaktion mit peripheren Nerven, wobei die Sera in den Gefrierschnitten mit den Kernen der Schwannzellen reagierten. Positivkontrollen wurden mit Leu-7 und S-100 durchgeführt.

Die Frage des Eintritts von CANA in das ZNS und PNS ist bisher ungeklärt. Unsere Nervenzupfpräparationen lassen im Unterschied zu den Gefrierschnitten keine Anfärbung der Schwannzellen erkennen, womit die biologische Wirkung der CANA an peripher nervösen Strukturen fraglich bleibt.

Mögliche Schwannzellepitope wurden bisher nur im Tiermodell [403, 548, 603] untersucht, so daß über mögliche Kreuzreaktionen von CANA mit Schwannzellantigenen zum gegenwärtigen Zeitpunkt keine Aussagen gemacht werden können.

Zusammenfassend lassen die eigenen ausgedehnten und systematischen Untersuchungen den diagnostischen Wert von antineuralen Antikörpern im Zusammenhang mit neurologisch-paraneoplastischen Syndromen fraglicher erscheinen. Möglicherweise wird durch Immunoblotting-Methoden oder durch ultrastrukturelle Lokalisation der Antigene mehr Spezifität des Phänomens zu erwarten sein. Eindeutige diesbezügliche Ergebnisse stehen aber noch aus.

4.4.2 Leukosen und Lymphome

4.4.2.1 *Leukosen*

80 Patienten mit ALL wurden neurologisch untersucht und die Krankengeschichte retrospektiv ausgewertet. Bei 16 Patienten (mittleres Alter: 30,5 a, Median 25,5 a, Geschlechtsverteilung: M 9/F 7) lagen Hirnnerven- oder PNS-Ausfälle vor.

Polyneuropathien wurden bei 9 (11,2%) Patienten festgestellt, bei einer Patientin lag eine polyradikuläre Verteilung vor, die insgesamt bei ALL selten zu beobachten ist. Im Krankheitsverlauf sind Polyneuropathien bei dieser Leukoseform sekundär und oft therapiebedingt.

Bei M4/M5-Leukosen kommen vorwiegend radikuläre Ausfälle bzw. multifokale Neuropathien vor [247, 359]. In der eigenen Serie von 50 Patienten mit M4/M5-Leukosen lagen schwere multifokale Neuropathien bei 4/50 Patienten vor (8%).

Tabelle 44. PNS-Ausfälle bei Patienten mit ALL

Symptome	N	%
I	–	
II	1	1,2
III, IV, VI	4	5
V sens	2	2,5
V mot.	–	
VII uni	3	3,8
VIII bi.	1	1,2
VIII	1	1,2
IX, X	–	
XI	–	
XII	–	
Polyneuropathie	5	6,3
Areflexie	2	2,5
Parästhesien	1	1,2
Polyradikulitis	1	1,2

4.4.2.2 Lymphome

63 Patienten mit M. Hodgkin- und Non-Hodgkin-Lymphomen wurden untersucht. Symptome von seiten des PNS wurden in folgender Verteilung beobachtet:

Tabelle 45. PNS-Symptome bei Lymphomen (N = 63)

	N	%
Ohne PNS-Symptome	28	44
Reflexanomalien	13	20
Sensibilitätsstörungen	16	25
Multifokale Verteilung	3	4
HN-Beteiligung	1	1,5
Plexus brachialis	2	3,1
Plexus lumbalis	2	3,1
Polyradikulitis	1	1,5

Klinisch lag in keinem Fall der Hinweis für eine infiltrative Nervenläsion vor. Von subjektiver Bedeutung waren lediglich Sensibilitätsstörungen, Beteiligung des Plexus brachialis und lumbalis und HN-Befall. Eine Patientin wies eine Polyradikulitis auf, die die Asbury-Kriterien [22] erfüllte.

Von diagnostisch richtungsweisender Bedeutung war lediglich eine symmetrische sensomotorische Polyneuropathie bei einer Patientin mit angioimmunoblastischem Lymphom und ein Plexus brachialis-Befall als Erstsymptom bei einem Patienten mit lymphoblastischem Lymphom.

Im Verlauf der Behandlung nehmen objektivierbare neurologische Störungen durch die neurotoxische Therapie im allgemeinen zu, ohne unbedingt mit Beschwerden verbunden zu sein.

Autoptische Untersuchungen [321, 673] zeigen einen wesentlich höheren Befall der peripheren Nerven bei Lymphomen. Der Grund für diese Diskrepanz ist nicht klar, möglicherweise handelt es sich um eine terminale Zellausschwemmung. Bioptische Studien über das PNS im Rahmen von hämatologischen Systemerkrankungen liegen nur als Fallberichte vor und lassen keine Schlüsse über den tatsächlichen Befall zu.

4.4.3 Paraproteinämien

Eigene Untersuchungen umfassen Plasmozytome und Paraproteinämien jeweils zum Diagnosezeitpunkt. Die klinische Untersuchung wurde durch Nervenleitgeschwindigkeitsmessungen ergänzt (Tabelle 46).

Bei Plasmozytomen lagen bei 3 Patienten sensomotorische Beschwerden in den distalen Extremitätenabschnitten vor, eine 70jährige Patientin litt an einer schweren multifokalen Neuropathie, die durch Plasmapherese und Chemotherapie gebessert werden konnte.

Paraproteinämien zeigten in 4 Fällen sensomotorische symmetrische Neuropathien, bei einem Patienten lagen polyradikuläre Ausfälle vor.

Die eigene Untersuchung zeigte weder einen besonderen Typ der Neuropathie bei Plasmozytomen und Paraproteinämien noch eine gehäufte PNP-Inzidenz zum Diagnosezeitpunkt des hämatologischen Leidens.

4.5 Zusammenfassung

Die Analyse des eigenen Krankengutes läßt folgende Aussagen im Vergleich mit der Literatur zu:

1. Polyneuropathien zum Tumordiagnosezeitpunkt. Die Polyneuropathie als Erstsymptom eines Tumorleidens ist bei soliden Tumoren unwesentlich. Unter Zuhilfenahme elektrophysiologischer Methoden [452, 648] erhöht sich zwar der Anteil an subklinischen Neuropathien (61% in unserer Serie), die aber für die Patienten ohne subjektive Symptomatik sind und keine Charakteristika aufwiesen, die für ein Tumorleiden spezifisch sind.
2. Polyneuropathien während des Tumorleidens. 40% von Lungenkarzinompatienten, die während ihrer Malignomerkrankung untersucht wurden, zeigen objektiv keine Hinweise für eine Läsion des PNS. Unter Einrechnung der subklinischen Polyneuropathieformen erhöht sich dieser Anteil auf 85%.
Bei symptomatischen Patienten liegen Gefühlsstörungen häufiger an den Beinen als an den Armen vor. Einzelnervenläsion liegt bei 4,1%, trophische Störungen bei 3,5% und seltene, vermutlich paraneoplastisch bedingte Neuropathien (beispielsweise subakute sensorische Neuropathie, multifokale Neuropathie) nur in Einzelfällen vor.

Tabelle 46. Eigene Untersuchungen bei Patienten mit Plasmozytomen und Paraproteinämie (klinische Befunde) (N = 27)

Alter	Geschlecht	Begleitkrankheiten	Polyneuropathiediagnose
Paraproteinämie (67a, R: 48–81)			
48	F	—	*
55	F	—	*
56	M	—	*
57	F	—	*
58	M	—	*
62	F	—	*
63	F	CP	*
68	M	—	*
70	M	—	Sensibilitätsstörungen/UE
71	M	—	*
73	M	DM	Areflexie/UE
73	M	—	*
75	F	—	*
76	F	—	Sensibilitätsstörungen/UE
80	F	DM	*
80	F	DM	Areflexie/UE
81	M	—	Polyradikuläre Ausfälle
Plasmozytome (63a, R = 44–76)			
44	M	—	*
52	M	—	Sensibilitätsstörungen/UE
53	F	—	Sensibilitätsstörungen OE/UE
59	M	—	*
65	M	—	*
69	F	—	*
70	F	—	Multifokale Polyneuropathie
71	F	—	*
72	F	—	*
76	F	—	Sensibilitätsstörungen/UE

— Keine Begleitkrankheit bekannt, *CP* chronische Polyarthritis, *DM* Diabetes mellitus, * normaler peripher neurologischer Befund

Bei anderen soliden Tumoren sind etwa 50% der Patienten ohne objektivierbare Befunde. Als Initialsymptom spielen PNS-Läsionen in diesen Gruppen keine Rolle.

Mammakarzinome weisen aufgrund ihres langen Krankheitsverlaufes und ihrer häufigen ossären Metastasierung neben Plexus brachialis-Läsionen (14,6%) häufig Einzelnervenläsionen (9,4%) und einen hohen Anteil von nicht radikulär zuordenbaren (7%) und radikulären (26%) Schmerzsyndromen der Wirbelsäule auf. Dieses Verteilungsmuster unterscheidet die PNS-Läsionen von Mammakarzinomen von Lungen- und anderen Karzinomen.

3. Die morphologische Untersuchung von Spinalganglien zeigt etwa in 50% degenerative, aber keine entzündlichen Veränderungen. Infolge von Begleitkrankheiten oder Chemotherapie lassen sich keine tumorspezifischen Veränderungen erkennen.

4. Spinale entzündliche oder ausgeprägte degenerative Prozesse im Rahmen paraneoplastischer Prozesse sind zwar beschrieben [287], lagen in unserer Serie isoliert, d. h. ohne Begleitfaktoren nur bei einem Patienten vor.

5. Antineurale Antikörper. Eine Aussage über periphere Nervenläsionen durch CANA bei Malignomen ist derzeit noch nicht möglich. Es ist zu erwarten, daß ultrastrukturelle Untersuchungen oder Immunoblotting spezifischere Befunde erbringen werden.

5 Neuromuskuläre Übertragungsstörungen bei Malignomen

Der neuromuskuläre Übergang besteht aus 2 Elementen: dem präsynaptischen terminalen Axon und der motorischen Endplatte. Die Störungen der verschiedenen Abschnitte bei Malignompatienten lassen sich in

a) Myasthenia gravis (MG),
b) Lambert-Eaton-Syndrom (LEMS),
c) medikamentös induzierte neuromuskuläre Übertragungsstörungen

einteilen.

5.1 Myasthenia gravis

Stellt das Vorliegen einer MG einen möglichen Zusammenhang mit einem Thymom dar, der unbedingt ausgeschlossen werden muß, liegen keine bekannten Assoziationen der MG mit soliden Tumoren vor. Die Diagnose einer Myasthenia gravis ist kein Hinweis für ein latentes Tumorleiden [109].

Ein Drittel von Patienten mit Thymomen leiden an Myasthenia gravis (MG), 10–15% der Patienten mit MG haben ein Thymom [464 a]. Zwei Drittel der Thymome sind lokal, ein Drittel wächst invasiv [464, 597].

Invasive Thymome breiten sich entweder in das mediastinale Fettgewebe aus oder führen zu Pleura-, Perikard-, Lungen- und Zwerchfellbefall. Lymphknotenmetastasen kommen in 3% vor, Fernmetastasen nur in 1% [464 a]. Aus der Histologie des Thymoms läßt sich im allgemeinen wenig über die biologische Dignität aussagen [386, 547 b]. Einzelfälle mit Plattenepithelkarzinomen des Thymus [159, 591] werden prognostisch ungünstiger beurteilt.

Die Diagnose eines Thymoms sollte Anlaß zur Entfernung geben, da auch gut abgekapselte Thymome invasiv werden können. Der Entfernung eines Thymoms kann der Beginn der Myasthenie auch nachfolgen [464], was bei etwa 10% der Patienten beobachtet wurde. Aus der Verlaufsform der Myasthenie (okulär, okulobulbär oder generalisiert) läßt sich kein Rückschluß über das Vorliegen eines Thymoms gewinnen. Neben der Myasthenie sollen aber auch andere neuromuskuläre Störungen bei Thymompatienten vorkommen [710 b].

Bei malignen Lymphomen [67, 143, 397] und M. Hodgkin [590] werden Einzelfälle von MG beschrieben. Vereinzelt tritt die Myasthenie auch bei Leukosen auf, wobei ein Zusammenhang mit der Therapie nicht auszuschließen ist [161, 689].

Im Rahmen von Knochenmarktransplantationen und chronischer Graft versus host-Reaktionen (GVHR) ist das Auftreten von Myasthenien ebenfalls beschrieben worden [61]. Die Häufigkeit dieser Komplikation wird von Bolger [61] für 3/1800 (0,2%) knochenmarktransplantierten Patienten angegeben. Unter diesen entwickelte sich in 30% bei Langzeitüberlebenden eine GVHR. Azetylcholinrezeptor-Antikörperproduktion in der Zellkultur eines Patienten, der an Myasthenia gravis litt, unterstreicht die mögliche Übertragbarkeit der Krankheit bei Knochenmarktransplantationen [204].

Daneben können bei Patienten mit Thymomen eine Reihe anderer immunologisch mediierter Erkrankungen auftreten:

Addisonsche Krankheit
Aplastische Anämie, Leukopenie, Thrombozytopenie
Cushing-Syndrom
Hypogammaglobulinämie
Myasthenia gravis
Perniziöse Anämie
Polymyositis
Riesenzell-, granulomatöse Myositis [88b]
Schilddrüsenerkrankung
Systemischer Lupus erythematodes, Sklerodermie, Sjögren-Syndrom
Thymom mit Immundefizienz (Goods syndrome) [606]

Dementsprechend finden sich auch antinukleäre Antikörper bei 50% von Thymompatienten [498] mit oder ohne MG. Die hohe Inzidenz von Autoimmunkrankheiten wird durch verschiedene Immundefekte wie fehlende Antikörper-Produktionssuppression, Funktionsstörungen bei der Regulation der T-cell-Interaktionen mit den Makrophagen aufgrund von Gewebsantigeneigenschaften [67, 123], abnormaler Empfänglichkeit gegenüber Infektionen oder der Unfähigkeit, potentiell schädliche Lymphozytenklone zu eliminieren erklärt [607].

Aus dieser Sicht wäre die MG als Modell für immunologisch mediierte „paraneoplastische" neurologische Syndrome nicht ungeeignet, wobei allerdings die selektive Assoziation mit Thymomen nicht für die Erklärung anderer paraneoplastischer Syndrome bei soliden Tumoren heranzuziehen ist.

Im eigenen Krankengut von soliden Tumoren, Lymphomen und Leukosen trat bisher kein einziger Fall einer MG auf. Über das Auftreten der MG als paraneoplastisches Syndrom bei Lungentumoren gibt es nur Einzelberichte [542]. Ebenso unklar ist die Assoziation von einer MG mit einem LEMS, obwohl Einzelberichte existieren [646].

Zwei infiltrierende Thymome in der eigenen Serie mit MG zeigten eine Zytostatika- und strahlentherapeutisch induzierte Tumorremission, verbunden mit einer kompletten Remission der MG und Absinken des ACHR-AK-Titers in den Normbereich.

5.2 Lambert Eaton (Eaton Lambert)-Syndrom: LEMS (Facilitating myasthenic syndrome [361])

Das LEMS [176, 370] ist fast immer, aber nicht ausschließlich, mit kleinzelligen Bronchuskarzinomen assoziiert. Auch ein Fall eines LEMS gemeinsam mit einem Thymom ist beschrieben [385]. Nichtkarzinomatöse LEMS kommen gemeinsam mit Autoimmunkrankheiten vor [394]. In einer Analyse von 50 Fällen mit LEMS durch O'Neill et al. [503] waren 25 Patienten karzinomassoziiert und bei 25 Fällen lag kein Karzinom vor. Es ist wahrscheinlich das bekannteste und häufigst zitierte paraneoplastische Syndrom, obwohl es sehr selten vorkommt. In den Serien von Croft und Wilkinson [131], Campell [99] und Lenman [393] kam kein einziger Fall vor. Hawley [273] schätzt die Inzidenz auf unter 5%.

Sculier [584] beschreibt in einer Serie von 641 Patienten mit kleinzelligen Lungenkarzinomen, die auf neurologische Ausfälle untersucht wurden, eine Häufigkeit von 1%. Im eigenen Krankengut sahen wir bei 194 Patienten mit Lungenkarzinomen 2 Patienten (1%), in der gesamten Serie von 461 Patienten mit soliden Tumoren keine weiteren Fälle (Gesamtvorkommen bei soliden Tumoren in der eigenen Serie: 0,4%). Bei Leukosen oder Lymphomen konnten wir diese Störung nicht beobachten, obwohl bei chronisch myeloischer Leukämie eine Beobachtung vorliegt [712].

Klinisch handelt es sich fast immer um männliche Patienten [179], die über abnorme Ermüdbarkeit, manchmal auch Muskelschmerzen, klagen. Zwischen dem Beginn der Symptome und der Diagnose des LEMS vergehen 5 Monate bis 3,8 Jahre (Median 10 Monate [503]).

Stamm und proximale Extremitätenmuskeln sind am stärksten befallen, während okuläre und bulbäre Muskeln fast nie betroffen sind, obwohl Ophthalmoplegien vorkommen [551]. Der Befall der respiratorischen Muskulatur ist selten klinisch manifest, es können aber postoperative Ventilationsstörungen auftreten [386]. Wie bei der MG besteht auch bei LEMS-Patienten eine Überempfindlichkeit gegen Medikamente mit neuromuskulärer Blockade. Initial können distale, schwer zuordenbare Dysästhesien auftreten [307, 425, 498] und die Abgrenzung zu Neuropathien erschweren. Diese Unterscheidung ist erschwert wegen der Areflexie (92%), die aber charakteristischerweise durch Fazilitierung oder 15 Sekunden mit maximaler Muskelanspannung in 78% [503] aufgehoben werden kann. Im Gegensatz zur Myasthenie nimmt durch Fazilitierung die Muskelkraft durch Bewegung zu. Aus anamnestischer Sicht sind Begleitsymptome wie Impotenz, Xerophthalmie, Akkomodationsstörungen oder Xerostomie erwähnenswert, die auf eine autonome Beteiligung schließen lassen [275, 556].

Die größte Serie von analysierten Patienten mit LEMS (N = 50) versucht zwischen karzinomatös und nichtkarzinomatös bedingten Formen des LEMS zu unterscheiden. Gesamt gibt den Prozentsatz bei beiden Formen zusammen an. Dominierend ist die Schwäche der UE, deutlich vor der OE, gefolgt von autonomen Symptomen und HN-Befall. Dieser im Vergleich zu anderen Autoren hohe Anteil an HN-Symptomen setzt sich zusammen aus: Doppelbildern, Ptose (54%), gefolgt von dysarthrischer Sprechweise, Schluckbeschwerden, Kaubeschwerden und Phonationsschwierigkeiten. Die Ausprägung der Hirnner-

Tabelle 47. Klinische Symptome des LEMS nach O'Neill [503] (N = 50) in Prozenten

Symptome	Karzinomatös	Nichtkarzinomatös	Gesamt (in %)
Schwäche UE	100	100	100
Schwäche OE	68	88	78
Muskelschmerz	32	40	36
Autonome Symptome	64	96	80
HN-Befall	64	76	70
Sensible Beschwerden	16	8	12
Respiratorische Beschwerden	8	4	6
Gewichtsverlust	20	28	24

vensymptome wird als mild und transient beschrieben, zeigt also klinische Unterschiede zu okulären oder okulobulbären Symptomen bei der Myasthenie.

Hilfsuntersuchungen zeigen normale Muskelenzyme und normales Liquoreiweiß. Serologische, immunologische Testsysteme oder einen spezifischen Immunoassay zum Nachweis des LEMS gibt es derzeit noch nicht. T3/T4-Test wurde bei allen 50 Patienten von O'Neill [503] durchgeführt und war im Normbereich, 4 dieser Patienten zeigten IgG-Kappa-Paraproteine im Serum, die Antiacetylcholinrezeptor-Antikörper waren im Normbereich, allerdings lagen bei 34% der Patienten organspezifische Autoantikörper (Schilddrüsen, Magen, quergestreifter Muskel oder eine Kombination) vor. Eine Assoziation der Erkrankung mit Gewebsantigen HLA B 8 wurde beschrieben [704].

Muskelbiopsien zeigen keine spezifischen morphologischen Befunde. Eine Typ-II-Faser-Atrophie kommt gelegentlich vor. Ultrastrukturelle Freeze-Fracture-Studien [205] zeigen eine deutliche Verminderung der präsynaptischen Acetylcholinbläschen. Elektronenoptisch (Immunperoxidase, Immunoferritin) wurde gezeigt, daß beim LEMS IgG an der aktiven Zone der präsynaptischen Zone gebunden wird [208], und in den Freeze-fracture-Untersuchungen der präsynaptischen Membran der Endplatte, so daß bei LEMS-IgG-behandelten Mäusen eine Verminderung der Dichte der aktiven Zonen nachweisbar ist [207]. Die Aktivzonen korrelieren vermutlich mit der Stelle des Kalzium-Ionen-Kanals („Voltage gated calcium channels – VGCC") [206].

Elektrophysiologische Untersuchungen erbringen den Nachweis der Erkrankung; in der NLG finden sich bei normalen maximalen motorischen NLG; charakteristischerweise aber abnorm niedere Muskelaktionspotentiale, die bis auf 10% des Normwertes abgesenkt sind und bei mehrfacher Stimulation an Amplitude deutlich zunehmen. Repetitive Stimulation führt bei niederen Frequenzen, wie sie zum Nachweis der MG verwendet werden (3–5 Hz), zu einem Dekrement; bei Frequenzen von 20–50 Hz tritt charakteristischerweise ein Inkrement auf, welches 2–20mal so groß wie die initiale Antwort sein kann. In der konventionellen Elektromyographie kann Spontanaktivität im Sinne von Fibrillationen auftreten [628], die Aktionspotentiale sind amplitudenvermindert und kombiniert mit kurzen und polyphasischen AP [310], so daß der Eindruck einer Myopathie entsteht und auch bei Mittelung der AP-Dauer (Buchthals Normwerte bei Ludin [410]) nachgewiesen wird. Dieses Phänomen wird durch die neuromuskuläre Blockade verursacht und kann bei Remission des LEMS wieder verschwinden [250]. In der Einzelfaserelektromyographie ist die Faserdichte normal, aber der Jitter stark erhöht mit häufigen Blockierungen [611]. Pathophysiologisch liegt ein Defekt bei der Azetylcholinfreisetzung im präsynaptischen Abschnitt vor. Die Amplituden und Frequenz der spontanen Miniatur-Endplattenpotentiale (MEPP) sind normal [179], so daß die postsynaptische Antwort auf ein Acetylcholinquantum nicht gestört ist. Ein kalziummediierter Freisetzungsdefekt des Acetylcholins durch einen IgG-Antikörper wird als pathogenetischer Mechanismus angenommen [206]. Klinisch und pathophysiologisch bestehen Ähnlichkeiten mit dem Botulismus.

Die autoimmunologische Genese wird durch passives Transfer von (Patientenserum-) humanem IgG auf die Maus bewiesen [206, 372–374, 532]. Lediglich eine einzige Untersuchung zeigt im Tierexperiment die Übertragbarkeit des LEMS aus Tumorextrakt [309] auf Versuchstiere. Zusätzlich bestärkt das Vorkommen des LEMS mit Autoimmunkrankheiten [394, 704] und Ansprechen auf Immunsuppression und Plasmapherese diese Hypothese indirekt. O'Neill beschreibt auch das Auftreten von anderen paraneoplastischen Syndromen bei seinen Patienten: subakute zerebelläre Degeneration (N = 3), Syndrom der vermehrten ADH-Ausscheidung (Schwartz-Bartter-Syndrom) (N = 2), Hauthyperpigmentation (N = 2), Cushing's Syndrom (N = 1), Fingerverdickungen („Finger clubbing") (N = 1), Gynäkomastie (N = 1).

Auch Tanaka [645] beobachtete die Assoziation eines LEMS mit subakut zerebellarer Degeneration und antineuralen Antikörpern (Rattenneurone), wobei Antikörper gegen 98 K Dalton intrazytoplasmatische und 68 K Dalton-Membranproteine gerichtet sind. Hingegen berichtet Chester [113] mittels Western Blotting, daß das Serum von einigen LEMS-Patienten Peptide mit 33–34 K Dalton erkennt.

5.2.1 Therapie

In älteren Literaturangaben [361] wurde das LEMS vorwiegend mit Guanidin behandelt, wobei die präsynaptische Wirkung ausgenützt wurde. Hohe Toxizität und inkonstanter therapeutischer Effekt führten zur Verwendung anderer therapeutischer Methoden. Über einen günstigen Effekt von 4-Aminopyridin [434a, 463, 478] und Kortikoiden [626] wird berichtet.

Analog zu Myasthenia gravis wird auch über positive Erfahrungen mit der Plasmapherese berichtet [141b, 474], wobei eine gleichzeitige Verwendung von Steroiden und Immunsuppressiva die besten Erfolge liefert [141b]. Im Unterschied zur Behandlung der MG mit Plasmapherese ist beim LEMS aber eine häufigere und langwierige Behandlung [472] notwendig, und es können auch initiale Verschlechterungen auftreten. Wir selber beobachteten eine letale Verschlechterung nach zweimaliger Plasmapherese.

5.2.2 Prognose

Tumorremissionen können zur vollständigen Remission der neuromuskulären Symptome führen [250]. Bei Karzinompatienten hängt die Prognose in erster Linie von der Grundkrankheit ab. In O'Neills [503] Serie betrug das Intervall zwischen Diagnose des LEMS und Tod 8,5 Monate, bei 3 Patienten trat eine vollkommene Remission auf.

5.3   Medikamentös induzierte neuromuskuläre Übertragungsstörungen („Drug induced myasthenic syndrome")

Reversible Störungen des neuromuskulären Übergangs können auch im Rahmen von Pharmakotherapien auftreten, etwa bei Behandlung mit d-Penicillamin [83]. Diese Komplikation ist nicht spezifisch für Malignome. Sie können als postoperatives „Adult respiratory distress syndrome" nach Allgemeinnarkosen oder als „Drug induced myasthenic syndrome" auftreten.

Therapie mit Antibiotika (Amikacin, Aminoglykoside, Polymyxin A, Sisomicin, Streptomycin), Antiarrhytmika (Ajmaline, Chinin, Procainamid), Antirheumatika (Colchizin, d-Penicillamin), Antikonvulsiva (Ethosuximid, Phenytoin [475]), Lokalanästhetika, Psychopharmaka (Amitryptilin, Amphetamine, Droperidol, Haloperidol, Imipramin, Paraldehyd) und anderen Pharmaka (Amantadin, Beta-Blocker Chloroquin, Diphenhydramin, Emetin, Pindolol, Solatol) kann zu Störungen der neuromuskulären Transmission und zu differentialdiagnostischen Schwierigkeiten führen [18].

6 *Störungen der Muskulatur*

Muskelmetastasen oder Tumorinfiltration sind selten. Die Störungen der Muskulatur treten bei Tumorpatienten durch heterogene Ursachen auf.

6.1 Einteilung

6.1.1 Unspezifische Veränderungen

Verlust von Fett und Protein führen zu Tumorkachexie, mit Muskelatrophie bei relativ erhaltener Kraft [287, 386].

Während diese Störungen bei Tumoren der Mundhöhle, des Ösophagus oder des Intestinums durch Behinderung der Nahrungsaufnahme oder Resorption verständlich erscheint, ist dieses Phänomen bei Patienten mit anderen soliden Tumoren nicht ausreichend erklärt [651]. Ausnahmen sind chirurgische Eingriffe, Sepsis und schwere Begleitkrankheiten. Postuliert wird ein Energiekonsum durch den Tumor [128, 625]. Möglicherweise sezernieren die Tumoren auch humorale Faktoren, die einen Gewichtsverlust bewirken [386]. Andere Hypothesen sehen eine Steigerung des Katabolismus durch vermehrte hepatische Glukoneogenese [78] oder Zunahme der lysosomalen proteolytischen Enzyme [412] als ursächlich an.

Eine Erklärung für das wohlbekannte Phänomen der Asthenie und Muskelatrophie bis zur Kachexie bei vielen (aber nicht allen) Karzinompatienten ist nicht bekannt.

Klinisch kommt es zum Verlust von subkutanem Fettgewebe, diffusen Muskelatrophien, wobei die Kraft relativ erhalten bleibt, Myödem bei Perkussion kann vorliegen. Abgeschwächte oder fehlende Sehnenreflexe können die Abgrenzung zu Polyneuropathiesyndromen oder anderen neuromuskulären Störungen [166] erschweren.

Histologisch besteht starke Variation im Muskelfaserkaliber, gelegentlich treten in fortgeschrittenen Stadien Muskelfasernekrosen ohne wesentliche zelluläre Reaktion auf. Pearson [516] und Rebeiz [537] betrachteten diese Befunde aber als unspezifisch. Engel [182] und Warmolt [690] beschrieben eine Typ-II-Faser-Atrophie, die aber auch bei gesunden Probanden im hohen Alter [98] beobachtet wurde [327]. Schmitt [580] führte die Veränderungen bei einer Vergleichsgruppe auf den Gewichtsverlust der Patienten zurück, lehnte aber den Begriff der Neuromyopathie nicht ab. Swash [638] vermutet eine sekretorische Aktivität des Tumors durch Serotonin oder Histamin als Ursache der Typ-II-Faser-Atrophie.

Granuläre Pigmentdegeneration wurde von Marin [424] in proximalen Muskeln von Tumorpatienten gefunden, wird aber als unspezifischer Begleitbefund auch bei alten Patienten in Skelett und Herzmuskel gesehen, vermutlich handelt es sich um Lipofuszinablagerungen. Die Korrelation zwischen histologischem Befund und klinischem Grad der Atrophie ist unbefriedigend [287].

Elektrophysiologisch finden sich fast immer im EMG keine Hinweise für neurogene oder myopathische Gewebssyndrome, obwohl beispielsweise Trojaborg [661] subklinische neurogene EMG-Veränderungen bei einem Drittel von Malignompatienten fand.

Diese Störungen der Muskulatur sind am ehesten mit dem Terminus „unspezifische Veränderungen" zu belegen und sind empirisch jedem Onkologen bekannt. Befriedigende Erklärungen für das unterschiedliche Ausmaß von Muskelatrophien bei Tumorpatienten je nach Tumorart beziehungsweise die relative Verschonung von Patienten mit Leukosen und Lymphomen sind unbekannt. Möglicherweise könnte diese Selektion aber ein Schlüssel für eine Erklärung des Phänomens sein.

Über die physiologischen Auswirkungen langer Perioden von Bettlägerigkeit liegen wenig Angaben über die Auswirkung auf die Muskulatur vor, wobei aber endokrine Veränderungen, wie erhöhte Cortisolsekretion und Adrenalinausschüttung, nachgewiesen sind [386, 466].

6.1.2 Neuromyopathie

Der Begriff der Neuromyopathie wird im Kapitel „Polyneuropathien" (4.1.11) abgehandelt.

6.1.3 Dermato-Polymyositis

Retrospektive Studien weisen auf einen Zusammenhang zwischen Karzinomen und Dermatomyositis hin [180, 518, 552]. In einer Studie wird eine Häufigkeit von 40% bei über 40jährigen Patienten mit Dermatomyositis und okkultem Karzinom angegeben [20].

De Vere und Bradley [148] untersuchten retrospektiv (Periode von 20 Jahren) 21 Patienten mit Dermato- und 97 Fälle mit Polymyositis. Hierbei wurden bei den über 40jährigen Patienten mit Dermatomyositis 40% und bei den Patienten mit Polymyositis 3,4% als karzinomassoziiert angegeben. Ähnliche Ergebnisse werden von Callen mitgeteilt [93, 94]. Layzer [386] fand in seiner Serie bei 20 Patienten eine Häufung von 55%, wobei Lungenkarzinome (N = 4), Ovarialkarzinome (N = 3), Endometriumkarzinome (N = 2), Mamma- und Kolonkarzinome (siehe auch [660]) in je einem Fall vorlagen. Selten treten Dermatomyositiden bei hämatologischen Systemerkrankungen auf [150, 155, 211]. Die Latenz zwischen dem Auftreten der Dermatomyositis und der Entdekkung des Karzinoms variierte von 2–36 Monaten [386]. Barnes [32] gibt eine mittlere Latenz von 11 Monaten an.

Die Angaben beziehen sich auf Fälle von Dermatomyositiden im Erwachsenenalter, wobei die Altersgruppe von über 40 Jahren angesprochen ist [386]. Manche Autoren [58, 376] bezweifeln den Zusammenhang mit einer Tumorerkrankung [58] oder geben sehr niedere Inzidenzen (13% [58, 456]) an. Peiffer [518] berichtet in einer Serie von 160 Patienten mit Myopathien von 13 Fällen, die malignomassoziiert waren (8%). Henson [281] gibt bei soliden Tumoren eine Inzidenz von 5% an, während er bei Leukosen und Lymphomen lediglich 3 Patienten von 774 (0,4%) mit Dermatomyositiden beobachtete. Inwieweit eine Suche nach einem okkulten Neoplasma bei der Entdeckung einer Dermatomyositis sinnvoll ist, bleibt dahingestellt.

Klinisch

Charakteristische Elemente für die Erkennung einer „paraneoplastisch" mediierten Dermatomyositis, die eine Unterscheidung von einer nichtkarzinomatösen Poly- oder Dermatomyositis ermöglichen, liegen nicht vor.

Hautveränderungen sind bei der Dermatomyositis das Erstsymptom. Erst später folgt die proximale Muskelschwäche [58, 287]. Neben der Schwäche kommt es auch zu Atrophien, wobei Schluckbeschwerden und Dysphagie auftreten können. Der Beginn ist subakut, der zeitliche Ablauf variabel; Muskelschmerzen und Druckempfindlichkeit und Raynaud-Phänomene sind seltener als bei den nichttumorassoziierten Dermatomyositiden.

Von den Laborparametern korreliert am deutlichsten die Kreatininphosphokinase [58] mit dem klinischen Befund. Elektromyographische Untersuchungen zeigen die Befunde einer Myopathie, wobei die Spontanaktivität auffallend vermehrt ist [410]. Therapeutisch ist die Kortikoidtherapie und Immunsuppression angezeigt [361]. Spontane Teilremissionen sind beschrieben [287].

Im Rahmen von Knochenmarktransplantationen entwickelt sich bei 20–40% von Langzeitüberlebenden eine chronische Graft-versus-Host-Reaktion („Disease"), bei der chronisch entzündliche Myopathien auftreten können [510, 667], die das Bild einer Polymyositis zeigen [14, 596a].

Auch bei AIDS-Patienten (ohne Malignome) wird das Vorkommen von Polymyositiden beschrieben [140, 232]. In diesem Zusammenhang wird ähnlich wie bei Besprechung der Polyneuropathien bei AIDS auf die Parallelen mit „paraneoplastischen" Syndromen hingewiesen.

6.1.4 Metastasen

6.1.4.1 Muskelmetastasen

Hämatogene solide oder infiltrierende Muskelmetastasen von soliden Tumoren sind selten. Inzidenzen sind kaum bekannt [2, 3, 287, 516]. In Pearsons Serie [516] wurde 1 Fall bei 500 Obduktionen beobachtet. Einzelfälle von infiltrierenden Skelettmuskelkarzinosen werden beschrieben [77, 167, 459]. Auch lokale Absiedelungen in Einzelmuskel wie Zwerchfell oder Zunge [728] werden beschrieben, stellen aber Raritäten dar [459].

Lymphome kommen selten in der Muskulatur vor [334] und wurden auch in großen Autopsieserien von Lymphompatienten nicht beobachtet [201]. Selten wird die Muskulatur durch direktes Tumoreinwachsen befallen, beispielsweise kommt es beim Mammakarzinom zur Infiltration des M. pectoralis, bei Karzinomen der Mundhöhle oder des Larynx der Hals und Nackenmuskel und bei Karzinomen des Genitaltrakts des M. iliopsoas oder anderer Muskeln des Beckengürtels.

Im eigenen Material sahen wir eine solide Metastase im M. quadriceps femoris bei einem Patient mit Bronchuskarzinom, eine Muskelinfiltration beim M. pectoralis maior bei einer Patientin mit Mammakarzinom und 3 Patienten mit soliden lokalen Muskelmetastasen in die äußeren Augenmuskeln [697] bei Mammakarzinomen und Melanom.

6.1.4.2 Tumorinfiltration

Infiltration der Skelettmuskulatur bei Leukosen wird in 30% des Obduktionsmaterials angegeben [86] und korreliert mit hohen peripheren Blastenzahlen und

Organinfiltraten. Die Befallshöhe liegt bei 59% bei akuten undifferenzierten Leukosen, 36% bei myelomonozytären Formen, 28% bei der ALL und 18% bei der AML. Bei Lymphomen treten Muskelinfiltrate selten auf [240, 334]. Bei soliden Tumoren ist diese Komplikation nicht bekannt, sieht man von einwachsenden Tumorverbänden am Rande solider Tumoren (z. B. M. pectoralis beim Mammakarzinom) ab.

6.1.5 Nekrotische Myopathie

Akute nekrotische Myopathien wurden erstmals von Smith [601] beschrieben. Weitere Beschreibungen erfolgten durch Brownell [80], Scelsi [570], Swash [637] und Urich [668].

Klinisch zeigen die Patienten subakut bis akut einsetzende meist proximale Schwächezustände, gelegentlich Muskelschmerzen. Die CPK ist stark erhöht. Im EMG treten ähnliche Veränderungen wie bei Myositiden auf. Differentialdiagnostisch müssen auch andere Formen von Myopathien [446, 639] abgegrenzt werden.

Die Häufigkeit des Leidens ist nicht bekannt. Kausale Zusammenhänge liegen nicht vor; der Versuch, Immunoglobuline in den nekrotischen Muskelfasern nachzuweisen, verlief ohne Erfolg [570].

In unserer eigenen Serie sahen wir diese Veränderung einmal bei einem Patienten mit Lungenkarzinom (Autopsie) und einmal bei einer Patientin mit Mammakarzinom, deren neuromuskuläre Symptome für längere Zeit aufgrund von Klinik, CPK-Werten und EMG für eine Polymyositis gehalten wurde.

Klinisch sind die Übergänge zum Poly- und Dermatomyositissyndrom fließend. Morphologisch bestehen Muskelfasernekrosen ohne entzündliche Reaktion.

Akute nekrotische Myopathie – Fallbericht

62jährige Frau mit einem seit 2a bekannten Mammakarzinom kam wegen proximaler, asymmetrischer Schwäche in der Hüft- und Beckenmuskulatur, die von uncharakteristischen Schmerzen begleitet war, zur Aufnahme.

Klinisch waren die Hüftbeuger rechts mehr als links betroffen, ebenso die Kniestrecker, Beuger und Unterschenkel wie Fußmuskel. In der NLG lag ein unauffälliger Befund vor. Das EMG zeigte reichlich Spontanaktivität, positive scharfe Wellen, Fibrillationen und pseudomyotone Entladungen. Die Muskelaktionspotentiale waren verkürzt und polyphasisch. Bei Maximalinnervation IF, 1–2 mV. Repetitive Stimulation von 3–50 Hz zeigte kein Inkrement.

Die Kreatininphosphokinase war anfangs auf 4000 UE erhöht. Klinisch und elektromyographisch vermuteten wir eine Polymyositis und führten eine Biopsie aus dem M. quadriceps femoris durch. Dabei fand sich das Bild einer nekrotischen Myopathie mit reichlich Einzelfasernekrosen und relativ wenigen entzündlichen Veränderungen.

Therapeutisch verabreichten wir Kortikoide mit einer Tagesdosis von 100 mg durch mehrere Wochen, was zu einem Absinken des CPK-Spiegels auf 1000 UE führte. Klinisch nahmen die Paresen zu. Die Patientin verließ dann die Abteilung; ein weiterer Verlauf ist nicht bekannt.

6.1.6 Neuromyotonie

Das Syndrom der kontinuierlichen Muskelaktivität beziehungsweise ein neuromyotonieartiges Syndrom kann bei malignen Tumoren entweder generalisiert [249, 299, 379, 687], fokal [57], im Rahmen von Polyneuropathien [125] oder nach Bestrahlung des Plexus brachialis oder lumbalis auftreten [8, 549, 623].

Über die generalisierte Form liegen nur Einzelberichte vor, der kausale Zusammenhang mit dem Malignom blieb bisher unklar [361], ebenso die Inzidenz. In der eigenen Serie fanden wir bei 194 Bronchuskarzinomen einen derartigen Fall.

Klinisch liegen neben Schwächezuständen, die auch die respiratorische Muskulatur betreffen können, Symptome vor, die mit Muskelsteife im Sinne einer Myotonie einhergehen. Im EMG finden sich neben Einzelentladungen, Dupletten, Tripletten, pseudomyotone Entladungen und reichlich Spontanaktivität in Form von positiven Wellen und Fibrillationen. Die pathologisch-anatomische Läsionshöhe (Myelon, Vorderwurzel, peripherer Nerv, Muskelmembran), die für dieses Syndrom verantwortlich ist, ist bisher unklar. Blockierungsexperimente der peripheren Nerven zeigten keine konsistenten Befunde.

Klinisch neurologisch muß dieses Syndrom von den sogenannten Myokymien bei gesunden Individuen [3], Myokymien bei Schilddrüsenüberfunktionen [269], dem Syndrom der kontinuierlichen Muskelfaseraktivität [308], der Neuromyotonie [445] und der Goldneuropathie [245] abgegrenzt werden.

Neuromyotonie – Fallbericht

Bei einem 72jährigen Patienten mit zunehmender generalisierter Schwäche und Dyspnoe traten auffällige, wurmartige und schnelle, an Faszikulationen erinnernden Muskelzuckungen am ganzen Körper auf. Die NLG zeigte Hinweise für eine distal betonte axonale Neuropathie. Im EMG fanden sich in allen Extremitätenmuskeln kontinuierliche Muskelfaseraktivität mit Faszikulationen, repetitiven Einzelentladungen und Multipletten. Die durchschnittliche Einzelaktionspotentialdauer des quantitativ untersuchten Musculus deltoideus lag im Normbereich.

Gleichzeitig wurde im Lungenröntgen eine große intrapulmonale Raumforderung entdeckt, die sich als Adenokarzinom der Lunge erwies und an der der Patient innerhalb weniger Wochen verstarb. Therapeutisch konnte durch Clonazepam, Hydantoine und Carbamazepin keine Besserung des neuromuskulären Syndroms erzielt werden.

Fokale Syndrome der kontinuierlichen Muskelaktivität werden als Strahlenfolge bei Plexus- (brachialis und lumbalis) Läsionen beobachtet [8, 623]. Sie gelten bei der Differentialdiagnose zwischen neoplastischer Infiltration des Plexus oder Strahlenschäden als Hinweis für eine strahlenbedingte Ursache (siehe „Plexus brachialis", „Plexus lumbalis") und sprechen gegen eine neoplastisch infiltrative Läsion.

6.1.7 Endokrine und metabolische Myopathien

Endokrine und metabolische Myopathien sind eine seltene, aber differentialdiagnostisch wichtige Fernwirkung maligner Tumoren [183, 287].

Inzidenzangaben sind nicht bekannt, kausal liegt bei endokrinen Myopathien eine ektope Hormonproduktion vor, wobei ACTH [141, 287, 305], ADH [448, 610], Parathormon (PTH) [400, 441, 502] und selten andere Hormone genannt werden [287]. Metabolische Myopathien bei Hyperkalzämien sind umstritten [386]. Andere metabolische Faktoren im Zusammenhang mit Malignomen sind von marginaler Bedeutung.

6.1.7.1 ACTH-Produktion

ACTH-Produktion wird bei Lungenkarzinomen, Karzinoiden, Thymomen, Pankreaskarzinomen, Schilddrüsenkarzinomen beschrieben [305]. Klinisch kommt es bei einem Großteil der Patienten zu Cushing-Syndromen, die durch die proximale Myopathie und Muskelschwäche gekennzeichnet sind. Eine Bevorzugung des männlichen Geschlechts liegt vor und sollte bei älteren Individuen mit Cushing-Syndrom immer zur Tumorsuche Anlaß geben. – Prognostisch sind die Aussichten auf Remission des Cushing-Syndroms trotz intensiver antineoplastischer Therapie beschränkt [19]. Klinisch liegen neben proximaler Muskelschwäche, Hyperpigmentation, Hypertension, Glykosurie und generalisierte Ödeme vor. Striae und streifige Hautveränderungen sind möglich. Analog dem Cushing-Syndrom, wie es bei Hypophysentumoren oder prolongierter hochdosierter Steroidmedikation der Fall ist, können auch verschiedene mentale Symptome im Sinne eines organischen Psychosyndroms auftreten. ACTH- und Cortisolspiegelbestimmungen lassen eine Quantifizierung der Störung zu. Bei unbekannter Ursache der ACTH-Sekretion kann mit dem Dexamethason-Suppressionstest eine diagnostische Hilfestellung erzielt werden [305]. In der Tumorbiopsie kann das ACTH durch Radioimmunassay nachgewiesen werden [305].

Therapeutisch richten sich die Anstrengungen gegen den Primärtumor, Metyrapon kann gegen den Begleitdiabetes verwendet werden.

Anhand eines eigenen Patienten mit Lungenkarzinomen wird ein derartiger Fall beschrieben.

ACTH-induzierte, proximale Myopathie
bei kleinzelligem Bronchuskarzinom – Fallbericht

Im Alter von 34 Jahren trat bei einem Patienten ein kleinzelliges Lungenkarzinom auf. Etwa 1a nach der Tumordiagnose beklagte der Patient proximale Schwäche, im Schultergürtel weniger als im Beckengürtel ausgeprägt. Etwa gleichzeitig kam es zur Atrophie der Extremitäten, Striae und Hyperpigmentation.

Im EMG fanden sich zu diesem Zeitpunkt stark verkürzte, polyphasische AP, ein amplitudenreduziertes MAP, so daß eine Myopathie diagnostiziert wurde.

Serologisch wurde ab diesem Zeitpunkt ein stark erhöhter Cortisol- und ACTH-Spiegel nachgewiesen und der Verlauf über 4 Jahre (Tabelle 48) verfolgt.

Tabelle 48. Cortisol-, ACTH- und Testosteron-Spiegel

Datum	Cortisol (25 µg/dL)	ACTH (200 pg/l)	Testosteron (800 µg/dL)	NSE	CEA
6/83	39	570		21,0	4.2
4/85	52	900			
5/85	28	355	467		
4/86	42	359	293		
2/87	53	596	771	19,7	4,0

NSE Neuronspezifische Enolase [422], *CEA* Karzinoembryonales Antigen

Die Laborwerte sind nur auszugsweise wiedergegeben, zeigen aber den kontinuierlichen Verlauf der erhöhten ACTH- und Cortisol-Spiegel.

Elektromyographisch wurde die klinische Untersuchung in 2jährigem Abstand durchgeführt, wobei sich die anfänglichen myopathischen Veränderungen in neurogene wandelten. Auch bei der NLG lag später der Befund einer Neuropathie vor. Vermutlich handelt es sich um den Nebeneffekt der neurotoxischen, über Jahre verwendeten Chemotherapie (Vincristin, Eteposid, Adriamycin). Klinisch bestand bis zuletzt die beckengürtelbetonte proximale Schwäche; zuletzt, entsprechend einer proximalen Myopathie, mit Unfähigkeit, ohne Unterstützung der Arme in stehende Position zu gelangen. Eine Biopsie wurde vom Patienten verweigert, eine Autopsie wurde nicht durchgeführt.

6.1.7.2 ADH-produzierende Tumoren

Vasopressin (ADH)-produzierende Tumoren sind vorwiegend kleinzellige Lungenkarzinome, obwohl auch andere maligne Tumoren gelegentlich diese sekretorische Eigenschaft haben. Akute myeloische Leukämie, Blasenkarzinome, Mesotheliome, M. Hodgkin und Thymome werden beschrieben [287, 448, 610]. Das Krankheitsbild wird auch als „Schwartz-Bartter-Syndrom" bezeichnet [263]. Wie bei ACTH-produzierenden Tumoren sind die Tumoren vermutlich aus APUD-Zellen entstanden und haben histologisch ähnliche Merkmale. Neben zentralnervösen Symptomen bestehen bei den Patienten starke Müdigkeit und Muskelschwäche. Elektrophysiologische Kriterien einer ADH-induzierten Myopathie sind nicht bekannt, ebensowenig eine spezifische Therapie des neuromuskulären Syndroms.

Das Schwartz-Bartter-Syndrom wurde auch gleichzeitig mit einer Enzephalomyelitis und Neuropathie beschrieben [272].

6.1.7.3 Ektope Parathormonproduktion (PTH)

PTH kann durch Nebenschilddrüsentumoren, aber auch durch nicht aus endokrinem Gewebe entstehende Tumoren produziert werden [400]. Es handelt sich um

Nierenkarzinome, Tumoren des weiblichen Genitaltrakts und Lungenkarzinome [502], wobei eine Bevorzugung von Plattenepithelkarzinomen vorliegt [502].

Klinisch kommt es zum sogenannten Hyperkalzämiesyndrom, welches aber auch ohne Parathormonproduktion auftreten kann (s. u.).

6.1.7.4 Hyperkalzämiesyndrom

Die Eigenständigkeit dieses Syndroms beziehungsweise seiner neurologischen Folgeerscheinungen ist nicht unbestritten [194, 386]. Selten stellen Hyperkalzämien das richtungsweisende Erstsymptom eines Tumorleidens dar (4 von 219 Patienten aus der Serie von Fisken [192]). Als Primärtumoren werden am häufigsten Myelome (30%), seltener Ösophagus, Lungen-Schilddrüsen-Karzinome und Lymphome und Leukosen genannt [192, 273]. Verschiedene Ursachen für das Entstehen einer Hyperkalzämie werden postuliert [55, 192].

1. PTH-Überproduktion bei Nebenschilddrüsentumoren oder PTH-Produktion durch andere Malignome, histologisch vorwiegend Plattenepithelkarzinome.
2. Assoziation mit osteolytischen (multiplen) Metastasen, wobei möglicherweise zusätzlich zur Osteolyse Faktorenfreisetzung aus Tumorzellen und monozytoiden Zellen die Osteolyse verstärken.
3. Humorale Mechanismen, die bislang aber nur spekulativ überlegt wurden [287].

Klinisch werden 3 Symptomkomplexe unterschieden: zerebrale, neuromuskuläre und verschiedene andere Symptome [142, 287]. Während bei den zerebralen Symptomen die Bewußtseinsstörung [339, 444] das dominierende Symptom ist, liegen von neuromuskulärer Seite Muskelschwäche bei erhaltener Reflextätigkeit vor. Fisken [192] beschreibt in seiner Untersuchungsreihe das Auftreten von Müdigkeit bei 67–73% und Muskelschwäche bei 24–36% der Patienten. Daneben finden sich inkonstant Muskelkrämpfe und Spasmen [287]. Neuromuskuläre Beschwerden treten subakut auf und führen zu proximalen Paresen, die klinisch das Bild einer proximalen Myopathie imitieren.

Elektrophysiologische detaillierte Beschreibungen oder Kriterien für die Diagnose einer durch Hyperkalzämie bedingten proximalen Schwäche sind nicht bekannt.

Frame [194] berichtet über einen Patienten mit selbstinduzierter Hyperkalzämie (20 mg/dL), der weder zerebrale noch neuromuskuläre Symptome aufwies und die Uneinheitlichkeit der Störung bestätigt.

Therapeutisch gibt es keine klaren Richtlinien. Die Behandlung beschränkt sich auf Flüssigkeitsersatz, Diurese oder Hämodialyse. Gelegentlich wird auch das Zytostatikum Mithramycin angewandt, welches eine kalziumspiegelsenkende Wirkung hat.

6.1.7.5 Zytostatika- und medikamentös induzierte Myopathie

Vinkaalkaloide können ein myopathisches Gewebssyndrom auslösen [69], welches bei gleichzeitiger Verwendung von INH verstärkt werden kann [302]. Die

Absenkung des Magnesiumspiegels durch eine Kombination von Cisplatin, Cyclophosphamid, Doxorubicin und Vincristin führt zu generalisierter Muskelschwäche und Muskelschmerzen [302]. Chronische Verabreichung von Steroiden führt zur Steroidmyopathie.

6.1.8 Embolische Muskelinfarkte, „Migratory embolic muscle infarction"

Heffner [277] berichtet von 3 Patienten mit multilokulären embolischen Muskelinfarkten bei Adenokarzinomen (Kolon, Pankreas), die gemeinsam mit einer thrombotischen abakteriellen Endokarditis vorlagen. Klinisch trat Muskelschwellung, akute fokale Muskelschmerzen und Schwäche in asymmetrischer Verteilung auf. Das Bild ähnelt der Mononeuritis multiplex und muß von dieser abgegrenzt werden („Migrating monomyositis multiplex"). Ein Zusammenhang mit der Emboliehäufung bei marantischer Endokarditis [546] erscheint möglich.

6.1.9 Karzinoidmyopathie

Swash beschrieb Einzelfälle von Myopathien bei Patienten mit Karzinoiden. Henson [287] sah einen einzigen Fall dieser seltenen Komplikation. Patchell [511] beschrieb bei 219 Patienten mit Karzinoiden diesen Myopathietyp einmal.

Klinisch tritt erst Jahre nach der Diagnose des Karzinoids eine neuromuskuläre Störung im Sinne einer Myopathie mit proximalen Paresen auf. Eine Kombination von Myopathie mit peripherer Neuropathie wurde beschrieben [233].

Histologisch liegen Typ-2-Faseratrophie und Einzelnekrosen der Muskelfasern vor; zelluläre Infiltrate können vorkommen [511]. Das Zustandsbild konnte durch Serotoninantagonisten wie Cyproheptadin [511] gebessert werden. Möglicherweise handelt es sich um eine serotonininduzierte Myopathie [507]. Diese ist experimentell nachgewiesen worden [504, 507].

6.1.10 Rhabdomyolyse

Fernandez et al. [189] berichten von einem 44jährigen Mann, bei dem im Rahmen eines multiplen Myeloms eine Rhabdomyolyse auftrat. Immunfluoreszenztechnisch wurde die Ablagerung von Kappa-Leichtketten in der Muskelzellmembran dargestellt und ein pathogenetischer Zusammenhang zwischen der Paraproteinämie und der Rhabdomyolyse vermutet.

6.2 Differentialdiagnose der proximalen Schwächezustände bei Malignompatienten

Bei Malignompatienten müssen verschiedene Ursachen für proximale Muskelschwächen überlegt werden. Ätiologisch können neurogene Ursachen, neuromuskuläre Übertragungsstörungen, Myositiden, Myopathien, endokrine Ursachen und medikamentöse Effekte vorliegen. Tabelle 49 gibt einen Überblick über die Differentialdiagnose der proximalen Schwäche.

Tabelle 49. Differentialdiagnose der proximalen Schwäche bei Patienten mit Malignomen

---

Neurogene Ursachen

„in portio"-Neuropathie
„Motor neurone disease" (Rowland-Syndrom)
Neuromyopathie
„proximale Neuropathie"

Neuromuskuläre Übertragungsstörung

LEMS
Medikamenteninduzierte Übertragungsstörung
Myasthenie (bei chronischer GVHD)

Myopathie

Akute nekrotische Myopathie
Dermato- und Polymyositis
Karzinoidmyopathie
Neuromyotonie

Metabolische und endokrine Ursachen

ACTH-induzierte Myopathie
Hyperkalzämiesyndrom
Muskelschwäche bei ADH-Überproduktion

Medikamentös bedingte Störungen der Muskulatur

Hypomagnesiämie bei Zytostatikakombinationen
Steroide
Vinkaalkaloide

6.3 Eigene Ergebnisse

6.3.1 Klinische Befunde

16/194 Patienten mit Lungenkarzinomen (8%) klagten über muskuläre Beschwerden. Dabei lagen Schwächezustände, Muskelschmerzen, Ermüdbarkeit, Muskelkrämpfe und auffällige Atrophien als Einzelsymptome vor. Ein Patient mit Neuromyotonie (siehe Fallbericht) wurde registriert.

Muskelbeschwerden treten selten als Initialsymptom des Tumorleidens in Erscheinung. In unserer Serie bestand kein einziger Fall mit Dermato- oder

Tabelle 50. Muskelsymptome im eigenen Patientengut

Symptome	Zahl	%	Initial	%
Schwäche, generalisiert	6	3	2	1
Wadenkrampf, Muskelschmerz	5	2,5	—	—
Proximale Muskelschwäche (ACTH-metabolische Myopathie)	2	1	—	—
Lok. Schmerz bei Muskelmetastasen	2	1	—	—
LEMS	2	1		
Myotonie, CMFA	1	0,5	1	0,5

Polymyositis als Erstsymptom der malignen Erkrankung. Die proximale Myopathie ging mit nachgewiesener ACTH-Überproduktion und den Begleitsymptomen des M. Cushing einher. Lediglich beim LEMS war die neuromuskuläre Symptomatik bei beiden Patienten das Erstsymptom des Tumorleidens. Eine Reihe von Patienten (N = 22) gaben uncharakteristische Schwächezustände an, die mit vegetativen Erscheinungen kombiniert waren. Auch die Durchführung der hochfrequenten repetitiven Stimulation ließ aber keinen Hinweis für das Vorliegen einer neuromuskulären Übertragungsstörung vom Typ eines LEMS erkennen. Für die uncharakteristischen Schwächezustände bei Malignompatienten lassen sich oft auch bei intensiver Untersuchung des neuromuskulären Systems keinerlei Substrate erkennen. Lokale Muskelmetastasen sind überaus selten. Bei periostnaher Lokalisation verursachen sie lokale Schmerzen und werden häufig als radikuläre oder arthrogene Beschwerden mißinterpretiert.

6.3.2 Morphologische Befunde

Das neuromuskuläre System einer fortlaufenden, unausgewählten Serie von Patienten mit Lungenkarzinomen (N = 105) wurde mit Standardmethoden untersucht. 83 Muskeln (M. rectus femoris) konnten ausgewertet werden. Die histologische Zuordnung der Lungenkarzinome betrug 34 Plattenepithelkarzinome, 25 Adenokarzinome, 21 kleinzellige und 3 großzellige Lungenkarzinome.

Das mittlere Alter der Patienten lag bei 67, 6 Jahre (R: 40–87), die Geschlechtsverteilung 60 Männer, 23 Frauen.

Die Krankengeschichten der Patienten wurden analysiert, wobei neben anamnestischen Angaben, das muskuläre System betreffend, neurologischen Konsiliaruntersuchungen, Begleitkrankheiten, chronische Medikation, Chemotherapie und Gewichtsabnahme von mehr als 10% des prämorbiden Körpergewichts ausgewertet wurden.

6.3.2.1 Myopathische Gewebsbefunde

Myopathische Gewebsbefunde lagen bei 11 Patienten vor. Bei 8 dieser Patienten sind chronische Begleitkrankheiten (Diabetes mellitus, chronischer Alkoholis-

Tabelle 51. Morphologische Befunde der Muskulatur bei Patienten mit Lungenkarzinomen (N = 83)

	N	% untersuchtes Material
Normal	59	71
Myopathie	11	13
Neurogene Veränderungen	11	13
Entzündliche Veränderungen	2	2

Tabelle 52. Myopathische Gewebsbefunde bei Patienten mit Lungenkarzinomen

Alter	Geschlecht	Diagnose	Chemotherapie	Gewicht	Neurologische Symptome
48	M	SCLC	Vincristin	> 10%	Muskelschmerz Muskelkrampf
51	F	Adeno	0	10%	PNP
62	M	SCLC	0	—	0

mus, TBC) angeführt und die Veränderungen daher nicht mehr allein mit dem Tumor in Verbindung zu bringen.

Lediglich 3 Patienten weisen keine chronischen Begleitkrankheiten oder andere Faktoren auf:

Von diesen 3 Patienten scheidet der 48jährigen Patient aus, weil Gewichtsabnahme und Chemotherapie eine tumorbedingte Zuordnung unmöglich machen. Bei einem Patienten liegt die Gewichtsabnahme bei zirka 10% des prämorbiden Körpergewichts und es bestehen klinisch Hinweise für eine Polyneuropathie. Lediglich bei 1 von 83 Patienten findet sich keine andere Ursache für das myopathische Gewebssyndrom als das zugrundeliegende Neoplasma. Aus den Aufzeichnungen lassen sich aber keine Hinweise für neuromuskuläre Beschwerden bei diesem Patienten finden.

6.3.2.2 Neurogene Veränderungen

Bei 11 Patienten lagen neurogene Gewebsbefunde in der Muskulatur vor. 3 dieser Patienten wiesen keine sonstigen Begleitkrankheiten auf.

Alle 3 Patienten zeigten keine neurologischen Symptome. Bei einem Patienten lag zusätzlich ein Zustand nach Bestrahlung vor. Ein Zusammenhang mit dem Primärtumor oder der Gewichtsabnahme ist nicht erkennbar. 2 Patienten wiesen eine Gewichtsabnahme von 10% oder mehr auf.

Tabelle 53. Neurogene Muskelbefunde bei Patienten mit Lungenkarzinomen

Alter	Geschlecht	Diagnose	Chemotherapie	Gewicht	Neurologische Symptome
55	M	Adeno	0	10%	0
74	F	Adeno	Radiatio	—	0
80	M	Platten	0	< 10%	0

6.3.2.3 Entzündliche Gewebsveränderungen

Entzündliche Muskelinfiltrate lagen bei 2 Patienten vor, wobei es sich morphologisch um schüttere lymphozytäre Muskelinfiltrate ohne Nekrose handelte. Einer dieser Patienten litt an Weichteilrheumatismus, der andere hatte einen Zweittumor (Fibrosarkom) und Diabetes mellitus, so daß auch hier kein unmittelbarer Zusammenhang mit dem Tumorleiden herzustellen ist.

6.3.2.4 Ergebnis der morphologischen Untersuchungen

Myopathische und neurogene Gewebsbefunde treten im Autopsiematerial bei Patienten mit Lungenkarzinomen in je 11% gesamt und in 1% bzw. 2% ohne erkennbare Begleitkrankheit auf.

Entzündliche Muskelveränderungen lagen bei 2 Patienten vor, wobei aber aufgrund von Begleitkrankheiten kein eindeutiger Zusammenhang mit dem Tumor herzustellen war.

Metastatische Absiedelungen, Infiltrationen, Vaskulitiden oder Muskelinfarkte oder Embolien wurden nicht gefunden.

6.4 Diskussion

Muskuläre Störungen sind selten das Erstsymptom eines Tumorleidens und kommen eher bei soliden Tumoren als bei hämatologischen Systemerkrankungen vor. Bezüglich der Assoziation von Dermato- und Polymyositiden und Malignomen neigen wir zur Auffassung von Bohan [58], der einen Zusammenhang mit Tumorerkrankungen ablehnt.

Spezifische muskuläre Symptome wie bei ACTH-Überproduktion, Hyperkalzämie, Neuromyotonie, sind extrem selten. Bei einer Reihe von Patienten liegen uncharakteristische Muskelsymptome, wie Schwäche, Wadenkrämpfe, muskelkaterartige Beschwerden vor. Von seiten des Labors oder im EMG sind aber pathologische Befunde nicht zu erheben.

Die morphologische Analyse einer fortlaufenden Autopsieserie erbrachte zunächst einen relativ hohen Prozentsatz von myopathischen oder neurogenen

Muskelveränderungen (je 13%), bei Berücksichtigung der Therapie der Begleit-krankheiten reduziert sich dieser Anteil aber auf 2 bzw. 1%, so daß in einem unausgewählten Kollektiv von Lungenkarzinompatienten keine Häufung von pathologischen Muskelveränderungen vorliegt.

Zusammenfassung

Das Buch gibt anhand der Literatur und einer ausgedehnten Feldstudie, die ca. 1100 Patienten umfaßt, einen Überblick über die Läsionsmöglichkeiten am peripheren Nervensystems bei Malignompatienten, und der zu erwartenden Häufigkeit des Auftretens.

Als Läsionsmöglichkeit wird zwischen direkten Tumoreinwirkungen, Therapieeffekten, „paraneoplastischen Phänomenen", und verschiedenen anderen Faktoren unterschieden, wobei der Begriff der „Paraneoplasie" kritisch beleuchtet wird.

Die Besprechung der einzelnen Abschnitte des PNS erfolgt systematisch wobei im ersten Kapitel Hirnnervenausfälle besprochen werden. Dabei wird zwischen Metastasen im Schädelknochenbereich, Primärtumoren im Kopf- und Halsbereich und Einzelnervenläsionen unterschieden. Das zweite Kapitel behandelt die klinischen Symptome bei Meningealkarzinosen, die für solide Tumoren und hämatologische Systemerkrankungen gesondert behandelt werden. Eigene Untersuchungen umfassen 102 Patienten mit soliden Tumoren und mehrere Serien mit Leukosen und Lymphomen, wobei auf die Bedeutung von Hirnnervenausfällen und spinoradikulären Symptomen als neurologische Manifestation der meningealen Aussaat von Neoplasmen hingewiesen wird.

Die Kapitel Plexus- und Rumpfnervenläsionen behandeln den Befall von Plexus brachialis, lumbalis und sacralis. Dabei werden neben den anatomischen Besonderheiten die Ursachen, Tumorarten und die Unterscheidung zwischen neoplastischen und Strahlenspätschäden der Nervengeflechte differenziert. Ein wenig beachtetes Kapitel sind Läsionen von Rumpfnerven, wie sie vorwiegend bei Wirbelkörpermetastasen oder Kompressionen in Erscheinung treten.

Polyneuropathien bei Malignomen werden in ihrer Bedeutung für Diagnose und Therapie bei Malignomen unterschiedlich eingeschätzt. Dieses Kapitel versucht eine Gliederung in verschiedene Formen von Polyneuropathien zu geben, wobei auch autonome Neuropathien erwähnt werden. Einzelnervenläsionen werden im Rahmen von Polyneuropathien in 4.1 % als „focal limb neuropathy" beobachtet. Motorische Neuropathien („lower motor neurone syndrome"), mögliche Zusammenhänge mit der amyotrophen Lateralsklerose und der Begriff der „Neuromyopathie" werden diskutiert. Die Ursachen von Polyneuropathien sind vielfältig, wobei in den letzten Jahren immunologische Mechanismen erwogen wurden, und auch im eigenen Patientengut diesbezügliche Untersuchungen durchgeführt wurden. Hämatologische Systemerkrankungen erhalten therapeutisch in fast allen Schemata neurotoxische Substanzen, sodaß milde sensomotorische Neuropathien in dieser Patientengruppe ohne wesentliche Bedeutung sind. Monoklonale Gammopathien, Myelome, M. Waldenström, „benigne Gammopathien" und Kryoglobulinämien zeigen ein breites Spektrum vom Polyneuropathieformen, die in den letzten Jahren durch immunologische und morphologische Untersuchungen präzise dargestellt wurden. Die eigenen Untersuchungsergebnisse umfassen prospektive Untersuchungen (Patienten zum Diagnosezeitpunkt), Untersuchungen im Verlauf der Tumorkrankheit (194 Lungenkarzinome, 117 Mammakarzinome, 82 andere Tumore), die nach charakteristischen PNS-Störungen gegliedert wurden und tabellarisch Angaben über die Häufigkeit von PNS Symptomen im Krankheitsverlauf gemacht werden. Dabei lassen sich bei 40% von Patienten mit Lungenkarzinomen keine Hinweise für eine PNS Läsion finden, rechnet man subklinische Befunde hinzu erhöht sich dieser Prozentsatz sogar auf 85%. Als Initialsymptom eines Tumorleidens sind PNS Läsionen in dieser Gruppe ohne Bedeutung und beschränken sich auf Einzelfälle. Mammakarzinome hingegen zeigen einen längeren Krankheitsverlauf und häufiger Einzelnervenläsionen (9%) und radikuläre Schmerzsyndrome (7%). Ergänzt wird dieses Kapitel durch autoptische Ergebnisse an Spinalganglien, Rückenmark bei Tumorpatienten. Die eigenen immunologischen Untersuchungen erfassen die Bedeutung von zirkulierenden antineuralen Antikörpern und werden anhand von 153 Patienten mit Lungenkarzinomen besprochen.

Störungen des neuromuskulären Überganges werden durch eine kurze Übersicht über Thymome und die Myasthenia gravis eingeleitet und durch klinische Befunde und neuroimmunologische Überlegungen beim Lambert Eaton Syndrom ergänzt, da diese Erkrankung als Modell für autoimmunologisch mediierte paraneoplastische Syndrome angesehen werden kann.

Die Muskulatur wird selten durch Metastasen befallen. Neben unspezifischen Veränderungen wird der Formenkreis der Dermato- und Polymyositis diskutiert, wobei die Frage nach der Bedeutung dieser Erkrankung als paraneoplastisches Syndrom aufgeworfen wird. Endokrine-, metabolische Myopathien, Muskelinfarkte und die Karzinoidmyopathie ergänzen diese Übersicht, die auch eine Differentialdiagnose der proximalen Schwächezustände bei Malignompatienten enthält. Morphologische Ergebnisse umfassen 71 Patienten mit Lungenkarzinomen, wobei zwischen klinischem Verlauf, Therapie, Begleitkrankheiten und morphologischem Befund differenziert wird.

Literatur

1. Abeloff MD (1987) Paraneoplastic syndromes; a window on the biology of cancer. New Engl J Med 317:1598–1600
2. Adams RD (ed) (1975) Rheumatic and circulatory diseases. In: diseases of muscle. A study of pathology, 3rd edn. Harper & Row, Hagerstown, pp 398–418
3. Adams RD, Victor M (1981) Principles of neurology, 2nd edn. McGraw-Hill, New York
4. Ahmed MN, Carpenter S (1975) Autonomic neuropathy and carcinoma of the lung. CMA 113:410–412
5. Aids to the examination of the peripheral nervous system (1976) Medical research council of UK, Pendragon House
6. Aisner J, Aisner SC, Ostrow S (1979) Meningeal carcinomatosis from small cell carcinoma of the lung. Acta Cytol 23:292–296
7. Alajouanine T, Thurel R, Castaigne P, Lhermitte F (1949) Leucemie aigue avec syndrome polynevritique et infiltration leucosique des nerfs. Rev Neurol (Paris) 81:249
8. Albers JW, Allen AA (1981) Limb myokymia. Muscle & Nerve 4:494–505
9. Albert DM, Wong VG, Henderson ES (1978) Ocular complications of vincristine therapy. Arch Ophthalmol 78:709–713
10. Albert DM, Rubinstein RA, Scheie HG (1967) Tumor metastases to the eye. Part I: Incidence in 213 adult patients with generalized malignancy. Am J Ophthalmol 63:723–726
11. Alberts MC, Terrance CF (1978) Hearing loss in carcinomatous meningitis. J Laryng Otol 92:233–241
12. Allison RS, Gordon DS (1955) Reticulosis of the central nervous system simulating acute infective polyneuritis. Lancet ii:120–122
13. Altrocci PH, Eckmann PB (1973) Meningeal carcinomatosis and blindness. J Neurol Neurosurg Psychiat: 206–210
14. Anderson BP, Young V, Kean WF (1982) Polymyositis in chronic graft versus host disease. Arch Neurol 39:188–190
15. Anderson NE, Cunningham JM, Posner JB (1987) Autoimmune pathogenesis of paraneoplastic neurological syndromes. CRC Neurobiology 3:245–299
16. Appen RE, De Venecia G, Selliken JH, et al. (1978) Meningeal carcinomatosis with blindness. Am J Ophthalm 86:661–665
17. Arfmann M, Harbs H, Deicher H, et al. (1984) Polyneuropathie bei Makroglobulinämie Waldenström. Akt Neurol 11:7–12
18. Argov Z, Mastaglia FL (1979) Disorders of neuromuscular transmission caused by drugs. N Engl J Med 301:409–430
19. Aron PC, Tyrrell JB, Fitzgrald PA (1981) Cushings's syndrome. Problems in diagnosis. Medicine (Balt) 60:25–35

20. Arundell FD, Wilkinson RD, Haserik JR (1960) Dermatomyositis and malignant neoplasms in adults. Arch Dermatol 82:772–775
21. Asbury AK, Picard EH, Baringer JR (1972) Sensory perineuritis – an autoimmune disease? Arch Neurol 26:302–312
22. Asbury AK (1981) Diagnostic considerations in Guillain Barré syndrome. Ann Neurol 9 [Suppl]:1–5
23. Ashenhurst EM, Quartey GRC, Starrefeld A (1977) Lumbosacral radiculopathy induced by radiation. Can J Neurol Sci 4:259–263
24. Attar S, Miller JE, Satterfield J, et al. (1979) Pancoast's tumor: Irradiation or surgery? Ann Thorac Surg 28:578–586
25. Bagley FH, Walsh JW, Cady B, et al. (1978) Carcinomatous versus radiation-induced brachial plexus neuropathy in breast cancer. Cancer 41: 2154–2157
26. Bakri YN, Lee JH, Lewis GC, et al. (1983) Meningeal carcinomatosis complicating gynecologic malignancies: A literature review and report of a case. Obstet Gynecol Surg 38:1–5
27. Balducci L, Little DD, Khansur T, Steinberg MH (1984) Carcinomatous meningitis in small cell lung cancer. Am J Med Sci 287:31–32
28. Balhuizen JC, Bots G, Th AM, Schaberg A, et al. (1978) Value of cerebrospinal fluid cytology for the diagnosis of malignancies in the central nervous system. J Neurosurg 48:747–753
29. Ballard JO, Towfighi J, Brennan RW (1978) Neurologic complications of acute myelomonoblastic leukemia of four years duration. Neurology 28:174–178
30. Barbieri S, Nobile-Orazio E, Baldini L, et al. (1987) Visual evoked potentials in patients with neuropathy and macroglobulinemia. Ann Neurol 22:663–666
31. Barcos M, Lane W, Gomez GA, et al. (1987) An autopsy study of 1206 acute and chronic leukemias (1958–1982). Cancer 60:827–837
32. Barnes BE (1976) Dermatomyositis and malignancy. A review of the literature. Arch Intern Med 76:68–76
33. Baron SA, Heffner RR (1978) Weakness in malignancy: evidence for a remote effect of tumor on distal axons. Ann Neurol 4:268–274
34. Barontini F, Maurri S, DiGrande M (1987) Aquired idiopathic sensory neuropathy. Arch Suiss Neurol Psychiat 138:5–12
35. Barron KD, Rodichok LD (1982) Cancer and disorders of motor neurons. In: Rowland LP (ed) Adv Neurol, vol 36. Raven Press, New York, pp 267–272
36. Barron SA, Rowland LP, Zimmerman HM (1960) Neuropathy with malignant tumor metastasis. J Nerv Ment Dis 131:10–31
37. Bartizal J, Slosberg PA (1969) Combined abdominoperineal resection. Surg Clin N Am 29:1082–1086
38. Basso Ricci S, Della Costa C, et al. (1980) Report on 42 cases of postiradiation lesions of the brachial plexus and their treatment. Tumori 66:117–122
39. Basu TK, Dickerson JWT, Raven RW, et al. (1974) The thiamine status of patients with cancer as determined by the red cell transketolase activity. Int J Vitam Nutr Res 44:53–58
40. Batzdorf U, Brechner VL (1979) Management of pain associated with Pancoast syndrome. Am J Surg 137:638–646
41. Behan PO, Lessel S, Roche M (1976) Optic neuritis in the Landry Guillain Barré-Strohl Syndrome. Br J Ophthalmol 60:58–59
42. Behr C (1925) Zur topischen Diagnose der Abducenslähmung. Zugleich ein Beitrag zur Diagnose der Erkrankungen in der Gegend der Fossa pterygopalatina. Z Augenheilkd 55:293–307

43. Bell CE, Seetaram S (1977) Identification of the Schwann cell as a peripheral nervous system cell posessing a differentiation antigen expressed by a human lung tumor. J Immunol 118:826–831

44. Benecke R, Klingelhöfer J, Riecke H, et al. (1988) Manifestationsform und Verlauf von Plexusläsionen nach medianer Sternotomie. Nervenarzt 59:388–392

45. Bennet M, Catovsky D, Daniel MT, et al. (1976) Proposals for the classification of the acute leukaemias. Br J Haematol 33:451–458

46. Berger PA, Bataini JP (1977) Radiation induced cranial nerve palsy. Cancer 40:152–155

47. Berlit P, Härle M, Johann A (1987) Zervikale Strahlenmyelopathie mit spastischer Paraparese der Arme. Nervenarzt 58:40–46

48. Berlit P, Schwechheimer K (1987) Neuropathological findings in radiation myelopathy of the lumbosacral cord. Europ Neurol 27:29–34

.49. Bigner S, Johnston WW (1981) The cytopathology of cerebrospinal fluid. II. Metastatic cancer, meningeal carcinomatosis, and primary CNS neoplasms. Acta Cytol 25:461–479

50. Bing J, Neel A (1936) Two cases of hyperglobulinaemia with affection of the central nervous system on a toxi-infectious basis. Acta Med Scand 88:492–506

51. Björnsson OG, Arnason A, Gudmundsson S, et al. (1987) Macroglobulinaemia in an icelandic family. Acta Med Scand 203:283–288

52. Blaivas JG, Barbalias GA (1982) Characteristics of neural injury after abdominoperineal resection. J Urol 129:84

53. Blanchard BM (1962) Peripheral neuropathy (non-invasive) associated with lymphoma. Ann Int Med 56:774

54. Bleyer WA, Drake JA, Chabner BA (1973) Neurotoxicity and elevated cerebrospinal fluid methotrexate concentration in meningeal leukemia. N Engl J Med 289:770–773

55. Bockman RS (1980) Hypercalcaemia in malignancy. In: Clinics in endocrinology and metabolism, endocrinology and cancer, vol 9, pp 317–334

56. Bodechtel G (Hrsg) (1974) Neurologische Differentialdiagnose neurologischer Krankheitsbilder, 3. Aufl. G Thieme, Stuttgart

57. Boghen D, Filiatrault R, Descarries L (1977) Myokymia and facial contracture in brain stem tuberculoma. Neurology (Minn) 27:272–277

58. Bohan A, Peter JB, Bowman RL, et al. (1977) A computer assisted analysis of 153 patients with polymyositis and dermatomyositis. Medicine (Balt) 56:255–286

59. Bohounek V (1974) Die leptomeningeale Karzinose. Acta Univ Palack Ol 69:19–79

60. Bolger GB, Sullivan KM, Spence AM, et al. (1986) Myasthenia gravis after allogenic bone marrow transplantation: relationship to chronic graft versus host reaction. Neurology 36:1087–1091

61. Bolton CF (1987) Electrophysiologic studies of critically ill patients. Muscle & Nerve 10:129–135

62. Bonisegna C, Lovaste MG, Ferrari G (1985) Carcinoma of the prostate and motor neuron disease. Ital J Neurol Sci 6:101–105

63. Borgeat A, De Muralt B, Stalder M (1986) Peripheral neuropathy associated with high dose Ara C therapy. Cancer 58:852–854

64. Borges LF, Busis N (1985) Intraneuronal accumulation of myeloma proteins. Arch Neurol 42:690–694

65. Borges LF, Elliot PJ, Gill R, Iversen SD, Iversen LL (1985) Selective extraction of small and large molecules from the cerebrospinal fluid by purkinje neurons. Science 228:346–348

66. Borsanyi SJ, Blanchard CL (1962) Ionizing radiation and the ear. J Am Med Ass 181:958–961

67. Bowen JD, Kidd P (1987) Myasthenia gravis associated with T helper cell lymphoma. Neurology 37:1405–1408
68. Bradley WG (1984) Diseases of the spinal roots. In: Dyck PJ, Thomas PK, Lambert EH, Bunge R (eds) Peripheral neuropathy. Saunders, Philadelphia, pp 1368–1382
69. Bradley WG, Lassman L, Pearce GW, et al. (1970) The neuromyopathy of vincristine in man. J Neurol Sci 10:107–131
70. Bradley WG, Fewings JD, Cumming WJK, Harrison RM (1977) Delayed myeloradiculopathy produced by spinal X-irradiation in the rat. J Neurol Sci 31:63–82
71. Bradwick PA, Zvaifler NJ, Gill GN, et al. (1980) Plasma cell dyscrasia with polyneuropathy, organomegaly, endocrinopathy, M protein, skin changes. Medicine (Balt) 59:311–322
72. Brain WR, Henson RA (1958) Neurological syndromes associated with carcinoma. The carcinomatous neuromyopathies. Lancet ii:971–974
73. Brain WR, Croft PB, Wilkinson M (1965) Motor neurone disease as a manifestation of neoplasm. Brain 88:479–500
74. Brain Lord, Adams RD (1965) A guide to the classification and investigation of neurological disorders associated with neoplasms. In: Brain Lord, Norris FH (eds) The remote effects of cancer on the nervous system. Grune & Stratton, New York, p 216
75. Brain WR, Croft PB, Wilkinson M (1969) The course and outcome of motor neurone disease. In: Norris FH, Kurland LT (eds) Contemporary neurology symposia, vol II: Motor neurone diseases: Research on amyotrophic lateral sclerosis and related disorders. Grune & Stratton, New York, pp 20–27
76. Brashear HR, Bonnin JM, Login IS (1985) Encephalomyeloneuritis simulating Guillain Barré syndrome. Neurology 35:1146–1151
77. Brennan JL (1971) Metastatic tumors of the diaphragm. Br J Surg 58:458–460
78. Brennan MF (1977) Uncomplicated starvation versus cancer cachexia. Cancer Res 37:2359–2364
79. Breuer AC, Pitman SW, Dawson DM, et al. (1970) Paraparesis following intrathecal cytosine arabinoside. Cancer 40:2817–2822
80. Brownell B, Hughes JT (1975) Degeneration of muscle in association with carcinoma of the bronchus. J Neurol Neurosurg Psychiat 38:363–370
81. Brunet P, Binet JL, de Saxce H (1981) Neuropathies au cours de la lymphadenopathie angioimmunoblastique. Rev Neurol (Paris) 137:503–515
82. Buchanan TAS, Gardiner TA, Archer DB (1984) An ultrastructural study of retinal photoreceptor degeneration associated with bronchial carcinoma. Am J Ophthalmol 97:277–287
83. Bucknann RC (1977) Myasthenia associated with D-penicillamine therapy in rheumatoid arthritis. Proc R Soc Med 70 [Suppl 3]: 114–117
84. Budde-Steffen C, Anderson NE, Rosenblum MK, Posner JB (1988) Expression of an antigen in small cell lung carcinoma lines detected by antibodies from patients with paraneoplastic dorsal root ganglionopathy. Cancer Res 48:430–434
85. Budde-Steffen C, Anderson NE, Rosenblum MK, et al. (1988) An antineuronal autoantibody in paraneoplastic opsoclonus. Ann Neurol 23:528–531
86. Buerger LF, Monteleone PN (1966) Leukemic-lymphomatous infiltration of skeletal muscle. Systemic study of 82 autopsy cases. Cancer 19:1416–1422
87. Bumm P (1973) Periphere Hypoglossusparesen bei Malignompatienten nach Hartstrahlentherapie. Arch Ohr-, Nase-, Kehlk-Heilkd 205:348–352
88a. Bunn PA, Schein PS, Banks PM (1976) Central nervous system complications in patients with diffuse histiocytic and undifferentiated lymphoma: leukemia revisited. Blood 47:3–10

88b.Burke JS, Medline NM, Katz A (1969) Giant cell myocarditis and myositis. Arch Pathol 88:359–366

89. Busis NA, Halperin JJ, Stefansson K, Logigian EL (1985) Peripheral neuropathy, high serum IgM, and paraproteinemia in mother and son. Neurology 35:679–683

90. Butler KR, Palmer JA (1955) Cryglobulinaemia in polyarteritis nodosa with gangrene of extremities. Can Med Ass J 72:686

91. Buys NS, Kearns TC (1957) Irradiation damage to the chiasm. Am J Ophthalmol 44:483–486

92. Cairncross JG, Posner JB (1980) Neurological complications of malignant lymphoma. In: Vinken PJ, Bruyn GW (eds) Handbook of clinical neurology, vol 39. North-Holland, Amsterdam, pp 27–62

93. Callen JP (1987) Dermatomyositis as a paraneoplastic syndrome. Neurol Clin 5:379–403

94. Callen JP, Hyla JF, Bole GG, et al. (1980) The relationship of dermatomyositis and polymyositis to internal malignancy. Arch Dermatol 116:295–298

95. Claverley JR, Mohnac A (1963) Syndrome of the numb chin. Int Med 112:819–821

96. Camacho J, Arnalich F, Anciones B, et al. (1985) The spectrum of neurological manifestations in myeloma. J Med 16: 597–611

97. Cameron DG, Howell DA, Hutchinson JL (1958) Acute peripheral neuropathy in Hodgkin's disease. Neurology 88:575–577

98. Campell MJ, McComas AJ, Petito F (1973) Physiological changes in ageing muscles. J Neurol Neurosurg Psychiat: 174–182

99. Campell MJ, Paty DW (1974) Carcinomatous neuromyopathy. J Neurol Neurosurg Psychiat 37:131–141

100. Carmichael SM, Eagleton L, Ayers CR (1970) Orthostatic hypotension during vincristine therapy. Arch Int Med 126:290–293

101. Carrol WM, Mastaglia FL (1979) „Locked in"-coma in postinfective polyneuropathy. Arch Neurol 36:46–47

102. Caruso R, Wilding G, Ballintine E, Ozols R (1985) Cisplatinum retinopathy. Invest Ophthalmol Vis Sci 26:34

103. Cascino TI, Kori S, Krol G, Foley KM (1983) CT of brachial plexus in patients with cancer. Neurology 33:1553–1557

104. Cash RD, Royer RQ, Dahlin DC (1961) Metastatic tumors of the jaw. Oral Surg 14:879–821

105. Castaigne P, Cambier J, Escourolle R (1969) Leptomeningite hodgkinienne: à propos d'une observation anatomoclinique. Rev Neurol (Paris) 121:563–570

106. Castaigne P, Laplane D, Augustin P, Degos JD (1969) A propos des paralysies du plexus brachial après cancer du sein. Presse Méd 77:1801–1804

107. Cavanagh JB (1968) Effects of x-irradiation on the proliferation of cells in the peripheral nerve during Wallerian degeneration in the rat. Br J Radiol 41:275

108. Chad DA, Bradley WG, Adelman LS, et al. (1982) The pathogenesis of cryoglobulinemic neuronpathy. Neurology (NY) 32:725–729

109. Chad DA, Recht LD (1988) Neurological paraneoplastic syndromes. Cancer Invest 6:67–82

110. Chandler WF, Greenberg HS, Ensminger WD (1983) Intermittent and continuous regional chemotherapy for CNS tumors. In: Amendola A (ed) Recent trends in radiation oncology and related fields. Elsevier, New York, pp 95–99

111. Cheng VST, Schulz MD (1975) Unilateral hypoglossal nerve atrophy as a late complication of radiation therapy of head and neck carcinoma. A report of four cases and a review of the literature on peripheral and cranial nerve damages after radiation therapy. Cancer 35:1537

112. Cherington M (1986) Surgery for thoracic outlet syndrome may be hazardous to your health. Muscle & Nerve 9:632–634

113. Chester KA, Lang B, Gill J, Vincent A, Newsom-Davies J (1988) Lambert Eaton syndrome antibodies: reaction with membranes from a small cell lung cancer xenograft. J Neuroimmunol 18:97–104

114. Chiappa KH, Young RR (1973) A case of paracarcinomatous pandysautonomia. Neurology (Minneap) 23:423

115. Chio A, Brignolio F, Meineri P, et al. (1988) Motor neuron disease and malignancies: results of a population – based study. J Neurol 235:374–375

116. Chiu WS (1976) The syndrome of retroperitoneal hemorrhage and lumbar plexus neuropathy during anticoagulant therapy. South Med J 69:595

117. Cho ES (1977) Toxic effects of adriamycine on the ganglia of the peripheral nervous system. J Neuropathol Exp Neurol 36:907–915

118. Chopra JS, Dhand UK, Mehta S, et al. (1986) Effect of protein calorie malnutrition on peripheral nerves: a clinical, electrophysiological and histopathological study. Brain 109:307–323

119. Christian CL, Elkon KB (1986) Autoantibodies to intracellular proteins: clinical and biological significance. Am J Med 80:53–61

120. CIOMS collaborating centre for the international nomenclature of diseases, Deutsches Krebsforschungszentrum Heidelberg (1984). Krankheiten des Nervensystems hervorgerufen durch physikalisch-chemische Einwirkungen. CIOMS-Projekt, Bd 7

121. Clemmensen I, Jensen BA, Holund B, Kappelgaard E, Neilsen H (1986) Monoclonal IgM lambda cryoglobulin with collagen type I affinity in vasculitis. Exp Immunol 64:587–596

122. Combarros O, Calleja J, Pascual J, et al. (1988) Numbness of the tip of the tongue as the presenting symptom in chronic inflammatory polyradiculopathy. Neurology 38:333

123. Compston AS, Vincent A, Newsom-Davies J (1980) Clinical, pathological, HLA antigen and immunologic evidence for disease, heterogeneity in myasthenia gravis. Brain 103:579–601

124. Conley JJ (1979) Neural sequelae. In: Conley JJ (ed) Complications of head and neck surgery. G Thieme, Stuttgart, pp 137–142

125. Contrufo R, Di Lorio G, Ammendola A, et al. (1982) Continuous muscle fibre activity associated with denervation atrophy. Eur Neurol 21:375–379

126. Cooke WT, Smith WT (1966) Neurological disorders associated with adult coeliac disease. Brain 89:683–722

127. Cornblath DR, McArthur JC, Griffin JW (1986) The spectrum of peripheral neuropathies in HTLV-III infection. Muscle & Nerve 9:76

128. Costa G, Holland JF (1965) Systemic effect of tumors with special reference to the nervous system. In: Brain WR, Norris FH (eds) The remote effects of cancer on the nervous system. Grune & Stratton, New York, pp 125–133

129. Costa G (1977) Cachexia, the metabolic component of neoplastic diseases. Cancer Res 37:2327–2335

130. Craigmyle MB, Marshall BL (eds) (1985) The mixed cranial nerves. J Wiley, Chicester, New York

131. Croft PB, Wilkinson M (1963) Carcinomatous neuromyopathy. Its incidence in patients with carcinoma of the lung and carcinoma of the breast. Lancet i:184–186

132. Croft PB, Urich H, Wilkinson M (1967) Peripheral neuropathy of sensorimotor type associated with malignant disease. Brain 90:31–66

133. Crompton MR, Layton DD (1961) Delayed radionecrosis of the brain following therapeutic X-radiation of the pituitary. Brain 64:84–101

133a. Cruz M, Ernerudh J, Olsson T, et al. (1988) Occurrence and isotype of antibodies against peripheral nerve myelin in serum from patients with peripheral neuropathy and healthy controls. J Neurol Neurosurg Psychiat 51:820–825

134. Cunningham JM, Lennon VA, Lambert EH, et al. (1985) Acetylcholine receptors in small cell carcinomas. J Neurochem 45:159–167

135. Cunningham J, Graus F, Anderson N, Posner JB (1986) Partial characterisation of the Purkinje cell antigens in paraneoplastic cerebellar degeneration. Neurology 36:1163–1168

136. Currie S, Henson RA (1971) Neurological syndromes in the reticuloses. Brain 94:307–320

137. Currie S, Henson RA, Morgan HG, et al. (1970) The incidence of the non metastic neurological syndromes of obscure origin in the reticuloses. Brain 93:629–640

138. Dalakas MC, Engel WK (1981) Polyneuropathy with monoclonal gammopathy: studies of 11 patients. Ann Neurol 10:45–52

139. Dalakas M (1986) Chronic idiopathic ataxic neuropathy. Ann Neurol 19:545–554

140. Dalakas MC, Pezeshkpour GH (1988) Neuromuscular diseases associated with human immunodeficiency virus infection. Ann Neurol 23 [Suppl]: 38–48

141. Daniels GH (1981) Case records of the Massachusetts general hospital, case 10-1981. N Engl J Med 304:391–398

141a. Dartevelle P, Marzelle J, Loch F, et al. (1988) A new surgical approach of superior sulcus tumors presenting with Pancoast syndrome. J Neurol 235:14

141b. Dau PC, Denys ES (1982) Plasmapheresis and immunosuppressive drug therapy in the Lambert Eaton syndrome. Ann Neurol 11:570–575

142. Davies FA, Schauf CL (1976) Neurological manifestations of calcium imbalance. In: Vinken PJ, Bruyn GW (eds) Handbook of clinical neurology, vol 28. Amsterdam, North-Holland, pp 527–543

143. Davies S, Schumacher M (1979) Myasthenia gravis and lymphoma: a clinical and immunological association. J Am Med Assoc 242:2096–2097

144. Davies-Jones GAB, Preston FE, Timperly WR (eds) (1980) Neurological complications in clinical haematology. Blackwell, Oxford

145. Dawson DM, Rosenthal DS, Moloney WC (1973) Neurological complications of acute leukemia in adults. Ann Int Med 79:541–544

146. Dayan AD, Croft PB, Wilkinson MI (1965) Association of carcinomatous neuropathy with different histological types of carcinoma of the lung. Brain 88:435–448

147. De Aizpurua HJ, Griesmann G, Lambert EH, Lennon VA (1987) Autoantibodies antagonize voltage dependent Ca^{++} channels in small cell carcinomas (SCC) from patients with and without Lambert Eaton myasthenic syndrome. Fed Proc 46:1380

148. De Vere R, Bradley WG (1975) Polymyositis: its presentation, morbidity and mortality. Brain 98:637–666

149. De Vita VT, Canellos GP (1966) Hypoglycorrhachia in meningeal carcinomatosis. Cancer 19:691–694

150. Deep WD, Fanmeni JF, Tashima CK, et al. (1963) Leukencephalopathy and dermatomyositis in Hodgkin's disease. Arch Int Med 113:635

151. Dellagi K, Dupouey P, Brouet JC, et al. (1983) Waldenströms macroglobulinemia and peripheral neuropathy. A clinical and immunologic study of 25 patients. Blood 62:280–285

152. Delmar AR, Minton JP (1983) Complications associated with mastectomy. Surg Clin North Am 63:1332–1352

153. Denny Brown D (1948) Primary sensory neuropathy with muscular changes associated with carcinoma. J Neurol Neurosurg Psychiat 11:73–78

154. Derr RF, Zieve L (1978) Weakness, neuropathy and coma following parenteral nutrition in underfed or starved rats; relationship to blood hyperosmolarity and brain water loss. J Lab Clin Med 92:521–528

155. Desablens B, Jacquemart F, Thibault JJ, et al. (1986) Dermatomyosite precedent la transformation aigue d'une leucemie myeloide chronique. Sem Hôp Paris 62:1251–1253

156. Dewar FP, Harris RI (1950) Restoration of function of shoulder following paralysis of trapezius by fascial sling fixation and transplantation of levator scapulae. Ann Surg 132:1111–1115

157. Dhib-Jalbut S, Liwnicz BH (1986) Immunocytochemical binding of serum IgG from a patient with oat cell tumor and paraneoplastic motoneurone disease. Acta Neuropathol (Berl) 69:96–102

158. Dhuner KG (1950) Nerve injuries following operations: a survey of cases occuring during a six year period. Anaesthesiology 11:289–293

159. Di Mario FJ, Lisak RP, Kornstein MJ, Brooks JJ (1988) Myasthenia gravis and primary squamous cell carcinoma of the thymus: a case report. Neurology 38:580–582

160. Dickermann RC, Chason JL (1958) Alterations in the dorsal root ganglia and adjacent nerves in the leukemias, lymphomas and multiple myeloma. Am J Pathol 34:349–361

161. Djaldetti M, Pinkhas J, de Vries A, et al. (1968) Myasthenia gravis in a patient with chronic myelocytic leukemia treated with busulfan. Blood 32:336–340

162. Dogan S (1953) Polineuritis Kid Hodgkinove bolesti. Neuropsihijatr 1:27

163. Donofrio PD, Greenberg HS, Albers JW, et al. (1985) IgM monoclonal protein binding to spinal cord and peripheral nerve glycolipids in a patient with motor neurone disease. Ann Neurol 18:161

164. Donovan Post J, Quencer RM, Green BA, et al. (1987) Intramedullary spinal cord metastases, mainly of nonneurogenic origin. AJNR 8:339–346

165. Dorfman LJ, Forno LS (1972) Paraneoplastic encephalomyelitis. Acta Neurol Scand 48:556–574

166. Doriguzzi C, et al. (1987) Early sarcolemnal dysfunction in skeletal muscle amyloidosis. J Neurol 234:52–54

167. Doshi R, Fowler T (1983) Proximal myopathy due to discrete carcinomatous metastases in muscle. J Neurol Neurosurg Psychiat 46:358–360

168. Driedger H, Pruzansky W (1980) Plasma cell neoplasia with peripheral polyneuropathy: a study of five cases and a review of the literature. Medicine (Balt) 59:301–310

169. Drlicek M, Grisold W, Jellinger K, Weiss R (1987) Periphere Nervenläsionen und Hirnnervenausfälle bei Meningealkarzinosen solider Tumoren. Akt Neurol 14:XVI

170. Drlicek M, Grisold W, Popp W (1987) Antineuronal antibodies in small cell lung cancer-effect of the antineoplastic chemotherapy. In: Berkarda B, Kümmerle P, (eds) Progress in chemotherapy. Landsberg/Lech, pp 408–410

171. Dropcho E, Payne R (1986) Paraneoplastic opsoclonus-myoclonus: association with medullary thyroid carcinoma and review of the literature. Arch Neurol 43:410–415

172. Dufresne JJ (ed) (1973) Praktische Zytologie des Liquors. Documenta Geigy, Basel

173. Duncan M, Lotze M, Gerber L, Rosenberg S (1987) Incidence, recovery and management of serratus anterior muscle palsy after axillary node dissection. Cancer 60:1247–1248

174. Dyck PJ, Benstaed TJ, Conn DL, Clarke Stevens J (1987) Nonsystemic vasculitic neuropathy. Brain 110:843–853

175. Dyck PJ, Lambert EH (1969) Dissociated sensation in amyloidosis. Compound action potential, quantitative histologic and teased fiber and electron microscopic studies of sural nerve biopsies. Arch Neurol 20:490–507

176. Eaton LM, Lambert EH (1957) Electromyography and electric stimulation of nerves in diseases of motor unit: Observations on myasthenic syndrome associated with malignant disease. J Am Med Assoc 163:1117–1124
177. Elkon KB, Hughes GRV, Catovsky D (1979) Hairy cell leukemia with polyarteriitis nodosa. Lancet ii:280–282
178. Ellis FW (1968) The relationship of biological facts to dose time fracination factors in radiotherapy. In: Beret M, Howard A (eds) Current topics in radiation research, vol 4. North-Holland, Amsterdam, pp 357–398
179. Elmquist D, Lambert EH (1968) Detailed analysis of neuromuscular transmission in a patient with the myasthenic syndrome sometimes associated with bronchogenic carcinoma. Mayo Clin Proc 43:689–713
180. Engel WK (1977) Introduction to the myopathies. In: Goldensohn ES, Appel SH (eds) Scientific approaches to clinical neurology, vol 2. Lea and Febiger, Philadelphia, pp 1611–1613
181. Engel WK, Warmolts JR (1973) The motor unit. Diseases affecting it in toto or in portio. In: Desmedt JE (ed) New developments in electromyography and clinical electrophysiology, vol 1. Karger, Basel
182. Engel WK, Askanas V (1976) Remote effects of focal cancer on the neuromuscular system. In: Thompson RA, Green JR (eds) Advances in neurology, vol 15. Raven Press, New York, pp 119–147
183. Engelhardt K, Mann K (eds) (1986) Endokrin aktive maligne Tumore. Springer, Berlin Heidelberg New York Tokyo
184. Engelhardt P, Stamm Th (1980) Malignes Lymphom mit Meningeosis lymphomatosa und Infiltration peripherer Nerven. Akt Neurol 7:41–44
184a. England JD, Asbury AK, Rhee EK, Sumner AJ (1988) Schwann cell degeneration induced by doxorubicin (adriamycin). Brain 111:901–914
185. Ernerudh J, Brodtkorb E, Olsson T (1986) Peripheral neuropathy and monoclonal IgM with antibody activity against peripheral myelin: effect of plasma exchange. J Neuroimmunol 11:171–178
186. Espinosa RE, Lambert EH, Klass DW (1967) Facial myokymia affecting the electroencephalogram. Mayo Clin Proc 42:258
187. Evans AE, Gilbert ES, Zandstra R (1970) The increasing incidence of central nervous leukemia in children. Cancer 26:404–409
188. Farrel DA, Medsger TA (1982) Neurologic manifestations in progressive systemic sclerosis. Am J Med 73:57–62
189. Fernandez-Sola J, Cases A, Monforte R, et al. (1987) A possible pathogenetic mechanism for rhabdomyolysis associated with multiple myeloma. Acta Haemat 77:231–233
190. Ferry AP, Font RL (1974) Carcinoma metastatic to the eye and orbit: I. A clinicopathological study of 227 cases. Arch Ophthalmol 92:276–286
191. Fishman ML, Bean SC, Cogan DG (1976) Optic atrophy following prophylactic chemotherapy and cranial radiation for acute lymphocytic leukemia. Am J Ophthalmol 82:571–576
192. Fisken RA, Heath DA, Somers S, et al. (1981) Hypercalcaemia in hospital patients. Lancet i:202–207
193. Fowler JW, Bremner DN, Moffat LEF (1978) The incidence and consequences of damage to the parasympathetic nerve supply to the bladder after abdominoperineal resection of the rectum for carcinoma. Br J Urol 50:95
194. Frame B, Jackson GM, Kleerekoper M, et al. (1981) Acute severe hypercalcaemia a la Munchhausen. Am J Med 70:316–319
195. Francillion MR (1955) Zur Behandlung der Acessoriuslähmung. Schweiz Med Wochenschr 85:787

196. Frank B, Klingelhöfer J, Benecke R, et al. (1988) Die thorako-abdominelle Manifestation der diabetischen Neuropathie. Nervenarzt 59:393–397
197. Fraser DM, Parker AC, Amer S, Campbell IW (1976) Mononeuritis multiplex in a patient with macroglobulinaemia. J Neurol Neurosurg Psychiat 39:711–715
198. Freddo L, Hays AP, Shermann WH, Latov N (1985) Axonal neuropathy in a patient with IgM M-protein reactive with nerve endoneurium. Neurology 35:1321–1325
199. Freddo L, Ariga T, Saito M, et al. (1985) The neuropathy of plasma cell dyscrasia: binding of IgM M proteins to peripheral nerve glykolipids. Neurology 35:1420–1424
200. Freedman MI, Folk JC (1987) Metastatic tumors to the eye and orbit. Arch Ophthalmol 105:1215–1219
201. Freeman C, Berg JW, Cutler SJ (1972) Occurrence and prognosis of extranodal lymphomas. Cancer 29:252–260
202. Friedman M (1959) Normal tissue tolerance. In: Roentgens, rads and riddles. US Atomic Energy Commission, Washington, pp 217–231
203. Frischbier HJ, Lohbeck HH (1970) Strahlenschäden nach Elektronentherapie beim Mammakarzinom. Strahlentherapie 139:684
204. Fujii Y, Monden Y, Hashismoto J, et al. (1985) Acetylcholine receptor antibody production by bone marrow cells in a patient with myasthenia gravis. Neurology 35:577–579
205. Fukunaga T, Engel AG, Osame M, Lambert EH (1982) Paucity and disorganisation of presynaptic membrane active zones in the Lambert Eaton syndrome. Muscle & Nerve 5:686–697
206. Fukunaga H, Engel AG, Lang B, et al. (1983) Passive transfer of Lambert Eaton myasthenic syndrome with IgG from man to mouse depletes the presynaptic membrane active zones. Proc Natl Acad Sci (USA) 80:7636–7640
207. Fukuoka T, Engel AG, Lang B, et al. (1987) Lambert Eaton myasthenic syndrome: I. Early morphological effects of IgG on the presynaptic membrane active zones. Ann Neurol 22:193–199
208. Fukuoka T, Engel AG, Lang B, et al. (1987) Lambert Eaton myasthenic syndrome: II. Immunoelectron microscopy localisation of IgG at the mouse motor end plate. Ann Neurol 22:199–211
209. Gänshirt H (1978) Strahlenmyelopathie. Med Welt 29:261–264
210. Gagliano RG, Costanzi JJ (1976) Paraplegia following intrathecal methotrexate. Cancer 37:1663–1668
211. Galetti F, et al. (1984) Dermatomiosite giovanile e neoplasie dell'apparato linfopoetico. Riv Ital Ped 10:796–798
212. Gamstorp I (1974) Encephalo-myelo-radiculo-neuropathy: involvement of the CNS in children with Guillain Barre Strohl syndrome. Dev Med Child Neurol 16:654–658
213. Gan E, van der Weyden MB (1981) Hypercalcaemia and angioimmunoblastic lymphadenopathy. Br Med J I:437
214. Garcin R, Mallarme J, Rondot P (1957) Cryoglobulinemie et nervrite multiple des membres inferieurs. Bull Soc Med Paris 73:835
215. Garfinkel D, Shoenfeld Y, Gadoth N, Pinkhas J (1980) Oculomotor nerve paresis-presenting sign of acute myeloblastic leukemia in a patient with polycythaemia vera. Haematologica 65:769–772
216. Garlepp MJ, Dawkins RL (1984) 3. Immunological aspects. In: Clin Rheum Dis 10:35–51
217. Garofalo M, Danon MJ, Donnenfeld H (1978) Peripheral polyneuropathy associated with primary malignant lymphoma of the brain. Arch Neurol 35:50–52
218. Gastaut JL, Michel B (1984) La neuropathie mentonnière. Presse Med 13:1071–1074
219. Gazdar AF, Zweig MH, Carney DN, et al. (1981) Levels of creatine kinase and its BB isoenzyme in lung cancer specimens and cultures. Cancer Res 41:2773–2777

220. Gehuchten van P (1952) Polyganglionite subaigue symptomatologie de polyneurite. Revue Neurol (Paris) 87:410–418
221. Gendelman S, Rizzo F, Mones RJ (1969) Central nervous system complications of leukemic conversion of the lymphoma. Cancer 24:676–682
222. Gerlach H, Jänisch W, Schreiber D, et al. (1980) Beteiligung des Zentralnervensystems bei generalisierten Nicht-Hodgkin-Lymphomen. Arch Geschwulstforsch 50:1–10
223. Gherardi R, Gaulard P, Prost C, et al. (1986) T-cell lymphoma revealed by a peripheral neuropathy. Cancer 58:2710–2716
224. Gherardi R, Zuber M, Viard JP (1988) Mise au point les neuropathies dysglobulinemiques. Rev Neurol (Paris) 144:391–408
225. Glantz RH, Ristanovic R (1988) Abdominal muscle paralysis from herpes zoster. J Neurol Neurosurg Psychiat 51:885–886
226. Glass JP, Melamed M, Chernik NL, Posner JB (1979) Malignant cells in CSF. The meaning of a positive CSF cytology. Neurology (Minneap) 29:1369–1375
227. Glass JP, Shapiro WR, Posner JB (1978) Treatment of leptomeningeal metastases. Neurology 28:350
228. Gordon AV, Kavanagh JJ, Wharton JJ, et al. (1984) Successful treatment of leptomeningeal relapse of epithelial ovarian cancer. Gynecol Oncol 18:119–124
229. Gottlieb RJ, Cuttner J (1971) Vincristine induced bladder atony. Cancer 28:674–675
230. Graus F, Elkon B, Cordon-Cardo C, Posner JB (1986) Sensory neuronopathy and small cell lung cancer. Am J Med 80:45–52
231. Graus F, Ferrer I, Lamarca J (1983) Mixed carcinomatous neuropathy in patients with lung cancer and lymphoma. Acta Neurol Scand 68:40–48
232. Gray F, Gherardi R, Scaravilli F (1988) The neuropathology of the aquired immune deficiency syndrome (AIDS): a review. Brain 111:245–266
233. Green D, Joynt RJ, Van Allen MW (1964) Neuromyopathy associated with malignant carcinoid tumor. Arch Intern Med 114:494–496
234. Greenberg M, Divertie MB, Woolner LB (1964) A review of unusual systemic manifestations associated with carcinoma. Am J Med 36:106–120
235. Greenberg HS, Deck MDF, Vikram B, et al. (1981) Metastasis to the base of the skull; clinical findings in 43 patients. Neurology 31:530–537
236. Greenfield JG (1934) Subacute spinocerebellar degeneration occuring in elderly patients. Brain 57:161–176
237. Greenfield MM, Stark FM (1948) Post irradiation neuropathy. Am J Roentg 60:617–622
238. Greenlee JE, Brashear HR (1983) Antibodies to cerebellar Purkinje cells in patients with paraneoplastic cerebellar degeneration and ovarian carcinoma. Ann Neurol 14:609–613
238a. Greenlee JE, Brashear HR, Herndon RM (1988) Immunoperoxidase labeling of rat brain sections with sera from patients with paraneoplastic cerebellar degeneration and systemic neoplasia. J Neuropathol Exp Neurol 47:561–571
239. Grem JL, Burgess J, Trump DL (1985) Clinical features and natural history of intramedullary spinal cord metastasis. Cancer 56:2305–2314
240. Grem JL, Neville AJ, Smith SG, et al. (1985) Massive sceletal muscle invasion by lymphoma. Arch Intern Med 145:1818–1822
241. Griffin JW, Thompson RW, Mitchinson MJ (1971) Lymphomatous leptomeningitis. Am J Med 51:200–208
242. Grisold W, Lutz D, Wolf D (1980) Necrotizing myelopathy associated with ALL. Acta Neuropathol (Berl) 49:231–235

243. Grisold W, Jellinger K, Mamoli B, et al. (1983) Polyneuropathie und Myelopathie bei Hämoblastosen und malignen Lymphomen. In: Seitz D, Vogel P (Hrsg) Hämoblastosen, Zentrale Motorik, Iatrogene Schäden, Myositiden. Springer, Berlin Heidelberg New York, S 390–396

244. Grisold W, Jellinger K, Heinz R (1984) Polyneuropathie und Vorderhorndegeneration bei malignen Lymphomen. In: Gerstenbrand F, Mamoli B (Hrsg) Metabolische und entzündliche Polyneuropathien. Springer, Berlin Heidelberg New York, S 195–200

245. Grisold W, Mamoli B (1984) The syndrome of continuous muscle fiber activity following gold therapy. J Neurol 231:244–249

246. Grisold W, Weiss R, Jellinger K (1984) Klinik und zytologische Diagnostik der meningealen Neoplasien. In: Sauer R, Schreiber HW, Nagel GA (Hrsg) Aktuelle Onkologie, Bd 13. Zuckschwerdt, München, S 85–103

247. Grisold W, Mokrusa W, Mamoli B, et al. (1985) Akute myelononozytäre und Monoblastenleukämien mit polyradikulärer Symptomatik. Wien Klin Wochenschr 97:662–666

248. Grisold W, Jellinger K, Weiss R (1986) Meningoradicular involvement in solid tumors (abstr). Clin Neuropathol 5:109

249. Grisold W, Mamoli B (1987) Syndromes with continuous muscle fiber activity. In: Mamoli B, Caruso G, Grisold W (eds) Electromyography. Facultas, Wien, pp 40–48

250. Grisold W, Jellinger K, Mamoli B, et al. (1987) Relapse in carcinomatous Lambert Eaton syndrome. In: Mamoli B, Caruso G, Grisold W (eds) Electromyography. Facultas, Wien, pp 103–114

251. Grisold W, Drlicek M, Popp W (1987) The neuropathy of bronchogenic carcinoma: a time dispersed analysis. Electroencephalogr Clin Neurophysiol 66 [Suppl]: 40

252. Grisold W, Drlicek M, Popp W, Jellinger K (1987) Antineuronal antibodies in small cell lung carcinoma – a significance for paraneoplastic syndromes? Acta Neuropathol (Berl) 75:199–202

253. Grisold W (1988) Clinical findings in meningeal carcinomatosis. J Cancer Research Clin Oncology 114 [Suppl]: S 135

254. Grisold W, Drlicek M, Popp W, Jellinger K (1988) Paraneoplastic sensory neuronopathy, revisited. Neurology 38:508

255. Grisold W, Drlicek M, Jellinger K, Popp W (1988) Sensorische Neuronopathie bei kleinzelligem Bronchuskarzinom. Akt Neurol (im Druck)

256. Grisold W, Drlicek M, Liszka U, Jellinger K (1988) Circulating antineuronal antibodies of lung cancer patients in peripheral nerves. J Neurol 235: S 13

257. Grisold W, Drlicek M, Liszka U, Jellinger K (1988) Reactivity of circulating antineuronal antibodies (CANA) on peripheral nervous system structures. Acta Neuropathol (Berl) 77:109–112

258. Grunwald GB, Kornguth SE, Towfighi J, et al. (1987) Autoimmune basis for visual paraneoplastic syndrome patients with small cell lung carcinoma. Cancer 60:780–786

259. Haas DC, Tatum AH (1988) Plasmapheresis alleviates neuropathy accompanying IgM anti myelin associated glycoprotein paraproteinemia. Ann Neurol 23:394–396

260. Haberland C, Cipriani M, Kucuk O, et al. (1987) Fulminant leukemic polyradiculoneuropathy in a case of B cell promyelocytic leukemia. Cancer 60:1445–1458

261. Häggblom O, von Scheele C (1979) Peripheral neuropathy in monoclonal gammopathy with cryoglobulinemia and arteritis. Acta Med Scand 205:247–249

262. Hafler DA, Johnson D, Kelly JJ, Kyle R (1986) Monoclonal gammopathy and neuropathy: myelin-associated glycoprotein reactivity and clinical characteristics. Neurology 36:75–78

263. Hainsworth JD, Workman R, Greco FA (1983) Management of the syndrome of inappropriate antidiuretic hormone secretion in small cell lung cancer. Cancer 51:161–165

264. Hancock BW, Naysmith E (1975) Vincristine induced autonomic neuropathy. Br Med J 3:207

265. Hansen BA, Sorensen PS, Lauritzen MJ, et al. (1983) A case of malignant lymphoma and myasthenia gravis. Scand J Haematol 31:155–160

266. Hansen K, Schliack H (1962) Periphere Innervation. Ihre Bedeutung für Praxis und Klinik. G Thieme, Stuttgart

267. Hardisty RM, Norman PM (1967) Meningeal leukemia. Arch Dis Child 42:441–447

268. Harik SI, Ghandour MH, Farrah FS, et al. (1977) Postganglionic cholinergic dysautonomia. Ann Neurol 1:393–396

269. Harman JB, Richardson AT (1954) Generalized myokymia in thyreotoxicosis: report of a case. Lancet II:473–474

270. Harrer S, Krieger O, Rigal K, et al. (1984) Seltene Form der Augenmitbeteiligung bei akuter lymphatischer Leukämie. Klin Monatsbl Augenheilkd 185:451–453

271. Harris W (1926) Neuritis and Neuralgia. Oxford University Press, London, p 38

272. Hartard C, Colmant HJ, Kunze K, Arps H (1987) Paraneoplastische Enzephalomyelitis, Neuropathie und Schwartz-Bartter Syndrom bei kleinzelligem Bronchuskarzinom. Akt Neurol 14:XVI

273. Hawley R, Cohen M, Saini N, Armbrustmacher V (1980) The carcinomatous neuromyopathy of oat cell lung cancer. Ann Neurol 7:65–72

274. Headly D, Herr HW (1979) Peripheral neuropathy associated with cisdichlor diamminoplatinum (II) treatment. Cancer 44:2026–2032

275. Heath JP, Ewing DJ, Cull RE (1988) Abnormalities of autonomic function in the Lambert Eaton syndrome. J Neurol Neurosurg Psychiat 51:436–439

276. Heathfield KWG, Williams JAB (1954) Peripheral neuropathy and myopathy associated with bronchogenic carcinoma. Brain 77:122

277. Heffner RR (1971) Myopathy of embolic origin in patients with carcinoma. Neurology 21:840–846

278. Henson RA, Russel DS (1954) Carcinomatous neuropathy and myopathy; a clinical and pathological study. Brain 77:82–120

279. Henson RA, Hoffman HL, Urich H (1965) Encephalomyelitis with carcinoma. Brain 88:449

280. Henson RA, Urich H (1970) Peripheral neuropathy associated with malignant disease. In: Vinken PJ, Bruyn GW (eds) Handbook of clinical neurology, vol 8. American Elesevier, New York, pp 131–147

281. Henson RA (1981) Neuromuscular disorders associated with malignant disease. In: Walton JN (ed) Disorders of voluntary muscle, 4th edn. Churchill Livingstone, London, pp 712–724

282. Henson RA, Urich H (1982) (eds) Carcinomatous meningitis. In: Cancer and the nervous system. Blackwell, Oxford, pp 100–119

283. Henson RA, Urich H (1982) (eds) Involvement of the vertebral column and spinal cord. In: Cancer and the nervous system. Blackwell, Oxford, pp 120–154

284. Henson RA, Urich H (1982) (eds) Metastatic lesions of peripheral nerves, nerve plexuses and muscles. In: Cancer and the nervous system. Blackwell, Oxford, pp 155–167

285. Henson RA. Urich H (1982) (eds) Diffuse infiltration by leukemia and lymphoma. In: Cancer and the nervous system. Blackwell, Oxford, pp 227–267

286. Henson RA. Urich H (1982) (eds) Peripheral neuropathy. In: Cancer and the nervous system. Blackwell, Oxford, pp 368–405

287. Henson RA, Urich H (1982) (eds) Muscular and neuromuscular disorders. In: Cancer and the nervous system. Blackwell, Oxford, pp 406–431

288. Hepper NGG, Herskovic T, Witten DM, et al. (1966) Thoracic inlet tumors. Ann Intern Med 64:979–989

289. Hildebrand J (1978) Lesions of the nervous system in cancer patients. Raven Press, New York

290. Hildebrand J, Coers C (1967) The neuromuscular function in patients with malignant tumors. Electromyographic and histological study. Brain 90:67–81

291. Holdorff B (1978) Beinplexus und Kaudawurzelläsionen durch ionisierende Strahlen. Akt Neurol 5:23–27

292. Holdorff B, Stolle E (1978) Differentialdiagnose der radiogenen und der karzinomatösen Armplexusläsion. Akt Neurol 5:1–8

293. Holland JF, Scharlau C, Gailani S (1973) Vincristine treatment of advanced cancer: a co-operative study of 392 cases. Cancer Res 33:1258–1264

294. Horoupian DS, Kim Y (1982) Encephalomyeloneuropathy with ganglionitis in the absence of cancer. Ann Neurol 11:628–632

295. Horowitz SL, Stewart JD (1983) Lower motor neurone syndrome following radiotherapy. Can J Neurol Sci 10:56–58

296. Horton J, Means ED, Cunningham TJ, Olson KB (1973) The numb chin in breast cancer. J Neurol Neurosurg Psychiat 36:211–216

297. Horwich MS, Cho L, Porro RS, Posner JB (1977) Subacute sensory neuropathy: a remote effect of carcinoma. Ann Neurol 2:7–19

298. Hubert J, Gepner P, Baudrimont M (1984) Neuropathies peripheriques specifiques au course des lymphomes non hodgkiniennes. Sem Hôp Paris 60:2797–2801

299. Humphrey JG, Hill ME, Gordon AS (1976) Myotonia associated with small cell cancer of the lung. Arch Neurol 33:375–377

300. Hutchinson EC, Leonard BJ, Mawdsley C (1958) Neurological complications in the reticuloses. Brain 81:75–92

301. Hyman T, Westrick MA (1986) Multiple myeloma with polyneuropathy and coagulopathy. Arch Intern Med 146:993–994

302. Illinger HJ, Herdrich K (1987) (Hrsg) Arzneimittelinteraktionen bei Therapie maligner Erkrankungen. Zuckschwerdt, München

303. Imawar M, Akatsuka N, Ishibashi M (1974) Syndrome of plasma cell dyscrasia, polyneuropathy and endocrine disturbances: Report of a case. Ann Int Med 81:490–493

304. Impallomeni M, Kerny RA, Flynn MD, et al. (1984) The elderly and the ankle jerks. Lancet i:670–672

305. Imura H (1980) Ectopic hormone syndromes. Clinics in endocrinology and metabolism. Endocrinology and Cancer, vol 9:235–260

306. Ince PG, Shaw PJ, Fawcett PR, Bates D (1987) Demyelinating neuropathy due to primary IgM kappa B cell lymphoma of peripheral nerve. Neurology 37:1231–1235

307. Ingram DA, Davies GR, Schwartz MS, Traub M, et al. (1984) Cancer associated myasthenic (Lambert Eaton) syndrome: distribution of abnormality and effect of treatment. J Neurol Neurosurg Psychiat 47:806–812

308. Isaacs H (1964) A syndrome of continuous muscle fibre activity. J Neurol Neurosurg Psychiat 24:319–325

309. Ishikawa K, Engelhardt JK, Fujisawa T, et al. (1977) A neuromuscular transmission block produced by a cancer tissue extract derived from a patient with the myasthenic syndrome. Neurology 27:140–143

310. Jablecki Ch (1984) AAEE case report No 9. Lambert Eaton myasthenic syndrome. Muscle & Nerve 7:250–257

311. Jacobi C, Reiber H, Felgenhauer K (1986) The clinical relevance of locally produced carcinoembrionic antigen in cerebrospinal fluid. J Neurol 233:358–361

312. Jaeckle KA, Graus F, Houghton A, et al. (1985) Autoimmune response of patients with paraneoplastic cerebellar degeneration to a Purkinje cell cytoplasmatic antigen. Ann Neurol 18:592–600

313. Jaeckle KA, Krol G, Posner JB (1985) Evolution of computed tomographic abnormalities in leptomeningeal metastases. Ann Neurol 17:85–89

314. Jaeckle KA, Young DF, Foley KM (1985) The natural history of lumbosacral plexopathy in cancer. Neurology 35:8–15

315. Jänisch W, Schreiber D, Güthert H (1988) (Hrsg) Neuropathologie-Tumoren des Nervensystems. G Fischer, Stuttgart

316. Jakobson J, Sidenius P, Braendggaard H (1986) A proposal for classification of neuropathies according to their axonal transport abnormalities. J Neurol Neurosurg Psychiat 49:986–900

317. Janzen AH, Warren S (1971) Effects of roentgen rays on the peripheral nerve of the rat. Radiology 38:389–408

318. Jefferson G (1953) The Bowman lecture: concerning injuries, aneurysms and tumors involving the cavernous sinus. Trans Ophthalmol Soc UK 73:117

319. Jellinger K, Sturm KW (1971) Delayed radiation myelopathy in man. Report of twelve necropsy cases. J Neurol Sci 14:389–408

320. Jellinger K, Radaszkiewicz T (1976) Involvement of the central nervous system in malignant lymphomas. Virchows Archiv Pathol Anat und Histol 370:345–362

321. Jellinger K, Slowik F (1978) Beteiligung des Nervensystems bei Leukosen und malignen Lymphomen. Zbl Allg Pathol Anat 122:439–461

322. Jellinger K (1979) Maligne Lymphome des Zentralnervensystems. In: Stacher A, Höcker P (Hrsg) Lymphknotentumoren. Urban & Schwarzenberg, Wien, S 240–247

323. Jellinger K (1983) Maligne Lymphome und Leukämien im Zentralnervensystem. Verh Dtsch Ges Path 67:556–573

324. Jellinger K (1984) Häufigkeit und Charakteristik der zerebralen Karzinommetastasen. In: Nagel GA, Sauer R, Schreiber HW (Hrsg) Aktuelle Onkologie, Bd 13. Zuckschwerdt, München, S 49–79

325. Jellinger K, Grisold W, Weiss R (1986) Zytologische Differenzierung von Malignomzellen des Liquor cerebrospinalis. In: Kölmel HW (Hrsg) Zytologie des Liquor cerebrospinalis. Edition Medizin VCH, Weinheim, S 137–175

326. Jellinger K (1988) Pathology of central nervous system metastases. J Cancer Res Clin Oncol 114 [Suppl]: S 119

327. Jennekens FGI, Tomlinson BE, Walton JN (1971) Histochemical aspects of five limb muscles in old age. An autopsy study. J Neurol Sci 14:259–276

328. Jerusalem F (1972) Paraneoplastische Syndrome und Krankheitsbilder. Nervenarzt 43:169–175

329. Johnson PC, Rolak LA, Hamilton RH, Laguna JF (1979) Paraneoplastic vasculitis of nerve: A remote effect of cancer. Ann Neurol 5:437–444

330. Jones A (1964) Transient radiation myelopathy. Br J Radiol 37:727–744

331. Juncos JL, Flint-Beal M (1987) Idiopathic cranial polyneuropathy. Brain 110:197–211

332. Kaeser HE (1972) Paraneoplastische Myopathien und Neuropathien. Schweiz Rundschau Med (Praxis) 104:1198

333. Kaplan RS, Wiernick PH (1982) Neurotoxicity of antineoplastic drugs. Semin Oncol 9:103–130

334. Kandel RA, Bedard YC, Pritzker KPH (1984) Lymphoma. Presenting as an intramuscular small cell malignant tumor. Cancer 53:1586–1589

335. Karnes WE (1984) Diseases of the seventh nerve. In: Dyck P, Thomas PK, Lambert EH, Bunge R (eds) Peripheral neuropathy. Saunders, Philadelphia, pp 1266–1299

336. Kaufman H (1984) Radiation therapy of metastases of the brain and spinal cord. Adv Neurosurg 12:68–72

337. Kaufman MD, Hopkins LC, Hurwitz BJ (1981) Progressive sensory neuropathy in patients without carcinoma: a disorder with distinctive clinical and electrophysiologic findings. Ann Neurol 9:237–242

338. Kearsly JH, Johnson P, Halmagyi M (1985) Paraneoplastic cerebellar disease; remission with excision of the primary tumor. Arch Neurol 42:1208–1210

339. Kelly DR, Zarconi J (1981) Primary hyperparathyroidism. Hyperparathyroid crisis. Am J Surg 142:539–542

340. Kelly JJ, Kyle RA, Miles JM, O'Brien P, Dyck PJ (1981) The spectrum of peripheral neuropathy in myeloma. Neurology 31:24–31

341. Kelly JJ, Kyle RA, O'Brien P, Dyck PJ (1981) Prevalance of monoclonal protein in peripheral neuropathy. Neurology 31:1480–1483

342. Kelly JJ, Kyle RA, Miles JM, Dyck PJ (1983) Osteosclerotic myeloma and peripheral neuropathy. Neurology 33:202–210

343. Keltner JL, Roth AM, Chang RS (1983) Photoreceptor degeneration. Possible autoimmune disorder. Arch Ophthalmol 101:564–569

344. Kimmel DW, O'Neill BP, Lennon VA (1988) Subacute sensory neuronopathy associated with small cell lung carcinoma: diagnosis aided by autoimmune serology. Mayo Clin Proc 63:29–32

345. Kimura J (1983) (ed) Electrodiagnosis in diseases of nerve and muscle. Davis, Philadelphia

346. Kinn AC, Öhmann U (1986) Bladder and sexual function after surgery for rectal cancer. Dis Colon Rectum 29:43

347. Kipraski A, Stechemesser E, Berg PA (1986) Autoantikörper-Profile bei Kollagenerkrankungen. Dtsch Med Wochenschr 111:1234–1241

348. Kirsh MM, Magee KR, Gago DR, et al. (1971) Brachial plexus injury following median sternotomy incision. Ann Thorac Surg 11:315–319

349. Klaua M (1974) Über radiogene periphere Neuropathien nach Telekobaltbestrahlung im Abdominalraum. Radiobiol Radiother 15:459–464

350. Klingon GH (1965) The Guillain Barré syndrome associated with cancer. Cancer 18:157–163

351. Kölmel HW (1978) Die intrathekale Gabe von Zytostatika. Nervenarzt 49:685–696

352. Kohut H (1946) Unusual involvement of the nervous system in generalized lymphoblastoma. J Nerv Ment Dis 103:9–20

353. Kokkoris C (1983) Leptomeningeal carcinomatosis; how does cancer reach the pia arachnoid? Cancer 51:154–160

354. Kolar O, Zeman W (1968) Spinal fluid cytomorphology. Arch Neurol (Chic) 18:44–51

355. Komiya Y (1982) Unchanged rate of axonal regeneration by cyclophosphamide in rat sciatic nerve. J Neurobiol 13:469–470

356. Kori SH, Foley KM, Posner JB (1981) Brachial plexus lesions in patients with cancer: 100 cases. Neurology (NY) 31:45–50

357. Kornguth SE, Kalinke T, Grunwald GB, et al. (1986) Anti-neurofilament antibodies in the sera of patients with small cell carcinoma of the lung and with visual paraneoplastic syndrome. Cancer Res 46:2588–2595

358. Kovar M, Waltner JG (1971) Radiation effect on the middle and inner ear. Pract Otorhino-laryng 33:233–242

359. Krendel DA, Albright RE, Graham DG (1987) Infiltrative polyneuropathy due to acute monoblastic leukemia in hematologic remission. Neurology 37:474–476

360. Kubacz GJ (1971) Femoral and sciatic compression neuropathy. Br J Surg 58:580
361. Kula RW (1980) Neuromuscular disorders associated with malignant disease. In: Vinken PJ, Bruyn GW (eds) Handbook of clinical neurology, vol 41. North-Holland, Amsterdam, pp 317–403
362. Kunft HD, Penholz H (1971) Limits of surgical treatment of radiation-induced lesions in the brachial plexus. In: Fusek S, Kunc HD (eds) Present limits of neurosurgery. Excerpta Medica, Amsterdam, Avicenum Prague
363. Kupersmith MJ, Frohman LP, Choi IS, et al. (1988) Visual system toxicity following intraarterial chemotherapy. Neurology 38:284–289
364. Kusunoki S, Kohriyama T, Pachner AR, et al. (1987) Neuropathy and IgM paraproteinemia: Differential binding of IgM M-proteins to peripheral nerve glycolipids. Neurology 37:1795–1797
365. Kyle RA (1975) Multiple myeloma. Review of 869 cases. Mayo Clin Proc 50:29–40
366. Kyle RA, Bayrd EC (eds) (1976) The monoclonal gammopathies. Ch C Thomas, Springfield, Ill
367. Kyle RA (1978) Monoclonal antibodies of undetermined significance. Am J Med 64:814–826
368. Lamarca J, Casquero P, Pou A (1987) Mononeuritis multiplex in Waldenströms macroglobulinemia. Ann Neurol 22:268–271
369. Lamarche J, Vital C (1987) Carcinomatous neuropathy. An ultrastructural study of ten cases. Ann Pathol 7:98–105
370. Lambert EH, Rooke ED, Eaton LM, Hodgson CH (1956) Myasthenic syndrome ocasionally associated with bronchial neoplasm. In: Viets HR (ed) Myasthenia gravis. Springfield, Ill
371. Lambert EH, Rooke ED (1964) Myasthenic state and lung cancer. Grune & Stratton, New York London (Contemporary neurology symposia, vol 1, pp 67–80)
372. Lambert EH, Lennon VA (1982) Neuromuscular transmission in nude mice bearing oat cell tumors from Lambert Eaton myasthenic syndrome. Muscle & Nerve 5:39–45
373. Lang B, Newsom-Davies J, Wray D, Vincent A (1981) Autoimmune etiology for myasthenic (Eaton-Lambert) syndrome. Lancet ii:224–226
374. Lang B, Molenaar PC, Newsom-Davies J, Vincent A (1984) Passive transfer of Lambert Eaton myasthenic syndrome in mice. J Neurochem 42:658–662
375. Langston JW, Dorfman JL, Forno LS (1975) „Encephalomyeloneuritis" in the absence of cancer. Neurology (Minneap) 25:633–637
376. Lankhanpal S, Bunch TW, Ilstrup DM, Melton LJ (1986) Polymyositis-dermato-myositis and malignant lesions. Mayo Clin Proc 61:645–653
377. Lanska DJ, Lanska MJ, Tomsak RL (1987) Unilateral optic neuropathy on non-Hodgkin's lymphoma. Neurology 37:1563–1564
378. Lascelles RG, Thomas PK (1966) Changes due to age in internodal length in the sural nerve in man. J Neurol Neurosurg Psych 29:40–44
379. Laso FJ, Cacho J, Jarilla JL (1981) Myotonia associated with cancer. N Engl J Med 304:301
380. Latov N (1982) Plasma cell dyscrasia and motor neurone disease. In: Rowland LP (ed) Advances in neurology, vol 36. Raven Press, New York, pp 273–279
381. Latov N, Godfrey M, Thomas Y, et al. (1985) Neuropathy and anti-myelin-associated glycoprotein IgM M proteins: T cell regulation of M Protein secretion in vitro. Ann Neurol 18:182–188
382. Latov N (1987) Peripheral neuropathy and IgM monoclonal gammopathy. In: Aarli JA, Behan WMH, Behan BOG (eds) Clinical neuroimmunology. Blackwell, Oxford, pp 214–221

383. Latov N, Hays AP, Donofrio PD, et al. (1988) Monoclonal IgM with unique specifity to gangliosides GM1 and GD1b and to lacto-N-tetraose associated with human motor neuron disease. Neurology 38:763–768

384. Laurent LE (1975) Femoral neve compression syndrome with paresis of quadriceps muscle caused by radiotherapy of malignant tumors: a report of 4 cases. Acta Orthop Scand 46:804–808

385. Lauritzen M, Smith T, Fischer Hansen B, et al. (1980) Eaton Lambert syndrome and malignant thymoma. Neurology 30:634–638

386. Layzer RB (1985) (ed) Neuromuscular manifestations of systemic disease. Davis, Philadelphia

387. Lechevalier B, Humeau F, Houtteville JP (1973) Myelopathies radiotherapiques „hypertrophiantes". Rev Neurol (Paris) 129:119–132

388. Lecky BRF, Hughes RAC, Murray NMF (1987) Trigeminal sensory neuropathy. Brain 110:1463–1486

389. Lederman RJ, Wilbourn AJ (1984) Brachial plexopathy: recurrent cancer or radiation? Neurology (NY) 34:1331–1335

390. Lee JF, Grossman LB (1973) Anatomic relations of pelvic autonomic nerves to pelvic operations. Arch Surg 107:324–328

391. Lee RB, Facs F, Park RC (1981) Bladder dysfunction after radical abdominal hysterectomy. Gynecol Oncol 11:304

392. Lehmann J (Hrsg) (1983) Der Einfluß struktureller Veränderungen an der Blut-Nerven-Schranke und der perineuralen Barriere auf die Nervenfaserpopulation des N. suralis. Dissertation, Karl-Marx-Universität Leipzig

393. Lenman JAR, Fleming AM, Robertson MAH, et al. (1981) Peripheral nerve function in patients with bronchial carcinoma. J Neurol Neurosurg Psychiat 44:54–61

394. Lennon VA, Lambert EH, Wittingham S, Fairbanks V (1982) Autoimmunity in the Lambert Eaton syndrome. Muscle & Nerve 5:21–25

395. Lennox B, Prichard S (1950) Association of bronchial carcinoma and peripheral neuritis. Q J Med 19:97–109

396. Levitt LJ, Dawson CM, Rosenthal DS (1980) CNS involvement in the non Hodgkin's lymphomas. Cancer 45:545–552

397. Levo Y, Kott E, Atsmon A (1975) Association between myasthenia gravis and malignant lymphoma. Eur Neurol 13:245–250

398. Liepman M, Votaw ML (1981) Meningeal leukemia complicating chronic lymphocytic leukemia. Cancer 47:2482–2484

399. Linder E (1959) Über das funktionelle und morphologische Verhalten peripherer Nerven längere Zeit nach Bestrahlung. Fortschr Röntgenstr 90:618–624

400. Lippsit MB, Odell WD, Rosenberg LE (1964) Humoral syndromes associated with non endocrine tumors. Ann Int Med 61:733–756

401. Lipton RB, Bradley SG, Dutcher JP, Portenoy RK (1987) Quantitative sensory testing demonstrates that subclinical sensory neuropathy is prevalent in patients with cancer. Arch Neurol 44:944–946

402. Lisak RP, Mitchell M, Zweiman B (1977) Guillain Barree syndrome and Hodgkins disease: three cases with immunological studies. Ann Neurol 1:72–78

403. Lisak RP, Pruss RM, Kennedy PGE, Abramsky O, Pleasure DE (1980) Antisera to bovine oligodendroglia raised in guinea pigs bind to surface of rat oligodendroglia and Schwann cells. Neurosci Lett 17:119–124

404. Little JR, Dale AJD, Okazaki H (1974) Meningeal carcinomatosis: clinical manifestations. Arch Neurol 30:138–143

405. LoMonaco M, Greggi S, Restuccia D, et al. (1988) High-dose Cisplatin and sensory polyneuropathy. J Neurol 235:24

406. Logothesis J, Silverstein P, Cohn J (1960) Neurologic aspects of Waldenström's macroglobulinemia. Arch Neurol 5:98–105
407. Logothesis J, Kennedy WR, Ellington A (1968) Cryoglobulinemic neuropathy: incidence and clinical characteristics. Arch Neurol 19:389–397
408. Love JG, Schorn VG (1965) Thoracic disk protrusions. J Am Med Ass 191:91–95
409. Lowe J, Russel NH (1987) Cerebral vasculitis with hairy cell leukemia. Cancer 60:3025–3028
410. Ludin HP (Hrsg) (1981) Praktische Elektromyographie, 2. Aufl. Enke, Stuttgart
411. Ludin HP, Tackmann W (Hrsg) (1983) Polyneuropathien. G Thieme, Stuttgart
412. Lundholm K, Bylund AC, Holm J, et al. (1976) Skeletal muscle metabolism in patients with malignant tumors. Eur J Cancer 12:465–473
413. Lutz D (Hrsg) (1986) Zur Klassifikation akuter Leukämien Erwachsener. Facultas, Wien
414. Luxon LM (1984) Diseases of the eighth cranial nerve. In: Dyck P, Thomas PK, Lambert EH, Bunge R (eds) Peripheral neuropathy. Saunders, Philadelphia, pp 1300–1336
415. Lyon Caen O, et al. (1985) Polymyosite aigue avec oedeme sous cutane spontanement regressive. Apropos d'un cas. Rev Neurol (Paris) 141:749–752
416. Mahajan SL, Ikeda Y, Myers TJ, Baldini MG (1981) Acute acoustic nerve palsy associated with vincristine therapy. Cancer 47:2402–2406
417. Maier JG, Perry RH, Saylor W, Sulak MH (1969) Radiation myelitis of the dorsolumbar spinal cord. Radiology 93:153–160
418. Malin JP, Sinn M (1986) Läsionen des Plexus brachialis. In: Hopf HCh, Poeck K, Schliack H (Hrsg) Neurologie in Praxis und Klinik, Bd III. G Thieme, Stuttgart, S 2.65–2.76
418a.Malin JP (1979) Zur Ätiologie der Phrenicusparese. Bericht über 58 Fälle und Literaturüberblick. Nervenarzt 50:448–456
419. Mamoli B, Grisold W, Heinz R, Lutz D (1983) Meningoradikuläre Syndrome bei Leukosen und malignen Lymphomen. In: Seitz D, Vogel P (Hrsg) Hämoblastosen – Zentrale Motorik – Iatrogene Schäden – Myositiden. Springer, Berlin Heidelberg New York (Verh Dtsch Ges Neurologie, Bd 2, S 70–85)
420. Mancall EL, Rosales RK (1964) Necrotizing myelopathy associated with visceral carcinoma. Brain 87:639–656
421. Mannes P, Derriks R, Delporte F, Demees J (1965) Maladie de Hodgkin. Une forme de tumeur isolée du mediastin anterieur avec neuropathie sensitive de Denny Brown. Lille Med 10:111–115
422. Marangos PJ, Schmechel DE (1987) Neuron specific enolase, a clinically useful marker for neurons and neuroendocrine cells. Ann Rev Neurosci 10:269–295
423. Marazzi R, Pareyson D, Faravelli A, et al. (1988) Peripheral neuropathy associated with chronic lymphocytic leukemia. J Neurology 235:24
424. Marin O, Denny Brown DE (1962) Changes in sceletal muscle associated with cachexia. Am J Path 41:23–34
425. Marion JL, Pennec Y, Mottier D, Le Menn G (1984) Syndrome de Lambert Eaton et myasthenie. Sem Hop Paris 60:43–45
426. Marshall G, Roessmann U, Van den Noort S (1968) Invasive Hodgkin's disease of the brain. Report of 2 cases and review of American and European literature with clinical-pathologic correlations. Cancer 22:621–630
427. Martin P, Kummer v R, Braun E, Schmitt HP (1987) Encephalitis mit isolierter Pupillenstörung und Ganglioradikulopathie mit aufsteigender Hinterstrangdegeneration. Nervenarzt 58:175–180
428. Massey EW, Moore J, Schold SC (1981) Mental neuropathy from systemic cancer. Neurology 31:1277–1281

429. Matthews WB, Squier MV (1988) Sensory perineuritis. J Neurol Neurosurg Psychiat 51:473–475

430. Matthys E (1956) La paralysie du nerf crural. Brux Med 36:395

431. Mauch E, Trendel M (1987) Einseitige sensorische Neuropathie des N. trigeminus als Leitsymptom eines primären Sjögen-Syndroms („Sicca-Syndrom"). Nervenarzt 58:322–325

432. Mazur ED, Bertino JR (1982) Myeloblastoma and acute myelogenous leukaemia. Cancer 49:637–639

433. McCann FV, Pettengill OS, Cole JJ, et al. (1981) Calcium spike electrogenesis and other electrical activity in continuously cultured small cell carcinoma of the lung. Science 212:1155–1157

434. McCombs RP (1965) Systemic „allergic" vasculitis, clinical and pathological relationship. J Am Med Ass 194:1059–1064

434a. McEvoy KM, Windebank AJ, Daube JR (1988) 3,4-Diaminopyridine in the Lambert Eaton myasthenic syndrome. Ann Neurol 24:122

435. McGill T (1976) Carcinomatous encephalomyelitis with auditory and vestibular manifestations. Ann Otol Rhinol Laryngol 85:120–126

436. McKinney AS (1973) Neurologic findings in retroperitoneal mass lesion. South Med J 66:862–864

437. McLeod JG (1984) Carcinomatous neuropathy. In: Dyck PJ, Thomas PK, Lambert EH, Bunge R (eds) Peripheral neuropathy. Saunders, Philadelphia, pp 2180–2191

438. McLeod JG , Walsh JC (1984) Peripheral neuropathy associated with lymphomas and other reticuloses. In: Dyck PJ, Thomas PK, Lambert EH, Bunge R (eds) Peripheral neuropathy. Saunders, Philadelphia, pp 2192–2203

439. Meier C (1984) Polyneuropathy in paraproteinaemia. J Neurol 232:204–214

440. Melgaard B, Sand Hansen H, Kamieniecka Z, et al. (1982) Misonidazole neuropathy: a clinical, electrophysiological and histological study. Ann Neurol 12:10–17

441. Melick RA, Martin TJ, Hicks JD (1972) Parathyroid hormone production and malignancy. Br Med J 2:204–205

442. Melmed C, Frail D, Duncan I (1983) Peripheral neuropathy with IgM kappa monoclonal immunoglobulin directed against myelin associated glycoprotein. Neurology 33:1397–1405

443. Mendell JR, Sahenk Z, Whitaker JN, et al. (1985) Polyneuropathy and IgM monoclonal gammopathy: studies on the pathogenetic role of anti-MAG-antibody. Ann Neurol 17:243–254

444. Merigan TC, Hayes RE (1961) Treatment of hypercalcaemia in multiple myeloma. Arch Int Med 107:389–394

445. Mertens HG, Zschocke S (1965) Neuromyotonie. Klin Wochenschr 43:917–925

446. Mertens HG, Rohamm R (1985) Myositis. Nervenheilkunde 4:274–281

447. Metz O, Angelov A (1979) Ergebnisse der Meningeosis-Prophylaxe mit 198-Au-Kolloid bei akuten Leukämien und Non-Hodgkin-Lymphomen in Jena und Plovdiv (VR Bulgarien) – Eine Langzeitstudie. Dtsch Gesundheitsw 34:2508–2511

448. Mir MA, Delamore IW (1974) Hyponatraemia syndrome in acute myeloid leukaemia. Br Med J 1:52–55

449. Mitchel DM, Olczak SA (1979) Remission of a syndrome indistinguishable from motor neurone disease after resection of bronchial carcinoma. Br Med J 2:176–177

450. Monte de la SM, Gabuzda DH, Ho DD, et al. (1988) Peripheral neuropathy in the aquired immunodeficiency syndrome. Ann Neurol 23:485–492

451. Montero C, Segura DI (1987) Endocytosis of immunglobulin heavy and light chains by melanoma cells. Hum Pathol 18:970

452. Moody JF (1965) Electrophysiological investigations in the neurological complications of carcinoma. Brain 88:1023–1036

453. Moody TW, Pert CB, Gazdar AF, et al. (1981) High levels of intracellular bombesin characterize human small cell lung carcinoma. Science 214:1246–1248

454. Moore RJ, Oda J (1962) Malignant lymphoma with diffuse involvement of the peripheral nervous system. Neurology (Minneap) 12:186–192

455. Morton DL, Itabashi HH, Grimes OF (1966) Nonmetastatic complications of bronchogenic carcinoma. Carcinomatous neuromyopathies. J Thorac Cardiovasc Surg 51:14–29

456. Moss AA, Haenlin LG (1977) Occult malignant tumors in dermatologic disease. The futility of radiological search. Radiology 123:69–71

457. Müller-Vahl H, Schliack H (1983) Akzessoriuslähmungen. Akt Neurol 10:18–23

458. Mulder DW, Lambert EH, Bastron JA (1961) The neuropathies associated with diabetes mellitus. A clinical and electromyographic study of 103 unselected diabetic patients. Neurology (Minneap) 11:275

459. Mulsow FW (1943) Metastatic carcinoma of sceletal muscle. Arch Pathol 35:112–114

460. Mumenthaler M, Narakas A, Gilliat RW (1984) Brachial plexus disorders. In: Dyck PJ, Thomas PK, Lambert EH, Bunge R (eds) Peripheral neuropathy. Saunders, Philadelphia, pp 1383–1393

460a.Mumenthaler M (1964) Armplexusparesen im Anschluß an Röntgenbestrahlungen. Schweiz Med Wochenschr 94:1069–1075

461. Mumenthaler M, Schliack H (Hrsg) (1987) Läsionen peripherer Nerven, 5. Aufl. G Thieme, Stuttgart

462. Murphy LP, Brody BS (1940) Nerve root infiltration in myelogenous leukemia. J Amer Med Ass 115:1544–1546

463. Murray NM, Newsom-Davies J (1981) Treatment with oral 4 aminopyridine in disorders of neuromuscular transmission. Neurology (NY) 31:265–271

464. Nakamura RM, Peebles CL, Molden DP, Tan EM (1984) Advances in laboratory tests for autoantibodies to nuclear antigens in systemic rheumatic diseases. Lab Med 15:190–198

464a.Namba T, Brunner NG, Grob D (1978) Myasthenia gravis in patients with thymoma, with particular reference to onset after thymectomy. Medicine 57:411–433

465. Nardelli E, Steck AJ, Barkas T, et al. (1988) Motor neuron syndrome and monoclonal IgM with antibody activity against gangliosides GM1 and GD1b. Ann Neurol 23:524–528

466. Natelson BH, DeRoshia C, Levin B (1982) Physiological effects of bed rest. Lancet i:51

467. Neetens A, Martin J, Rubbens C (1981) Iatrogenic roentgen encephalopathy. Neuroophthalmology 1:203–210

468. Nemni R, Corbo M, Fazio R, et al. (1988) Cryoglobulinemic neuropathy. A clinical, morphological and immunocytochemical study of 8 cases. Brain 111:541–552

469. Neuen E, Seitz RJ, Langenbach M, Wechsler W (1987) The leakage of serum proteins across the blood nerve barrier in hereditary and inflammatory neuropathies. Acta Neuropathol (Berl) 73:53–61

470. Neundörfer B (1973) Differentialtypologie der Polyneuritiden und Polyneuropathien. In: Bauer HJ, Gänshirt H, Vogel P (Hrsg) Schriftenreihe Neurologie, Bd 11. Springer, Berlin Heidelberg New York

471. Neundörfer B (Hrsg) (1987) Polyneuritiden und Polyneuropathien. VHC, Edition Medizin, Weinheim

472. Newsom-Davies J, Murray N, Wray D, et al. (1982) Lambert Eaton myasthenic syndrome: electrophysiologic evidence for a humoral factor. Muscle & Nerve 5:517–520

473. Newsom-Davies J, Thomas PK, Spalding MK (1984) Diseases of the ninth, tenth, eleventh and twelfth cranial nerves. In: Dyck P, Thomas PK, Lambert EH, Bunge R (eds) Peripheral neuropathy. Saunders, Philadelphia, pp 1337–1350

474. Newsom-Davies J, Murray NM (1984) Plasma exchange and immunosuppressive drug treatment in the Lambert Eaton syndrome. Neurology 34:480–485

475. Niakan E, Bertorini TE, Acciardo SR, Werner FW (1981) Procainamide induced myasthenia like weakness in a patient with peripheral neuropathy. Arch Neurol 38:378–379

476. Nick J, Contamin F, Brion S, et al. (1963) Macroglobulinemie de Waldenström avec neuropathie amyloide observation anatomo-clinique. Rev Neurol 109:21–30

477. Niedermeyer K (1959) Querschnittslähmung bei sogenanntem Pancoast-Tumor. Nervenarzt 30:321

478. Nilsson O, Rosen I (1983) Novel drug of choice in Eaton Lambert myasthenic syndrome. J Neurol Neurosurg Psychiat 46:684–687

479. Nisce LZ, Chu FC (1968) Radiation therapy of brachial plexus syndrome from breast cancer. Radiology 91:1022–1025

480. Nobile-Orazio E, Latov N, Hays AP, Rowland LP (1984) Neuropathy and anti-MAG antibodies without detectable serum M-protein. Neurology 34:218–221

481. Nobile-Orazio E, McIntosh C, Latov N (1985) Anti-MAG antibody and antibody complexes: Detection by radioimmunoassay. Neurology 35:988–992

482. Nobile-Orazio E, Marmiroli P, Spaldini L, Scarlato G (1987) Peripheral neuropathy in macroglobulinemia: Incidence and antigen specificity of M proteins. Neurology 37:1506–1514

483. Nobler MP (1969) Mental nerve palsy in malignant lymphoma. Cancer 24:124–127

484. Noetzel MJ, Cawley LP, James VL (1987) Anti-neurofilament protein antibodies in opsoclonus-myoclonus. J Neuroimmunol 15:136–145

485. Norris FH, Rudolph JH, Barney M (1964) Carcinomatous neuropathy. Neurology (Minneap) 14:202–205

486. Norris FH, Engel WK (1965) Carcinomatous amyotrophic lateral sclerosis. In: Brain WR, Norris FH (eds) The remote effects of cancer on the nervous system. Grune & Stratton, New York, pp 24–34

487. Norris FH, Kurland LT (eds) (1965) Motor neuron disease. Grune & Stratton, New York (Contemporary neurology series, vol II)

488. Notter G, Hallberg KJ, Vikterlöf KJ (1970) Strahlenschäden am Plexus brachialis bei Patienten mit Mammakarzinom. Strahlentherapie 139:538–543

489. Nugent JL, Bunn PA, Mathews JL (1979) CNS metastases in small cell bronchogenic carcinoma increasing frequency and changing patterns with lengthening survival. Cancer 44:1885–1893

490. Null JA, LiVolsi VA, Glenn WWL (1977) Hodgkin's disease of the thymus (granulomatous thymoma) and myasthenia gravis. Am J Clin Pathol 76:521–525

491. Obbens EAMT, Leavens ME, Beal JW, Lee YY (1985) Ommaya reservoirs in 387 cancer patients. A 15 year experience. Neurology 35:1274–1278

492. Ochoa J, Mair WGP (1969) The normal sural nerve in man. II. Changes in the axons and Schwann cells due to aging. Acta Neuropathol (Berl) 13:217–239

493. Oeken FW, Kessler L (Hrsg) (1975) Fehler und Gefahren bei Routineeingriffen. VEB Thieme, Leipzig

494. Ohi T, Kyle RA, Dyck PJ (1985) Axonal attenuation and secondary segmental demyelination in myeloma neuropathies. Ann Neurol 17:255–261

495. Ohnishi A, Ogawa M (1986) Preferential loss of large lumbar sensory neurons in carcinomatous sensory neuropathy. Ann Neurol 20:102–104

496. Olson ME, Chernik N, Posner JB (1974) Infiltration of the leptomeninges by systemic cancer. Arch Neurol 30:122-137

497. Ongerboer de Visser BW, Feltkamp Vroom TM, Feltkamp CA (1983) Sural nerve immune deposits in polyneuropathy as a remote effect of malignancy. Ann Neurol 14:261–266

498. Oosterhuis HJGH, Feltenkamp TEW, Van Rossum Al (1976) HL-A antigens, autoantibody production and associated diseases in thymoma patients with or without myasthenia gravis. Ann NY Acad Sci 274:468–474

499. Oppenheim H (1888) Über Hirnsymptome bei Carcinomatose ohne nachweisbare Veränderungen im Gehirn. Charite Annalen (Berlin) 335–344

500. Oppenheim H (ed) (1911) Textbook of nervous diseases, 5th edn. Edinburgh

501. Ormond JK (1960) Idiopathic retroperitoneal fibrosis. An established clinical entity. J Amer Med Ass 174:1561

502. Orrenn GS, Roth SI, Baker WH (1969) Hyperparathyroidism associated with malignant tumors of non-parathyroid origin. Cancer 24:1004–1012

503. O'Neill JH, Murray NMF, Newsom-Davies J (1988) The Lambert Eaton myasthenic syndrome. Brain 111:577–596

504. O'Steen WK, Barnard JL, Yates RD (1967) Morphologic changes in skeletal muscle induced by serotonin treatment. A light and electron microscopic study. Exp Molec Pathol 7:145–155

505. Pancoast HK (1932) Superior pulmonary sulcus tumor. Tumor characterized by pain, Horner's syndrome, destruction of bone and atrophy of hand muscles. J Am Med Ass 99:1391–1396

506. Paparella M, Berlinger ND, Oda M, Fiky FS (1973) Otological manifestations of leukemia. Laryngoscope 83:1510

507. Parker JM, Mendell JR (1974) Proximal myopathy induced by 5 HT-imipramine simulates Duchenne dystrophy. Nature 247:103

508. Parry GJ (1988) Peripheral neuropathies associated with human immunodeficiency virus infection. Ann Neurol 23 [Suppl]: 49–53

509. Parsons M (1972) The spinal form of carcinomatous meningitis. Quart J Med 41:409–518

510. Patchell RA, White CL III, Clark AW, et al. (1985) Neurologic complications of bone marrow transplantation. Neurology 35:300–306

511. Patchell RA, Posner JB (1986) Neurologic complications of carcinoid. Neurology 36:745–749

512. Patten JP (1971) Remittent peripheral neuropathy and cerebellar degeneration complicating lymphosarcoma. Neurology (Minneap) 21:189–194

513. Patzold U, Engelhardt P, Wurster U, Peter HH (1984) Lebenserwartung bei Meningiosis melanomatosa. Akt Neurol 11:200–203

514. Paul Th, Katiyar BC, Misra S, Pant GC (1978) Carcinomatous neuromuscular syndromes. A clinical and quantitative electrophysiological study. Brain 101:53

515. Paulson DL (1975) Carcinomas in the superior pulmonary sulcus. J Thorac Cardiovasc Surg 70:1095–1103

516. Pearson CM (1959) Incidence and type of pathologic alterations observed in muscle in a routine autopsy survey. Neurology (Minneap) 9:757–766

517. Peck FC, McGovern ER (1966) Radiation necrosis of the brain in acromegaly. J Neurosurg 15:536–542

518. Peiffer J (1987) Classification of myositis. Correlations between morphological and clinical classifications of inflammatory muscle disease. Path Res Pract 182:141–156

519. Peters HA, Clatanoff DV (1968) Spinal muscular atrophy secondary to macroglobulinemia. Reversal of symptoms with chlorambucil therapy. Neurology 18:101–108

520. Pettigrew LC, Glass JP, Maor M, Zornoza J (1984) Diagnosis and treatment of lumbosacral plexopathies in patients with cancer. Arch Neurol 41:1282–1285

520a. Pezzimenti JF, Bruckner HW, Deconti RC (1973) Paralytic brachial neuritis in Hodgkin's disease. Cancer (Philadelph) 31:626–629

521. Pillay N, Gilbert JJ, Ebers GC, Brown JD (1984) Internuclear ophthalmoplegia and „optic neuritis": Paraneoplastic effects of bronchial carcinoma. Neurology 34:788–791

522. Pochedly C (1977) Neurological manifestations in acute leukemia, III: Peripheral neuropathy and chloroma. Med Pediat Oncol 3:101–115

523. Pohl P, Denz H (1983) Monoklonale Gammopathien. In: Huber H, Pastner D, Gabl F (Hrsg) Laboratoriumsdiagnostik hämatologischer Erkrankungen. Springer, Berlin Heidelberg New York

524. Polyn CG, Baker AB (1942) Encephalomyeloradiculitis. J Nerv Ment Dis 96:508–522

525. Poncar S (Hrsg) (1986) Rückenmarksbeteiligung bei Hämoblastosen und malignen Lymphomen. Inaugural-Dissertation, Universität Köln

526. Pontin AR, Donaldson RA, Jacobson JE (1978) Femoral neuropathy after renal transplantation. S Afr J Med 53:376

527. Popp W, Drlicek M, Grisold W, Zwick H (1988) Circulating antineuronal antibodies in small cell lung cancer. Lung 166:243–251

528. Portenoy RK, Lipton RB, Foley KM (1987) Back pain in the cancer patient: an algorithm for evaluation and management. Neurology 37:134–138

529. Posner JB (1971) Neurologic complications of systemic cancer. Med Clin North Amer 55:625–646

530. Powles RL, Malpas JS (1967) Guillain Barré syndrome associated with chronic lymphatic leukemia. Br Med J 286–287

531. Prineas J (1970) Polyneuropathies of undetermined cause. Acta Neurol Scand [Suppl 44]: 1–72

532. Prior C, Lang B, Wray D, Newsom-Davies J (1985) Action of Lambert Eaton myasthenic syndrome IgG at mouse motor nerve terminals. Ann Neurol 17:480–485

533. Pugliese GN, Green RF, Antonacci A (1987) Radiation induced long thoracic nerve palsy. Cancer 60:1247–1248

534. Quinlan CD (1971) Autonomic neuropathy in carcinoma of the lung. J Ir Med Assoc 64:430

535. Radü EW, Skorpil V, Kaeser HE (1975) Facial myokymia. Europ Neurol 13:499–512

536. Rance NE, McArthur JC, Cornblath DR, et al. (1988) Gracile tract degeneration in patients with sensory neuropathy and AIDS. Neurology 38:265–271

537. Rebeiz JJ, Moore MJ, Holden EM, Adams RD (1972) Variations in muscle status with age and systemic disease. Acta Neuropathol (Berl) 22:127–144

538. Redman BG, Tapazoglu E, Al-Sarraf M (1986) Meningeal carcinomatosis in head and neck cancer. Cancer 58:2656–2661

539. Reisner R, Drlicek M, Grisold W, Weiss R (1988) Neurologische Störungen im Verlauf akuter lymphatischer Leukose bei Erwachsenen. 20. wissenschaftliche Tagung der Gesellschaft österreichischer Nervenärzte und Psychiater, Bad Ischl

540. Reulecke M, Dumas M, Meier C (1988) Specific antibody activity against neuroendocrine tissue in a case of POEMS syndrome with IgG gammopathy. Neurology 38:614–616

541. Ridley A, Kennard C, Scholtz CL, Büttner-Ennerer B, et al. (1987) 1 A. Omnipause neurons in two cases of opsoclonus associated with oat cell carcinoma of the lung. Brain 110:1669–1709

542. Risvegliato M, de Luca L, Khoubesserian P (1988) Myasthenia gravis, a paraneoplastic syndrome? J Neurol 235:28

543. Roberts A, Perera S, Lang B, Vincent A, Newsom-Davies J (1985) Paraneoplastic myasthenic syndrome IgG inhibits Ca^{++} flux in human small cell carcinoma line. Nature 317:737–739

544. Roelofs RI, Hrushesky W, Rogin J, et al. (1984) Peripheral sensory neuropathy and cisplatin chemotherapy. Neurology 34:939–944

545. Rohr H, Lenz H (1960) Die Bedeutung des neurologischen Befundes für die Diagnose des Pancoast Syndromes. Nervenarzt 31:81

546. Rosen P, Amstrong D (1973) Nonbacterial thrombotic endocarditis in patients with malignant neoplastic disease. Am J Med 54:32–29

547a. Rosen ST, Aisner J, Makuch RW (1982) Carcinomatous leptomeningitis in small cell lung cancer. Medicine (Balt) 61:45–53

547b. Rosenow EC, Hurley BT (1984) Disorders of the thymus. A review. Arch Intern Med 144:763–770

548. Rostami A, Sobue G, Lisak RP, Pleasure DE (1987) A monoclonal antibody to Schwann cell surface membrane recognizes a cAMP inducible epitope. Brain Res 425:205–211

549. Roth G, Magistris MR (1987) Neuropathies with prolonged conduction block, single and grouped fasciculations, localized limb myokymia. Electroencephalogr Clin Neurophysiol 67:428–438

550. Roth G, Magistris MR, Le Fort D, et al. (1988) Plexopathie brachiale post-radique blocs de conduction persistants decharges myokymiques et crampes. Rev Neurol (Paris) 3:173–180

551. Rousseaux M, Leys D, Dubois F, Lafitte JJ, Petit H (1985) Bilateral external ophthalmoplegia revealing an Eaton Lambert syndrome. Neuroophthalmology 5:207–210

552. Rowland LP, Schotland DL (1965) Neoplasms and muscle disease. In: Brain WR, Noris FH (eds) The remote effects of cancer on the nervous system. Grune & Stratton, New York, pp 83–97

553. Rowland LP (1979) Motor neurone diseases: The clinical syndromes. In: Mulder (ed) Diagnosis and treatment of amyotrophic lateral sclerosis. Houghton Mifflin, Boston, pp 7–27

554. Rowland LP, Defendi R, Sherman W (1982) Macroglobulinemia with peripheral neuropathy simulating motor neurone disease. Ann Neurol 11:532–536

555. Rowland LP (1985) Peripheral neuropathy, motor neurone disease or neuronopathy? Clinical and biological aspects of peripheral nerve diseases. Alan R Liss, New York, pp 27–41

556. Rubenstein AE, Horowitz SH, Bender AN (1979) Cholinergic dysautonomia and Lambert Eaton syndrome. Neurology (Minn) 29:720–723

557. Rucker CW (1966) The causes of paralysis of the third, fourth and sixth cranial nerve. Am J Ophthalmol 61:1293–1298

558. Rudnicki S, Chad DA, Drachman DA, et al. (1987) Motor neuron disease and paraproteinemia. Neurology 37:335–337

559. Rush JA, Younge BR (1981) Paralysis of cranial nerves III, IV and VI. Cause and prognosis in 100 cases. Arch Ophthalmol 99:76–79

560. Sadowsky CH, Sachs E, Ochoa J (1976) Post radiation motor neuron syndrome. Arch Neurol 33:786–787

561. Sahenk Z, Brady ST, Mendell JR (1987) Studies on the pathogenesis of vincristine-induced neuropathy. Muscle & Nerve 10:80–84

562. Samii M, Jannetta PJ (eds) (1981) The cranial nerves. Springer, Berlin Heidelberg New York

563. Sanders EACM, Van den Neste VMH, Hoogenraad TU (1988) Brachial plexus neuritis and recurrent laryngeal palsy. J Neurol 235:323–325

564. Sanderson PA, Kuwabara T, Cogan T (1976) Optic neuropathy presumably caused by vincristine therapy. Am J Ophthalmol 81:147–150

565. Sandler RM, Gonsalkorale M (1977) Chronic lymphatic leukaemia, chlorambucil and sensorimotor neuropathy. Br Med J 2:1265–1266

566. Sandler SG, Tobin W, Henderson ES (1969) Ocular complications of vincristine neuropathy. Neurology 19:367–374

567. Sanyal G, Pant GC, Subrahmmaniyam K, et al. (1979) Radiation myelopathy. J Neurol Neurosurg Psychiat 42:413–418

568. Sarrazin DF, Fountaine F, Mourisse H (1975) Les complications de la radiotherapie des cancers du sein. J Radiol Electrol 56: 805–812

569. Sawyer RA, Selhorst JB, Zimmerman LE, Hoyt WF (1976) Blindness caused by photoreceptor degeneration as a remote effect of cancer. Am J Ophthalmol 81:606–613

570. Scelsi R, Pinelli P (1977) Subclinical myopathic findings in patients affected by malignant tumors. Acta Neuropathol (Berl) 38:103–108

571. Schabet M, Kloeter I, Adam T, et al. (1986) Diagnosis and treatment of meningeal carcinomatosis in ten patients with breast cancer. Eur Neurol 25:403–411

572. Schatz NJ, Lichtenstein St, Corbett JJ (1975) Delayed radiation necrosis of the optic nerves and chiasm. In: Glaser JS, Smith JL (eds) Neuroophthalmology. Symposium of the University of Miami and the Bascom Palmer Eye Institute, vol 8. Mosby, St Louis

573. Schaumburg HH, Spencer PS, Thomas PK (eds) (1983) Anatomical classifications of PNS disorders. Davis, Philadelphia, pp 7–24

574. Schaumburg H, Spencer P (1979) Toxic neuropathies. Neurology 29:429–431

575. Schipper HI, Bardosi A, Jacobi C, Felgenhauer K (1988) Meningeal carcinomatosis: origin of local IgG production in the CSF. Neurology 38:413–416

576. Schlaepfer WW (1974) Axonal degeneration in the sural nerves of cancer patients. Cancer 34:371–381

577. Schliack HR, Schiffter R (1971) Anhydrose der Fußsohle: Symptom retroperitonealer Tumorinvasion. Dtsch Med Wochenschr 96:977

578. Schliack HR, Schiffter R (1971) Umschriebene Störungen der Schweißsekretion als diagnostisches Kriterium. Med Welt (Stuttg) 22:1421

579. Schmidt D, Malin JP (Hrsg) (1986) Erkrankungen der Hirnnerven. G Thieme, Stuttgart

580. Schmitt HP (1978) Quantitative analysis of voluntary muscles from routine autopsy material, with special reference to the problem of remote carcinomatous changes (neuromyopathy). Acta Neuropathol (Berlin) 43:143–145

581. Schold SC, Cho ES, Somasundram M, et al. (1979) Subacute motor neuronopathy: a remote effect of lymphoma. Ann Neurol 5:271–287

582. Schröder JM (1987) Pathomorphologie der peripheren Nerven. In: Neundörfer B (Hrsg) Polyneuritiden und Polyneuropathie. VCH Edition Medizin, Weinheim, S 11–104

583. Schuknecht H, Allam A, Murakami Y (1968) Pathology of secondary malignant tumors of the temporal bone. Ann Otol Rhinol Laryngol 77:5

584. Sculier JP, Feld R, Evans WK, et al. (1987) Neurologic disorders in patients with small cell lung cancer. Cancer 60:2275–2283

585. Seeldrayers P, Hildebrand J (1984) Treatment of neoplastic meningitis. Eur J Cancer Clin Oncol 20:449–456

586. Selby G (1984) Diseases of the fifth cranial nerve. In: Dyck PJ, Thomas PK, Lambert EH, Bunge R (eds) Peripheral neuropathy. Saunders, Philadelphia, pp 1224–1265

587. Seyfert S (1984) Läsionen peripherer Nerven. In: Hopf H, Ch, Poeck K, Schliack H (Hrsg) Neurologie in Praxis und Klinik. G Thieme, Stuttgart, S 2.110–2.120

588. Shafar J (1965) Symmers disease presenting as multiple neuropathy. Lancet i:470–471

589. Shapiro WR, Young DF (1984) Neurological complications of antineoplastic therapy. Acta Neurol Scand 70 [Suppl] :125–132

590. Sherman WH, Latov N, Hays AP, et al. (1983) Monoclonal IgMk antibody precipitating with chondroitin sulfate C from patients with axonal polyneuropathy and epidermolysis. Neurology 33:192–201

591. Shimosato Y, Kameva T, Nagai K, et al. (1977) Squamous cell carcinoma of the thymus: an analysis of eight cases. Am J Surg Pathol 1:109–121

592. Shimosato Y, Nakajima T, Hirohashi S, et al. (1986) Biological, pathological and clinical features of small cell lung cancer. Cancer Lett 33:241–258

593. Shoenfeld Y, Rothenberg M, Berliner S, et al. (1982) Absence of predictive parameters for CNS involvement in adult non-lymphocytic-leukemia at time of diagnosis. Scand J Haematol 28:335–340

594. Shy GM, Silverstein J (1965) A study upon the effects upon the motor unit by remote malignancy. Brain 88:512–528

595. Shy ME, Rowland LP, Smith T (1986) Motor neurone disease and plasma cell dyscrasia. Neurology 36:1429–1436

596. Sidenuis P (1986) The effect of doxorubicin on slow and fast components of the axonal transport system in rats. Brain 109:885–896

596a. Simpson DM, Bender AN (1988) Human immundeficiency virus-associated myopathy: analysis of 11 patients. Ann Neurol 24:79–84

597. Slater G, Papatestas AE, Genkins G (1978) Thymomas in patients with myasthenia gravis. Ann Surg 188:171–174

598. Sluga E (1970) Entmarkungserkrankungen (Untersuchungen an peripheren Nerven). C R VI Congr Intern Neuropat. Masson, Paris, pp 654–663

599. Sluga E (1970) Über eine Entmarkungsneuropathie bei gamma-G-Paraproteinämie. Wien Klin Wochenschr 82:667

600. Sluga E (1974) Polyneuropathien. Springer, Berlin Heidelberg New York (Schriftenreihe Neurologie, Bd 14)

601. Smith B (1969) Sceletal muscle necrosis associated with carcinoma. J Pathol 97:207–210

602. Smith JL, Finley JC, Lennon VA (1988) Autoantibodies in paraneoplastic cerebellar degeneration bind to cytoplasmic antigens of Purkinje cells in humans, rats and mice and are of multiple immunoglobulin classes. J Neuroimmunol 18:37–48

603. Sobue G, Shuman S, Pleasure D (1986) Schwann cell responses to cyclic AMP: proliferation change in shape and appearance of surface galactocerebroside. Brain Res 362:23–32

604. Sobue G, Yanagi T, Hashizume Y (1988) Chronic progressive sensory ataxic neuropathy with polyclonal gammopathy and disseminated focal perivascular cellular infiltrations. Neurology 38:463–467

605. Son YH (1967) Effectiveness of irradiation in peripheral neuropathy caused by malignant disease. Cancer 20:1447–1450

606. Soppi E, Eskola J, Röyttä M, et al. (1985) Thymoma with immunodeficiency (Good's syndrome) associated with myasthenia gravis and benign IgG gammopathy. Arch Int Med 145:1704–1707

607. Souadjin JV, Enriquez P, Silverstein MN (1974) The spectrum of diseases associated with thymoma. Arch Int Med 134:374–379

608. Spaar FW (1980) Paraproteinemias and multiple myeloma. In: Vinken PJ, Bruyn GW (eds) Handbook of clinical neurology, vol 39. North-Holland, Amsterdam, pp 131–179

609. Spiess H (Hrsg) (1972) Schädigungen am peripheren Nervensystem durch ionisierende Strahlen. Springer, Berlin Heidelberg New York (Schriftenreihe Neurologie/Neurology series, Bd 10)
610. Spittle MF (1966) Inappropriate antidiuretic hormone secretion in Hodgkin's disease. Postgrad Med J 42:423–425
611. Stalberg E, Trontelji JV (eds) (1979) Single fibre electromyography. The Mirvalle Press, Old Working, Surrey
612. Stammler A, Marguth F, Schmidt, Wittkamp E (1964) Die Meningitis carcinomatosa und sarcomatosa. Fortschr Neurol Psych 32:53–77
613. Stammler A, Fotakis N (1967) Die „Neuritis carcinomatosa und sarcomatosa". Fortschr Neurol Psych 35:349
614. Steck AJ, Meier C, Van de Velde M, Regli F (1984) Polyneuropathies et gammapathies: Une forme avec anticorps antiglycoproteine MAG. Rev Neurol (Paris) 140:28–36
615. Steck AJ, Murray N, Dellagi K, Seligmann M (1987) Peripheral neuropathy associated with monoclonal IgM autoantibody. Ann Neurol 22:764–767
616. Sterman AB, Schaumburg HH, Asbury AK (1980) The acute sensory neuropathy syndrome; a distinct clinical entity. Ann Neurol 7:354–358
617. Stevens J (1984) Lumbosacral plexus lesions. In: Dyck PJ, Thomas PK, Lambert EH, Bunge R (eds) Peripheral neuropathy. Saunders, Philadelphia, pp 1425–1433
618. Stevenson GC, Hoyt WE (1963) Metastasis to midbrain from mammary carcinoma: a case of bilateral ptosis and ophthalmoplegia. J Am Med Ass 186:514
619. Stewart DJ, Keating MJ, McCredie KB (1981) Natural history of central nervous system acute leukemia in adults. Cancer 47:184–196
620. Stöhr M (1976) Special types of spontaneous electrical activity in radiogenic nerve injuries. Muscle & Nerve 5:78–83
621. Stöhr M (1976) Lagerungsbedingte Armplexusparesen in Narkose. Anaesthesist 25:532–535
622. Stöhr M (Hrsg) (1980) Iatrogene Nervenläsionen. G Thieme, Stuttgart
622a. Stöhr M, Riffel B (1988) Nerven- und Nervenwurzelläsionen. In: Praktische Neurologie. Edition Medizin VCH, Weinheim
623. Stoll BA, Andrews JT (1966) Radiation induced peripheral neuropathy. Br Med J 1:834–837
624. Stoll DB, Lublin F, Brodovsky H, et al. (1984) Association of subacute motor neuronopathy with thymoma. Cancer 50:770–772
625. Strain AJ, Easty GC, Neville AM (1979) A experimental model of human cachexia. Invest Cell Pathol 2:87–96
626. Streib EW, Rothner AD (1981) Eaton Lambert myasthenic syndrome: long term treatment of 3 patients with prednisone. Ann Neurol 10:448–453
627. Streib EW, Sun SF, Paustian FF, et al. (1986) Diabetic thoracic radiculopathy: electrodiagnostic study. Muscle & Nerve 9:548–553
628. Subramony SH, Mitsumoto H, Mishra SK (1986) Motor neuropathy associated with a facilitating myasthenic syndrome. Muscle & Nerve 9:64–68
629. Sullivan MP (1963) Leukemic infiltration of meninges and spinal nerve roots. Pediatrics 32:63–72
630. Sumi SM, Farrel DF, Knauss TA (1983) Lymphoma and leukemia manifested by steroid responsive polyneuropathy. Arch Neurol 40:577–582
631. Sundaresan N, Noronha A, Hirschauer J, Siqueira EG (1977) Oculomotor palsy as initial manifestation of myeloma. J Am Med Ass 238:2052–2053
632. Sunderland S (1953) The relative susceptibility to injury of the medial and lateral popliteal divisions of the sciatic nerve. Br J Surg 41:300

633. Sunderland S (ed) (1968) The brachial plexus. Normal anatomy. In: Nerves and nerve injuries. Livingstone, Edinburgh, pp 953–967
634. Sunderland S (ed) (1968) Brachial plexus lesions due to compression, stretch and penetrating injuries. In: Nerves and nerve injuries. Livingstone, Edinburgh, pp 968–980
635. Sunderland S (ed) (1968) The sciatic nerve and its tibial and common peroneal divisions. Anatomical features. In: Nerves and nerve injuries. Livingstone, Edinburgh, pp 1012–1068
636. Susac JO, Smith JL, Powell JO (1973) Carcinomatous optic neuropathy. Am J Ophthalmol 76:672–679
637. Swash M (1974) Acute fatal carcinomatous neuromyopathy. Arch Neurol 30:324–326
638. Swash M, Fox KP, Davidson AR (1975) Carcinoid myopathy. Serotonin induced muscle weakness in man. Arch Neurol 32:572–574
639. Swash M, Heathfield KGW (1983) Quadriceps myopathy: a variant of limb-girdle dystrophy syndrome. J Neurol Neurosurg Psychiat 46:355–357
640. Swift TP (1970) Involvement of peripheral nerves in radical neck dissection. Am J Surg 119:694–698
641. Takahashi M, Tsukada T, Kojima M, Koide T (1986) Immunglobulin class switch from IgG to IgA in a patient with smoldering multiple myeloma. Blood 67:1710–1713
642. Takakura K (1982) Metastatic leptomeningeal tumors. In: Takakura K, Sano K, Hojo S, Hirano A (eds) Metastatic tumors of the central nervous system. Igako-Shoin, Tokyo New York, pp 122–135
643. Takatsu M, Hays AP, Latov N, Freddo L (1985) Immunofluorescence study of patients with neuropathy and IgM M proteins. Ann Neurol 18:173–181
644. Tanaka K, Yamazaki M, Sato S (1986) Antibodies to brain proteins in paraneoplastic cerebellar degeneration. Neurology (NY) 36:1169–1172
645. Tanaka K, Tanaka M, Myatake T, et al. (1987) Antibodies to brain proteins in a patient with subacute cerebellar degeneration and Lambert Eaton myasthenic syndrome. Tohoku J Exp Med 153:161–167
646. Taphoorn MJB, Vanduijn H, Wolters ECH (1988) A neuromuscular transmission disorder. Combined myasthenia gravis and Lambert Eaton syndrome in one patient. J Neurol Neurosurg Psychiat 51:880–882
647. Teoh R, Barnard RO, Gauthier-Smith PC (1980) Polyneuritis cranialis as a presentation of malignant lymphoma. J Neurol Sci 48:399–412
648. Teräväinen H, Larsen A (1977) Some features of the neuromuscular complications of pulmonary carcinoma. Ann Neurol 2:495–502
649. Theo R, Barnard RO, Gautier-Smith PC (1980) Polyneuritis cranialis as a presentation of malignant lymphoma. J Neurol Sci 48:399–412
650. Theodore WH, Gendelman S (1981) Meningeal carcinomatosis. Arch Neurol 38:696–699
651. Theologides A (1982) Asthenia in cancer. Am J Med 73:1–3
652. Thomas C, Zengerling W, Noetzel H (Hrsg) (1976) Neurologische Formen des paraneoplastischen Syndroms. Schattauer, Stuttgart New York
653. Thomas JE, Waltz AG (1965) Neurologic manifestations of nasopharyngeal malignant tumors. J Am Med Ass 192:103–106
654. Thomas JE, Colby MY (1972) Radiation induced or metastatic brachial plexopathy? A diagnostic dilemma. J Am Med Ass 222:1392–1395
655. Thomas JE, Cascino TL, Erale JD (1985) Differential diagnosis between radiation and tumor plexopathy of the pelvis. Neurology 35:1–7

656. Thomas PK, Eliasson SG (1984) Neuropathy associated with systemic disease. Diabetic Neuropathy. In: Dyck PJ, Thomas PK, Lambert EH, Bunge R (eds) Peripheral neuropathy. Saunders, Philadelphia, pp 1773–1810
657. Thomas PK, Holdorff B (1984) Neuropathy due to physical agents. In: Dyck PJ, Thomas PK, Lambert EH, Bunge R (eds) Peripheral neuropathy. Saunders, Philadelphia, pp 1479–1511
658. Toyka V (1987) Klinische Neuroimmunologie. In: Neundörfer B, Schimrigk K, Soyka D (Hrsg) Praktische Neurologie, Bd 5. VHC Edition Medizin, Weinheim
659. Trautmann JC, Barnett CR (1984) Diseases of the third, fourth and sixth cranial nerves. In: Dyck PJ, Thomas PK, Lambert EH, Bunge R (eds) Peripheral neuropathy. Saunders, Philadelphia, pp 1203–1223
660. Triboulet JP, Piette F, Bergoend H (1982) Dermatomyosite et cancer colique. Ann Chir 36:287–292
661. Trojaborg W, Frantzen E, Anderson I (1969) Peripheral neuropathy and myopathy associated with carcinoma of the lung. Brain 92:71–77
662. Trump DL, Grossman SA, Thompson G (1982) Treatment of neoplastic meningitis with intraventricular thiothepa and methotrexate. Canc Treatm Rep 66:1549–1551
663. Tsukamoto T, Yoshie O, Tada K, Iwasaki Y (1987) Anti Purkinje cell antibody producing B-cell lines from a patient with paraneoplastic cerebellar degeneration. Arch Neurol 111:833–837
664. Turgman J, Braham J, Modan B, et al. (1978) Neurological complications in patients with malignant tumors of the nasopharynx. Eur Neurol 17:149–154
665. Ulrich J, Müller P (1974) Neurologische Komplikationen der Leukämien. Befall des peripheren Nervensystems und der Meningen bei einem Fall von chronisch lymphatischer Leukose. Schweiz Med Wochenschr 98:580–584
667. Urbano-Marquez A, Estruch R, Grau JM (1986) Inflammatory myopathy associated with chronic graft versus host disease. Neurology 36:1091–1093
668. Urich H, Wilkinson M (1970) Necrosis of muscle with carcinoma: myositis or myopathy. J Neurol Neurosurg Psychiat 33:398–407
669. Vallat JM, Leboutet MJ, Hugon J, et al. (1986) Acute pure sensory paraneoplastic neuropathy with perivascular endoneurial inflammation: ultrastructural study. Neurology 36:1395–1399
670. Vallat JM, Leboutet MJ, Hugon J, et al. (1988) Demyelinating polyneuropathy associated with cancer – a nerve biopsy study of eight cases. Clin Neuropathol 7:217
671. Van der Kogel AJ, Barendsen GW (1974) Late effects of spinal cord irradiation with 300 kW X rays and 15 MeV neutrons. Br J Radiol 47:393–398
672. Venables GS, Proctor SJ, Bates D (1980) Intracranial disease in non Hodgkin's lymphoma. Quart J Med 49:111–131
673. Vesterby A, Reske Nielson E, Bayer Kristensen I, et al. (1988) Late nervous system disorders in cured malignant lymphoma: a clinical and neuropathological study. Clin Neuropathol 7:134–138
674. Vick WW, Wikstrand CJ, Bullard DE, et al. (1987) The use of a panel of monoclonal antibodies in the evaluation of cytologic specimens from the central nervous system. Acta Cytol 31:815–824
675. Victor M, Banker BQ, Adams RD (1958) The neuropathy of multiple myeloma. J Neurol Neurosurg Psychiat 21:73–88
676. Villinger E (ed) (1933) Die periphere Innervation, 6. Aufl. W Engelmann, Leipzig
677. Vincent D, Dubas F, Hauw JJ (1986) Nerve and muscle microvasculitis in peripheral neuropathy: a remote effect of cancer? J Neurol Neurosurg Psychiat 49:1007–1010
678. Visser de BOW, Somers R, Nooyen WH (1983) Intraventricular methotrexate therapy for leptomeningeal metastasis from breast carcinoma. Neurology 33:1565–1572

679. Vital C, Deminiere C, Bourgouin B, et al. (1985) Waldenström's macroglobulinemia and peripheral neuropathy: deposition of M-component and kappa light chain in the endoneurium. Neurology 35:603–606

680. Vock P, Mattle H, Studer M, Mumenthaler M (1988) Lumbosacral plexus lesions: correlation of clinical signs and computed tomography. J Neurol Neurosurg Psychiat 51:72–79

681. Vrebos JER, Masson JK, Harrison EG (1961) Metastatic carcinoma of the mandible with primary tumor of the lung. Am J Surg 102:52–57

682. Wachtler F (1962) Über Schädigungen im zervikalen Abschnitt des Rückenmarkes nach therapeutischer Röntgenbestrahlung in der Halsregion. Strahlentherapie 119:97–103

683. Waddell WR, Bradshaw RA, Goldstein MN, et al. (1972) Production of human nerve growth factor in a patient with liopsarcoma. Lancet i:1365–1367

684. Waldenstroem J (1948) Zwei interessante Syndrome mit Hyperglobulinämie. Schweiz Med Wochenschr 78:927–928

685. Waldeyer A, Mayet A (Hrsg) (1980) Anatomie des Menschen, 14. Aufl. de Gruyter, Berlin New York

686. Walsh JC (1971) Neuropathy associated with lymphoma. J Neurol Neurosurg Psychiat 34:42–50

687. Walsh JC (1976) Neuromyotonia: an unusual presentation of intrathoracic malignancy. J Neurol Neurosurg Psychiat 39:1086–1089

688. Walton JN, Tomlinson BE, Pearce GW (1968) Subacute „poliomyelitis" and Hodgkin's disease. J Neurol Sci 6:435–445

689. Wanders J (1981) Chronic myeloid leukemia in myasthenia gravis after long term treatment with 6-mercaptopurine. Acta Med Scand 210:235–238

690. Warmolts JR, Re PK, Lewis RJ, Engel WK (1975) Type II muscle fiber atrophy (II-atrophy): an early systemic effect of cancer. Neurology 25:374

691. Warphea RL (1977) Head and neck surgery. Surg Clin North Am 57:1357–1363

692. Wasserström WR, Glass JP, Posner JB (1982) Diagnosis and treatment of leptomeningeal carcinomatosis from solid tumors; experience with 90 patients. Cancer 49:759–772

693. Watson R, Waylonis GW (1975) Paraspinal electromyographic abnormalities as a predictor of occult metastatic carcinoma. Arch Med Rehabil 56:216–218

694. Webber RH (1961) Some variations in the lumbar plexus of nerves in man. Acta Anat (Basel) 44:336

695. Weisberger EC, Dedo H (1977) Cranial neuropathies in sinus disease. Laryngoscope 87:357–363

696. Weiss HD, Walker MD, Wiernik PH (1974) Neurotoxity of commonly used antineoplastic agents. N Engl J Med 291:75–81, 127–133

697. Weiss R, Grisold W, Jellinger K, et al. (1984) Metastasis of solid tumors in extraocular muscles. Acta Neuropathol (Berl) 65:168–171

698. Wells CE, Silver RT (1957) The neurologic manifestations of the acute leukemias: a clinical study. Ann Int Med 46:439–449

699a. Westling P, Svensson H, Hele P (1972) Cervical plexus lesions following postoperative radiation therapy of mammary carcinoma. Acta Radiol Ther Phys Biol 11:209–216

699b. Wick MR, Scottre, Li CY, Carneb JA (1980) Carcinoid tumor of the thymus. Mass Clin Proc 55:246–254

700. Wieczorek V (1964) Erfahrungen mit der Tumorzelldiagnostik im Liquor cerebrospinalis bei primären und metastatischen Hirngeschwülsten. Dtsch Z Nervenheilkd 186:410–423

701. Wiehler St (1986) Zellkinetische und morphologische Untersuchungen bei Meningiosis neoplastica. In: Kölmel HW (Hrsg) Zytologie des Liquor cerebrospinalis. VHC Edition Medizin, Weinheim, S 181

702. Wiehler St, Poburski R (1988) Meningiosis neoplastica-Klinik und Therapie. Nervenarzt 59:260–266

703. Wilkonson PC, Zeromski J (1965) Immunofluorescent detection of antibodies against neurons in sensory carcinomatous neuropathy. Brain 88:529–538

704. Willcox N, Demaine AG, Newsom-Davies J (1984) Increased frequency of IgG heavy chain marker (G1m(2) and of HLA-B in Lambert Eaton myasthenic syndrome with and without associated lung carcinoma. Hum Immunol 14:29–33

705. Williams HM, Craver LF, Diamond HD, Parsons H (1959) Neurologic complications in lymphomas and leukemias. Ch C Thomas, Springfield, III

706. Willis PA (ed) (1967) Pathology of tumors, 4th edn. Butterworths, London

707. Wilson WB, Perez GM, Kleinschmidt-Demasters BK (1987) Sudden onset of blindness in patients treated with oral CCNU and low dose cranial irradiation. Cancer 59:901–907

708. Winkelmann MD, Adelstein DJ, Karlins NL (1987) Intramedullary spinal cord metastasis. Arch Neurol 44:526–531

709. Wishant JP, Siekert RG, Sayre GP (1956) Neurologic manifestations of the lymphomas. Med Clin North Am 40:1151

710a.Witschel H, Schid D, Möbius W (1975) Aderhautmetastasen des Bronchialkarzinoms. Klin Monatsbl Augenheilkd 166:209–215

710b.Witt NJ, Bolton CF (1988) Neuromuscular disorders and thymoma. Muscle & Nerve 11, 398–405

711. Wiznitzer M, Parker RJ, August CS, Burkey ED (1984) Neurological complications of bone marrow transplantation in childhood. Ann Neurol 16:569–576

712. Wohl MA, Wood JK (1979) Chronic myeloid leukaemia and a myasthenic syndrome. Acta Haematol 62:214–218

713. Wolk RW, Masse SR, Conklin R (1974) The incidence of central nervous system leukemia in adults with acute leukemia. Cancer 33:863–869

714. Woolard H (1931) The sympathetic and the brachial plexus. J Anat 66:147

715. Woolard H, Weddell G (1935) The composition and distribution vascular nerves in the extremities. J Anat 69:165

716. Yam LT, English M, Janckila AJ, et al. (1987) Immunocytochemistry of cerebrospinal fluid. Acta Cytol 31:825–833

717. Yamada M, Shintani S, Mitani K, et al. (1988) Peripheral neuropathy with predominantly motor manifestations in a patient with carcinoma of the uterus. J Neurol 235:368-370

718. Yamamoto T, Iwasaki Y, Konno H (1984) Retrograde axoplasmic transport of adriamycin. Neurology 34:1299–1304

719. Yamamoto T, Iwasaki Y, Konno H, et al. (1987) Retrograde transport and differential accumulation of serum proteins in motor neurons. Implications for motor neuron disease. Neurology 37:843–846

720. Yap HY, Yap BS, Tashima CK (1978) Meningeal carcinomatosis in breast cancer. Cancer 42:283–286

721. Young DF, Shapiro W, Posner JB (1975) Treatment of leptomeningeal cancer. Neurology 25:370

722. Young DF (1982) Neurological complications of cancer chemotherapy. In: Silverstein A (ed) Neurological complications of therapy. Selected topics. Futura, Mt Kisco, NY, pp 57–113

723. Young RC, Howser DM, Anderson T (1979) Central nervous system complications of non-Hodgkin's lymphoma: The potential role of prophylactic therapy. Am J Med 66:435–444

724. Young RC, Howser DM, Anderson T, et al. (1979) CNS infiltration: A complication of diffuse lymphomas. In: Whitehouse JMA, Kay EM (eds) CNS complications of malignant disease. Macmillan, London, p 121

725. Yuill GM (1980) Leukemia. Neurological involvement. In: Vinken PJ, Bruyn GW (eds) Handbook of clinical neurology, vol 39. North-Holland, Amsterdam, pp 1–26

726. Zakka KA, Yee RD, Shorr GS (1980) Leucemic iris infiltration. Am J Ophthalmol 89:204

727. Zangemeister WH, v Windheim K (1977) Bronchialkarzinom und paraneoplastische Neuromyopathie. Fortschr Med 95:1095–1100

728. Zegarelli DJ, Tsukada Y, Pickren JW, Greene GW (1973) Metastatic tumor to the tongue. Oral Surg 35:112–117

729. Zielinski HW (1959) Paresen der äußeren Augenmuskeln bei intracraniellen raumfordernden Prozessen. Ein Überblick über die Beobachtungen an über 3000 Fällen. Zbl Neurochir 19:235–251

730. Zochodne DW, Bolton CF, Wells GA (1987) Critical illness polyneuropathy. Brain 110:819–842

731. Zuber M, Gherardi R, Imbert M (1987) Peripheral neuropathy with distal nerve infiltration revealing a diffuse pleiomorphic malignant lymphoma. J Neurol 235:61–62

732. Van der Zypen E (1988) Anatomie und Topographie des Plexus hypogastricus inferior (Plexus pelvinus). Sandorama 2:24–32

Sachverzeichnis